U0335441

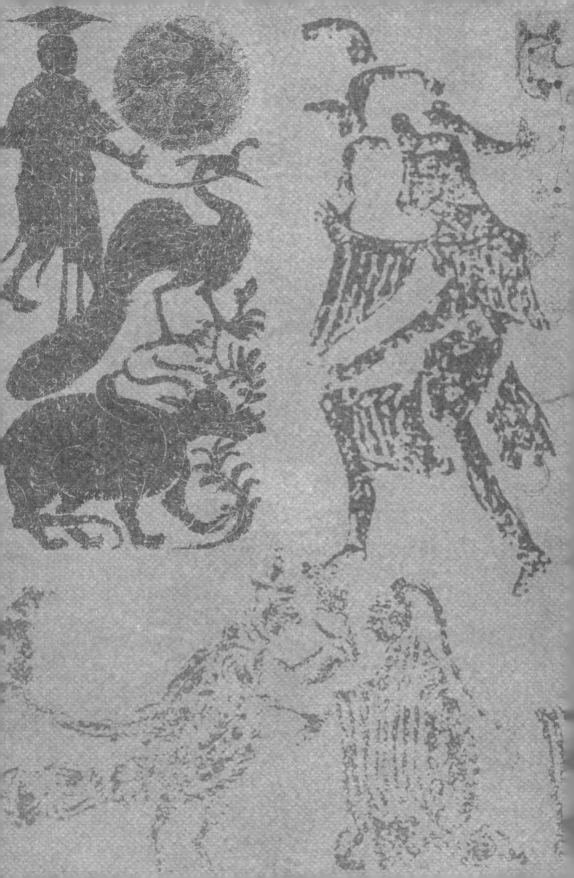

作者简介

王福顺，男，山东省泰安人。现为江苏省第四批省级特聘教授，博士研究生导师，于 2013 年 12 月加盟南京中医药大学心理学院，成立情绪心理学研究所，兼任所长。任国际神经科学学会会员，《中华行为医学与脑科学》杂志的编委。2002 年获得博士学位后，受美国新泽西大学医学院邀请赴美国做博士后，探讨酒精依赖的神经心理机制。2007 年受聘于罗彻斯特大学为助理教授，与欧洲科学院院士 Nedergaard 教 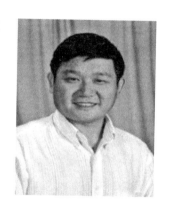 授合作研究星形胶质细胞在大脑疾病中的作用。期间，有许多成果发表在国际十分有影响力的杂志上，包括影响因子很高的 Cell Stem Cell（影响因子 25.4）和 Nature Medicine（影响因子 22），以及美国科学院学报 PNAS 文章（影响因子 9.8）等，现已在国内外学术期刊发表研究论文 30 多篇。

内容提要

　　《中医情绪心理学》借助现代心理学的研究成果，尝试将心理学的研究方法及相关理念与中医情志理论相融合，对中医情志学说的合理性和有效性进行科学的解释，既深化了情志理论研究，又丰富了当代情绪心理学的研究内容。《中医情绪心理学》适用于中医基础学科的广大教师和临床医生，是他们扩充学科知识与指导临床工作的重要参考书；尤适合中西医院校和综合类大学各类文史哲与心理学专业的本科生和研究生，是他们了解东西方文化差异与中医情志学说的发展与创新、进一步研究中国传统心理学思想与中西医情绪心理学专题的案头书。对中西医新学科、新专业进展感兴趣的同仁，对于关注情绪如何在人们日常交往交流中发挥独特作用的不同专业、不同知识背景的读者，对关注自身情绪如何影响心身疾病和健康管理的人士，本书不失为教研学用相结合的优秀教材和拓展视野、增加新知的通识读本。

序　言

中医药学凝聚着深邃的哲学智慧和中华民族几千年的健康养生理念及其实践经验，是中国古代科学的瑰宝，也是打开中华文明宝库的钥匙，更是中华文化伟大复兴的先行者。

——习近平

世界上任何事物的发生发展都有其固有的规律，这些规律其实很简单，但在没有发现这些规律之前，人们往往会赋予其神秘色彩。比如，人们以前不知道自然界五彩缤纷的颜色是由不同波长的光波形成的；也不知道地球是圆的，一年四季的改变只是地球倾斜导致的日照不同引起的；草木一年一度的枯荣是由地球温度的变化而引起；打雷下雨是水因温度变化导致的升华和凝结而形成的，并不是想象的雷神、雨神带来的。如果在飞机上俯瞰绵延不断的白云，人们或许会感叹自然造化的奇妙。实际上，自然界按照内在规律形成的图案远比人工排列的更漂亮。比如水分子按照简单的氢键形成的雪花和结晶，蜜蜂形成的蜂巢，这些如果没有现代科技，人类是不可能手工完成的。同时，正是因为我们掌握了其中简单的道理——规律，卫星可以在天上定位，原子弹可以产生过去人们无法想象的威力，化学家的表演可以胜过任何魔术师。生命本身更是现代科技无法企及的奇迹，目前我们对于生物的了解远远不像物理和化学那么多，我们现在仍然不能制造一个简单的生物。因此，21世纪必然是生命科学的世纪，是生物医学的世纪。目前人们已经知道复杂的遗传竟然是由 4 个核糖核酸的不同排列引起的，有朝一日，人们对生物医学的理解也会达到物理、化学那样的高度，完全破译生命密码在理论上是可行的。

中医是祖国传统文化的宝贵遗产，中医不仅是医学，也是文学、哲学、伦

1

理学。西方人认为，中国文化是东方神秘文化，因为它包含许多目前难以用现代科学解释的内容，比如气功、针灸。现在，西方人已开始接受东方神秘文化，如针灸已走进了欧美的医院，并被美国医疗保险涵盖。《黄帝内经》早就提出，人生病的原因主要是内伤七情和外感六淫。因此，中医的治疗当然离不开情绪的调节，积极有效的心理治疗应该是中医的核心。在中医典籍中虽然没有心理学这个专门名词，但是却有着极其丰富的心理学内涵，有着丰富的有关情志活动变化的理论认识和极其丰富的临床应用经验。中医学中有关情志活动变化的理论认识是非常全面而系统的。

古代哲学认为，气是构成天地万物的原始物质，从而形成了"气一元论"。《黄帝内经》以此为基础创立了气学理论，一直指导着中医学的发展。情绪是最直接调节气的。《素问·举痛论》："百病生于气也，怒则气上，喜则气缓，悲则气消，恐则气下，惊则气乱，劳则气耗，思则气结。"气血不仅供给全身组织器官代谢所需要的氧气和营养，而且可以起到物理的支持作用。机体的物理支撑除了靠骨骼和肌肉之外，还需要胸腔和腹腔的气体来完成。正因如此，我们所有用力的活动都需要屏息来完成。机体就像一个气球需要气来充盈。生气，从字眼上来看就是制造气的意思，实际上也是如此，当人愤怒的时候，握紧拳头，全身就像要爆炸的气球，所以，人们常说我要气炸了。除了胸腔之外，机体的其他器官也需要气血来充盈。比如肌肉，当我们运拳时，气不仅要到我们的胸腔，气血也要运送到我们的拳头。最能直接证明气血物理作用的是生殖系统，尤其是男性生殖器的勃起，主要就是依靠气血的充盈实现的。大脑也是受气血影响的，也从某种程度上适应了这种变化，外科医生发现开颅术后，需要人为加上脉冲波来促进大脑的愈合。皮层脑电记录可以记录到明显的呼吸和脉搏，这些机械波会影响大脑的活动。当我们认真思考问题的时候，需要平心静气来减少血流和呼吸波动带来的干扰。科学研究发现，减少大脑波动、促进思维的一种方式就是口腔内负压。人思考问题时都不自觉地采用口腔内负压（据我所知，世界上研究口腔内负压最好的就是山东大学刘执玉教授）。口腔内负压就如同人体内的气一样，是受人的情绪影响的，是情绪的晴雨表。人的情绪有方向性，愤怒是外向的，恐怖是内向的。《灵枢·本神》认为"肝气虚则恐，实则怒"。同样口内负压是内向的，它表示人的情绪行为是静止的、聆听的、内向的。相反，口内正压是外向的，当人发怒的时候，行为是外向的。口内负压是内向的，它表示人的情绪行为是静止的、聆听的。相应的，口内正压是外向的，当人发怒时，行为是外向的。人的性格也可以根据口内压力进行分类：经常保持口内负压的人性格偏内向，经常保持口内正压的人性格偏外向。中医学认为，人应该阴阳平衡，口内压力也是如此，不可以一直处于某种固定状态。人的情绪也是一样，不可以长期沉溺于某种情绪状态。

中医的主要理论是阴阳平衡和五行相生相克理论。根据朴素唯物主义，先哲们认为世界由金、木、水、火、土5种基本元素组成，虽然这5种元素的假说与现代科学并不一致，但由这种阴阳五行理论引申出来的哲学却是充满智慧的。《素问·天元纪大论》就论述到："人有五脏化五气，以生喜、怒、思、忧、恐。"中医学认为5种情绪之间是相生相克的，古人也发明了以情胜情的心理治疗方法。当今神经生物学研究发现，情绪疾病的治疗主要是单胺类药物，包括多巴胺、肾上腺素、5-羟色胺、去甲肾上腺素。另外，与老年性痴呆有关的神经递质主要是乙酰胆碱。研究发现，情绪的主要神经基础可能是神经递质和激素，5种最基本的神经递质可能分别影响5种基本情绪：喜悦——多巴胺、怒——肾上腺素、哀——5-羟色胺、思——乙酰胆碱、恐——去甲肾上腺素。当然，这种情绪的神经体液学说仍需要进一步验证。

中医把人分成金、木、水、火、土5种类型，实际上，人的类型依据情绪类型来分类可能更科学。也就是说，人可以分为5种不同情绪特质：喜悦的人（弥勒佛）、易怒的人（张飞）、容易哀怨的人（林黛玉）、经常恐惧的人（别里克夫）、善于思考的人（爱因斯坦）。他们分别对应于金、木、水、火、土：怒——火——辣——心；喜——甜——肝——木；恐——肾——水——咸；哀——苦——脾——土；思——酸——肺——金。5种情绪分别对应酸、甜、苦、辣、咸5种味觉：思念的人醋意很浓，愤怒的人比较火辣，喜悦的人非常甜蜜，哀怨的人比较凄苦。恐惧的情绪是人体一种本能的保护情绪，可使机体免受伤害，是人体所不能缺少的一种情绪；但是过度恐惧就是一种疾病，过恐伤肾，肾脏是排泄盐的主要器官。这与古籍所说基本类似："肝在志为怒，心在志为喜，脾在志为思，肺在志为忧，肾在志为恐。"（《素问·阴阳应象大论》）只是我们认为怒火爆发与心脏病比较密切，甜蜜的糖原与肝脏比较密切。由此可见，早在两千多年前的中医典籍中，人们已经对情志活动的变化提出了较为完整的理论认识，并且《黄帝内经》就已经提出了五脏相胜的治疗原则。如《素问·阴阳应相大论》说："怒伤肝，悲胜怒。""喜伤心，恐胜喜。""思伤脾，怒胜思。""忧伤肺，喜胜忧。""恐伤肾，思胜恐。"总之，中医有关情志活动变化的理论和丰富的治疗经验是中医理论体系的一个重要组成部分。

中医理论源远流长，博大精深。面对现代医学的快速发展，我们不应故步自封，也不应夜郎自大。为使中医学更好地走向世界，需要用国际主流视角和科学语言将中医的科学内涵解释清楚。毛泽东主席曾经说过："中国对世界有三大贡献，第一是中医，第二是《红楼梦》，第三是麻将牌。"后来他又在中央政治局会议上强调："中国对世界是有大贡献的，我看中医就是一项。"麻将之说可视为戏说，但毛主席把中医排在三大贡献之首，值得我们深思。中医对人类的贡献巨大，为什么没有列入"四大发明"呢？其实道理很简单，中医学是典型的中国文化的产物，是一门哲学，西方人很难理解。"四大发明"是技术，外国人可以拿去就用。当然也有西方哲人能理解中医，比如墨菲曾经说中国是心理学的故乡，但能如此理解中国哲学和中医的西方人太少了。最近的一年里，习近平主席曾在国内外多个场合讲到促进中医药发展的重要性，表示将促进中西医结合和中医药的海外发展，推动更多中国医药产品进入国际市场。沐浴改革的春风，我们有责任把中医发扬光大，让中医造福于更多的人，这也正是出版此书的目的。为达此目的，本书力图站在西方医学的视角上审视中医，提出了许多新的观点，虽未必完全正确，但希望能抛砖引玉，引起共鸣和探讨，推动中医心理学焕发新光芒。

王福顺

2014 年 8 月 20 于南京

目 录
CONTENTS

第一章 绪 论

　　情绪对人类非常重要，它影响我们生活的时时刻刻。冯特说过，人从来就不会处于一种没有情绪的状态。Russell 认为几乎所有的心理学问题以及人类所遇到的主要问题都和情绪有关。心理问题大部分都是情绪的问题，另外，几乎所有的心身疾病都源于情绪。研究发现，情商对人成功与否的影响甚至大于智商。尽管情绪对我们很重要，但对情绪的研究却很缺乏，甚至对情绪的定义都不能形成一致的概念。19 世纪以来，心理学家对什么是情绪进行了长期而深入的研究，对情绪的实质提出了各种不同的看法，但是至今还没有得到一致的结论。当前比较流行的一种看法是，情绪是人对客观事物的态度体验及相应的行为反应。这种看法说明，情绪是以个体的愿望和需要为动力的一种心理活动。当客观事物或情境符合主体的需要和愿望时，就能引起积极的、肯定的情绪；当客观事物和情境不符合主体的需要和愿望时，就会产生消极、否定的情绪。由此可见，情绪变化反映了个体与环境间一种联结关系的维持或改变。情绪的研究一直被行为主义排斥在心理学的研究范畴之外，行为主义排斥任何内省的研究方法。只是最近人们才开始认识到情绪研究的重要性，而且以迅猛的态势发展。1985 年，《美国历史综述》（American Historical Review）发表了 Peter Stearns 和 Carol Zisowitz Stearns 的文章，号召学者们对情绪进行新的研究，并创造新词 emotionology 情绪学。该文章和他们随后的几篇文章对情绪的研究有很大的推动作用。

　　与西方心理学相比，中医情绪心理学思想已有几千年的历史。美国心理学家墨菲说过："世界心理学的第一个故乡是中国。"中医心理思想的发展历程反映了自远古先秦以来中国传统文明的发展历程，并且其发展历程因文化、医学、哲学三者的交融而呈现出另一番共同演进的历史图景。两千多年来的文化传统影响着炎黄子孙的民族个性及其对健康与疾病的态度、求医行为。尤其是《黄帝内经》中的心理学思想可谓博大精深，含有丰富的医学心理学元素，形成了中医心理学的雏形。据王米渠统计，《黄帝内经》从篇名命题到主要内容，讨论心理学、医学心理学有关问题的达 32 篇，占《黄帝内经》整个篇章 162 篇的 19.8%，内容涉及心理学、医学心理学思想的更高达 129 篇，占总数 162 篇的 79.6%。内容主要涉及中医心理思想的基础、心理学基本理论的认识以及中医心理学临床。《黄帝内经》体现了中医心理学的 3 个主要特点：其一，以大量的心理事实、理论为依据；其二，有自身特色的心理学理论和规律；其三，有卓有成效的医学心理实践。其中很多思想和现代西方心理学理论不谋而合，这充分证明了我们祖先的伟大智慧和中医学的人本思想。

中医学对情绪致病作用的认识主要来源于生活和临床实践中直接观察到的现象，通过对现象的把握，将喜、怒、哀、思、恐这 5 种情绪与疾病之间建立了直接的联系。然而中医学对心理疾病的认识虽然内容丰富而且极具深度，但因缺少了对发病机制这一中间环节的科学解释而显得不够完整。这虽然是一种遗憾，但从另一个角度来看，也为我们发展出反映时代特征和科学进展的现代中医心理学提供了新的契机。在东西方文化不断交流融合的今天，我们应该借助现代心理学的研究成果，尝试将心理学的研究方法或理念移植到中医情志理论的研究中，对中医情志学说的合理性和有效性做出科学的解释和说明。同时，进一步深化情志理论的研究又可丰富当代情绪心理学的研究内容。在二者相互促进、共同发展的同时，进一步探讨情绪与疾病的关系，这是中医学和心理学共同面临的一项重要课题。

第一节　情绪研究的重要性

情绪这一术语，按照字典所述，来自拉丁文 e（外）和 movere（动），意思是从一个地方向外移动到另一个地方。它代表着感情性反应的过程，无论是动物或人类，凡感情性反应发生时，都是脑的活动过程。情绪是心理学的重要组成部分，是一种复杂的心理现象，也是一种生理过程；情绪是体验，又是反应，是冲动，又是行为，是机体的一种复合状态。孟昭兰认为，情绪是多成分、多维量结构、多水平整合的并为有机体生存适应和人际交往而同认知交互作用的心理活动过程和心理动机力量。情绪通常由情绪体验、情绪表现和情绪心理 3 种因素组成。情绪是人（包括动物）的一种心理活动形式，它与认识活动不同，具有独特的主观体验形式（如喜、怒、悲、惧等感受色彩）、外部表现形式（如面部表情）以及独特的生理基础（如皮层下等部位的特定活动）。

情绪由独特的主观体验、外部表现和生理唤醒 3 种成分组成。主观体验是个体对不同情绪和情感状态的自我感受。每种情绪都有不同的主观体验，代表了不同的感受，构成了情绪的心理内容。情绪的外部表现通常称之为表情，它是在情绪发生时身体各部分的动作量化形式，包括面部表情、姿态表情和语调表情。生理唤醒是一种生理的激活水平。不同情绪的生理反应是不一样的，如满意、愉快时心跳节律正常；恐惧或暴怒时，心跳加速、血压升高、呼吸频率增加甚至出现间歇或停顿；痛苦时，血管容积缩小等。情绪的维度是指情绪所固有的某些特征，主要指情绪的动力性、激动性、强度和紧张度等方面。这些特征的变化又具有两极性，每个特征都存在两种对立的状态。情绪的动力性有增力和减力两极。如需要得到满足时产生的积极情绪是增力的，可提高人的活力；需要得不到满足时产生的消极情绪是减力，会降低人的活动能力。情绪的激动性有激动与平静两级。激动是一种强烈的、外显的情绪状态，如激怒、狂喜、极度恐惧等，它是由一些重要的事件引起的，如地震会引起人们的极度恐惧。平静是指一种平稳安静的情绪状态，它是人们正常生活、学习和工作时的基本情绪状态，也是基本的工作条件。情绪的强度有强弱两极，如从愉快到狂喜，从微愠到狂怒。情绪强度的大小决定于情绪事件对个体意义的大小。情绪还有紧张和轻松两极。人们情绪的紧张程度取决于面对情境的紧迫性、个体心理的准备状态及应变能力。

一、高情商可以促进成功

情商（emotional quotient，EQ），又称情绪智商。人们现在越来越认识到情商可能比智商更有适应价值，因此也就更为重要。随着未来社会的多元化和融合度日益提高，较高的情商更有助于一个人获得成功。但目前家长们还偏于重视孩子的智商发展，而忽略了情商发展。其实早期的情商教育尤为重要，这也是一种心理素质和人格上的塑造，如果一个孩子从小性格孤僻，不易合作；自卑、脆弱，不能面对挫折；急躁、固执、自负，情绪不稳定，即使智商再高，也很难取得成就。反之，情商高的孩子会有很好的自我认知，积极探索，从探索中建立自信心，能够对自我情绪进行控制，具有较强的抗挫折能力，喜欢与人交往，愿意分享、合作，为日后成功做准备。情商应从幼年就开始培养。婴幼儿早期情商的发展与父母的教养方式有密切关联，父母的教养方式又与父母是怎样正确辨识自己孩子自身的气质有关联，只有正确建立亲子依恋关系才能正确辨识。

情商从婴幼儿期开始发展，成型于儿童和青少年阶段，主要是在后天的人际互动中培养起来的。青春期是一个人的黄金时代，是个体走向成人的过渡时期。在这个时期，其学习和发展任务是非常重要的。但是中学生面临着生理和心理上的急剧变化，还有学业上的巨大的压力，这些都会给她们造成心理失衡和复杂的心理矛盾，甚至产生种种不良的后果。据一份22个城市的调查报告显示，我国中学生中有各种心理问题者达到15%～20%，表现形式以亲子矛盾、伙伴关系紧张、厌学和学习困难、考试焦虑等现象为多。这些问题的发生大多与学生的自我控制能力有关，多是源于其心中时常涌出的各种非理性情绪。而提升EQ水平最快捷、最有效的方法是心理训练。

不仅仅是成人要尽力让自己保持快乐情绪，我们还应该教育孩子们养成一种乐观开朗的性格，使他们随时保持愉快的基础情绪，培养其积极向上的性格。科学的情商教育远胜于父母留给孩子们的物质财富。试想，有了乐观向上的性格和坚持不懈的精神，什么样的财富得不到呢？相反，假如孩子们并没有养成乐观的性格，他的人生也不一定会顺利。望子成龙是每一个家长的心愿，作为一个关爱孩子成长的家长，不能只把目光放在孩子学习的成绩和特长能力上，为了孩子的健康成长，应该首先关注孩子的心理素质培养，提升孩子的 EQ。让孩子找回失去的欢笑，健康快乐地学习、生活，积极主动地获取优良的学习成绩和技能。

二、SEL计划

2002 年，联合国教科文组织向全球 140 个国家的教育部发布了实施 SEL（Social and Emotional Learning，社会情绪能力学习或译作"社交与情绪学习"）的十大基本原则，开始在全球范围内推广。在欧美等发达国家，截至 2011 年，SEL 项目（又称 SEL 计划）已有接近 16 年的教育领域的实践推广。该项目由美国非营利组织 CASEL（The Collaborative to Advance Social and Emotional Learning，促进社会情绪能力学习合作组织）发起，旨在推行将 SEL 作为从幼儿园到高中教育的必修课程。截止至 2005 年，SEL 项目已覆盖全球数万所学校：英国、美国、澳大利亚、新西兰、新加坡、马来西亚、日本、韩国，以及拉美和非洲的一些国家。美国的伊利诺伊州制定了详细、全面的社会情绪能力（SEL）标准，覆盖从幼儿园到高中的各个年级：小学低年级学生要学会识别和准确表述自身情绪，并了解情绪如何引发行为；小学高年级开设同情心课程，要求儿童根据非言语线索识别他人的感受；初中阶段，学生应当学会分析哪些东西会造成压力，哪些东西能激发出最佳表现；高中阶段的社会情绪能力学习的重点包括通过有效的倾听和交谈解决冲突，防止冲突升级，并协商出双赢的解决办法。澳大利亚等国家，由政府机构设立项目，在全国的中小学、幼儿园对 SEL 计划进行推广与促进。在一些国家和地区，社会情绪能力学习已成为一把无所不包的"保护伞"，囊括了性格教育、预防暴力、预防毒品、反校园暴力及加强学校纪律等项目内容（即增加少年儿童的合作性）。SEL 计划的目的不仅仅是在学生中消除这些问题，还要净化校园环境，最终提高学生的学习成绩。这一结论是由 CASEL 的研究人员对一项大型 SEL 计划进行全面评估、综合分析之后得出的。该项研究对象样本为 668 人，涉及学前儿童、小学生、初中生和高中生。该研究发现，学生成就测验分数和平均学分绩点表明，SEL 项目对他们的学习成绩起到了很大的促进作用。在参与 SEL 计划的学校中，50% 的学生成绩得到提高，38% 的学生平均学分绩点有所提高。学生不良行为平均减少28%，终止学业的学生平均减少 44%，其他违纪行为平均减少 27%。与此同时，学生出勤率有所提高，63% 的学生明显表现出更积极的行为。

三、情绪直接导致疾病

情绪作为一种情绪情感体验，太过或不及都会影响健康，这是不争的事实。中医对情绪导致的结果有独到的认识概括。第一，从发病原因来看，情绪病证都离不开情绪刺激因素，或因平素胆小而突然受到惊吓，或是所思不得而致悲忧，或因所愿不遂而激起愤怒，或怀抱不开而致忧思，或因喜从天降而喜乐过极等。虽然原因不同，但都引发了情志活动的改变。第二，在临床表现上，有的以情志异常为主，如易惊善恐、烦躁易怒、精神抑郁、悲忧善哭、喜怒无常，甚则妄闻妄见、语无伦次。有的以生理功能障碍为主，如心悸怔忡、失眠多梦、头晕目眩、不思饮食、胸胁满闷、咽中如有梗阻、神疲乏力、腰膝酸软等。多数七情病证既有情志异常，也有生理功能障碍的表现。第三，对情志病证的发病机制的解释，情志病证总的病机不外乎情志过极，导致气机紊乱，伤及相应的脏腑，致使脏腑的气血阴阳失调。由于致病因素不同，伤及的脏腑也不同，因此不同的病证在临床表现上可以有很大的差异，这种差异则以证候类型的形式表现出来。传统文化中的情志思想影响了中医病因理论中的"七情致病"病因思想的形成。中医从"天人相应"的角度，把"内伤七情"与"外感六淫"并列为致病之因，提出了情志致病说，从而使中医心身医学建立在正确的病因学基础之上。

情志太过则会产生所谓"悲哀忧愁则心动，心动则五脏六腑皆摇"的脏腑病变，正如《灵枢·寿夭刚柔》言："忧恐忿怒伤气，气伤脏，乃病脏。"气血逆乱必伤形，神衰导致形伤。相反，形损亦可神伤。《灵枢·本神》曰："心气虚则悲，实则笑不休。""肝气虚则恐，实则怒。"即指因脏腑的病变而产生的心神异常。反之，心神的异常亦可引起脏腑病变。《素问·举痛论》言："怒则气上，喜则气缓，悲则气消，恐则气下，寒则气收，惊则气乱，思则气结。"五脏精气的盛衰及其藏泄运动的协调，气血运行的通畅，在情志的产生变化中发挥着基础性作用。若五脏精气阴阳出现虚实变化及功能紊乱，气血运行失调，则可出现情志的异常变化。如《灵枢·本神》说："肝气虚则恐，实则怒……心气虚则悲，实则笑不休。"《素问·调经论》说："血有余则怒，不足则恐。"另一方面，情绪也会影响脏腑精气的生理功能。如外在环境的变化过于强烈，情志过激或持续不解，就可导致脏腑精气阴阳的功能失常，气血运行失调。如大喜大惊伤心，大怒郁怒伤肝，过度忧思伤脾，过度恐惧伤肾等。情志致病范围广泛，其致病规律为始于气，皆为内伤，各有所主。

现代医学研究也认为，成人所患疾病的 50%～80% 都起源于情绪创伤。我们在研究中发现最多的就是：一切对人体不利因素的影响中，最能使人短命夭亡的就是不良情绪。长期情绪忧郁、恐惧悲伤、嫉妒贪求、惊怒激昂的人比精神状态稳定的人更易患一些严重疾病，如高血压、冠心病、神经官能症、精神病、哮喘、慢性胃炎、青光眼、癌症等，妇女还容易引起月经不调，甚至闭经。可是大部分的时间，当我们的身体有病痛时，很自然地想到去医院看医生，却不知道这些病证往往是由于自己不能正确调理情志而引起的。

医学研究表明，70% 以上的胃肠疾患与情绪变化有密切关系，心理性因素引起的头痛在头痛患者中占 80%～90%。事实上，不良的心理因素，如七情郁结、精神过度紧张或忧郁悲伤，是一种强烈的"促癌剂"。上述种种，无不与情志变化密切相关。自古以来，由七情过极而致死或致病的事例屡见不鲜。这么一说，坏情绪简直是人们身体的大敌，那么良好的情绪则是人体的一种最有助于健康的力量。当人们精神轻松愉快时，中枢神经系统兴奋，荷尔蒙分泌正常，指挥作用加强，人体内进行正常的消化、吸收、分泌和排泄的调整，保持着旺盛的新陈代谢。因此，不仅人的食欲好，睡眠好，而且头脑敏锐，精力充沛，有资料记载的好多长寿老人都常年保持着这样的状态。

如果咨询医生良好情绪的作用，他们一般都会说："良好情绪的医疗价值无法估量。"医生们大都有这样的经验：胜利者的伤口总是要比失败者的伤口好得快；没有精神负担的病人也总是比有精神负担的病人痊愈得快。一个人患病之后，如果充满信心，具有毫不惧怕、敢于同疾病做斗争的精神，就能加速康复，在治疗过程中，用药量小或不药而愈。反之，若意志消沉，情绪沮丧，则无力驱邪，病后缠绵不愈，或致恶化，且多产生并发症。由此可见，情绪的良恶直接影响着疾病的好转和治愈。不要说心理疾病了，许多身体疾病都是起因于情绪。这部分内容将要在第二、三和九章详细讨论。

第二节　　情绪产生的几种学说

先秦诸子百家对人的情绪、情感过程已有较深入的探讨，是《黄帝内经》及后世中医情志学说的源泉。《黄帝内经》中虽无"情志"一词，但有大量的关于情志活动的描述，后世医家将其概括为七情、五志，合称为情志。情志是在心神的主导作用下，以五脏精气为物质基础，以相互协调的脏腑功能活动为内在条件，在外界事物的刺激和影响下，对客观事物能否满足自己欲望而产生的一种内心体验，且具有某种倾向性的态度表现。其基本范畴包括现代心理学的情绪、情感过程，且涉及认知、思维过程。情志虽直接关系于脑，但仍是在心神的主导作用下，以五脏精气为物质基础产生的，脑只是情志产生的场所。

影响情志的因素有外因与内因两个方面，外因包括社会因素和自然因素；内因包括生理因素和心理因素，生理因素有五脏气血的盛衰变化和体质强弱等，心理因素有认知、人格、意志等因素。情志致病可直接伤脏，皆能伤心，诱发他邪或与他邪合而为病，传变不以常次。情志致病机理主要是干扰气机，耗伤气血津液，影响其他心理过程。情志异常可导致精神疾病、躯体疾病、神形俱病，还可病及胎儿；而疾病导致的脏腑气血变化或治疗失误又可引发异常情志。从《黄帝内经》而言，与情志相关的疾病有3种情况：一是主要由情志因素引起的，可以有情志性症状，也可能情志性症状不明显而表现为躯体症状或精神症状；二是发病与情志因素相关而情志症状不突出的起因各不相同的疾病；三是由脏腑功能失调引起的主要表现为情志症状的疾病。

一、阴阳五行论

经历几千年的文化沉淀，中医的博大精深远超西方科学的发展。从心理学的角度来说，中医心理学绝对是西医没有办法相比的。在两千多年前，《黄帝内经》提出了人生病的主要原因就是内伤七情和外感六淫。"七情"一词首见于宋代陈言《三因极一病证方论》。他在倡"三因论"时说："七情，人之常性，动之先自脏腑郁发，外形于肢体，为内所因。"在此处陈言所确立的七情概念中，七情是指喜、怒、忧、思、悲、恐、惊七者。情志即"七情""五志"的合称，它是人类正常的生命活动，其物质基础是五脏所藏之精气，五脏藏精化气生神，神接受外界刺激而生情，神活动于内，情表现于外。五脏藏精，精化为气，气的运动应答外界环境而产生情志活动，因而五脏精气可产生相应的情志活动，"肝在志为怒，心在志为喜，脾在志为思，肺在志为忧，肾在志为恐"（《素问·阴阳应象大论》）。情志的产生不仅有生物学基础，也有人文社会学内涵，具有人类学特点。《荀子·非相》曰："人之所以为人者，非特以其二足而无毛也，以其有辨也。夫禽兽有父子而无父子之亲，有牝牡而无男女之别。故人莫不有辨。""辨"就是指人类具高度发达的思维和情感活动，是任何动物不能比拟的。

中医的主要理论是阴阳平衡和五行相生相克理论。阴阳学说是中医学最基本的理论，它贯穿于中医学的每一个部分，是多层次、多角度的认识方法。根据朴素唯物主义，先哲们总结出世界是由金、木、水、火、土5种基本元素组成。《黄帝内经》认为："人有五脏化五气，以生喜、怒、哀、思、恐。"金、木、水、火、土为五行，它们依次相胜相克；同时又以水、木、火、土、金的顺序相生相助。金木水火土是5种基本物资，以后抽象为哲学概念，用其相生相克反映了事物之间的普遍联系。中医理论形成过程中吸收了这个概念，将它与人体的生理病理等问题紧密结合，形成了肝木、心火、脾土、肺金、肾水的

5 大系统，也就是中医学的藏象学说。并且，古代哲人们也发明了"以情胜情"的心理治疗方法。当今的神经生物学研究发现，情绪疾病的治疗主要是单胺类药物，包括多巴胺、肾上腺素、5- 羟色胺、去甲肾上腺素。另外，和老年性痴呆有关的神经递质主要是乙酰胆碱。因此我们提出情绪的主要神经基础可能是神经递质和激素，5 种最基本的神经递质可能分别影响 5 种基本情绪：喜悦——多巴胺、怒——肾上腺素、哀——5- 羟色胺、忧——乙酰胆碱、恐——去甲肾上腺素。当然，这种情绪的神经体液学说需要进一步验证。

二、阴阳五行人格

中医把人分成金、木、水、火、土 5 种类型。《黄帝内经》中提到"火形之人"——火具有灼热、活跃、急速、外向等特点，比成人的性格特点，也就是开朗明快、急速暴躁、外向、不稳定的、以愤怒为主的人格。该类型的人是焦虑的、心境波动的、易受刺激的、不安静的。"水形之人"——水是清凉、沉静、不明、迟缓、向内、收敛的形态，可以形容那些情感沉郁、以恐怖为主的人格。该类型的人是安静的、不善于（恐怖）交际的、沉默的、悲观的，接近于内向。"土形之人"——从形态上看，敦厚、老实、温和、镇静、谨慎。社会行为特点是善附人，为被动的。这类人是为至治，众人皆君子，是典型的中华民族的模范人物，以喜悦为主的人格。"木形之人"——内向，从形态上看，木形人有三长，即脸、身材和四肢都长。该类人博学多才，善于谋略，勤于思辨，但体力有限，多从事脑力劳动的工作，以忧患为主的人格，比如三国时期的诸葛亮。"金形之人"——内向，最理智，找金形人办事时，只要他们认为此事没有可操作性，他们会立刻拒绝，以思辨为主的性格。

水火制约的均衡性。人情感的强弱、性格的内外向都表现出两极的特点。太阳之人——火形人，阴阳平衡——土形人，少阴之人——木形人，太阴之人——水形人，少阳之人——金形人。的确，人的个性如果使用当今的神经生物学的方法来解释，可能更科学。也就是说，人可以分为 5 种不同情绪特质的人：喜悦的人（弥勒佛）、易怒的人（张飞）、容易哀怨的人（林黛玉）、善于恐怖的人（别里克夫）和善于思考的人（爱因斯坦）。金、木、水、火、土：怒——火——辣——心，喜——甜——木——肝，恐——肾——水——咸，哀——苦——脾——土，思（忧）——酸——肺——金（图1-1，图1-2）。

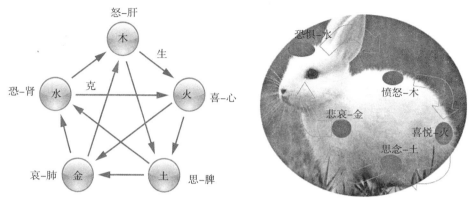

图1-1　阴阳五行与情绪的关系　　　图1-2　情绪与气血凝聚的关系

　　5种情绪分别对应于酸甜苦辣咸5种味觉：思念的人醋意很浓，怒火的人比较火辣，喜悦的人非常甜蜜，哀怨的人比较凄苦。恐惧情绪是人体一种本能的保护情绪，使机体免受伤害，如同盐，是人体所不能缺乏的一种情绪；但是过度恐惧就是一种疾病，过恐伤肾，肾脏是排泄盐的主要器官。这和《素问·阴阳应相大论》所说基本类似："肝在志为怒，心在志为喜，脾在志为思，肺在志为忧，肾在志为恐。"由此可见，早在两千多年前的中医典籍中，人们已经对情志活动的变化提出了较为完整的理论认识。这部分内容将要在第二、三章详细讨论。

三、情绪的体液说

　　喜、怒、哀、思、恐5种基本情绪可能分别由4种神经调质引起。它们和五行的关系如下：肾上腺素和去甲肾上腺素代表怒和恐，肾上腺素——怒——辣——心——火，肾上腺素——恐怖——咸——肾——水。多巴胺代表喜，多巴胺——喜——甜——肝——木。5-羟色胺代表哀，5-羟色胺——哀——

苦——脾——土。乙酰胆碱代表思念，乙酰胆碱——思——酸——脾——土。

1. 肾上腺素过强的人

肾上腺素过强的人是 A 型性格。肾上腺素是驱动力，这种性格的人容易患高血压，因此又被称为高血压性格。情绪特点表现为 AIAI：anger（愤怒）、irritation（激惹）、anxiety（焦虑）、impatient（无耐心）。另外，他们的性格特点是目标过大，行动快，有竞争意识，时间紧迫感，容易发怒，胆子大，不计后果。

感觉：善于怒目而视，是视觉动物。

人际交往：该类型的人是人际交往的辣椒，多吃则上瘾。

体型：精神矍铄、固执、顽固、工作狂。

肾上腺素强的人就是前面所说的 A 型性格，气质如石头，性格如大树，可以以不变应万变。他们不在乎别人的任何批评、责骂，任凭风吹雨打而屹立自然。

2. 多巴胺性格的人

多巴胺性格的人像弥勒佛、软皮蛋、蔫货，是扶不上墙的阿斗；比较被动，胆小；享乐型，无敌意，愿休息，此乃 B 型性格。

感觉：是听觉动物，性欲、性功能强。

人际交往：该类型的人交往中像糖，多吃则腻味，味觉为甜。

该类人肾上腺素弱，没有气质，性格懦弱，如泥，如藤。以万变应万变，两面派，见人说人话，见鬼说鬼话。他们敏感无常，看不得别人的一个冷眼、一个撇嘴，而且会睚眦必报。不敢面对社会、逃避人际交往的性格，如别里科夫、张爱玲。

3. 5- 羟色胺性格的人

5- 羟色胺性格的人为 C 型性格。长时间的挫败、无助（helpless）会使人容易得癌症，因此该类性格又被称为 C（cancer）型性格。性格特点：老好人，胆小怕事。容易得癌症，因为肾上腺素有促进细胞增长的作用，5- 羟色胺抑制肾上腺素分泌。

人际交往：和该类人交往如同吃苦瓜，味觉属于苦，善于哭。

体型：老态龙钟（肾上腺素缺乏会影响机体的摄食活动，导致机体不停地摄食，使人饱感丧失，相反，吃得比较多）。

4. 乙酰胆碱性格的人

乙酰胆碱性格的人聪明睿智，善于思考。

人际交往：和这类人交往就如同吃咸，没有则腻，多吃则太咸。

乙酰胆碱性格和其他性格不排斥，可以混合，比如和 A 集合成周瑜，和 B 结合成诸葛亮、爱因斯坦等，他们睿智而不匆忙，机敏而无敌意。

事实上，情绪的生理机制不限于激素，该部分内容将要在第四章详细讨论。

第三节　情绪之间的相互关系

战国末期，邹衍提出"五德终始说"，利用五行相胜理论解释朝代轮换；以后又加入五行相生之论，形成了五行之间相互滋生、相互制约的关系模式。情志相胜的制约关系就是用一种情志去纠正相应所胜的情志，有效地治疗这种情志所产生的疾病。《黄帝内经》主张情志相胜，形成了中医心理学的"情志相胜理论"，《黄帝内经》认为："怒伤肝，悲胜怒。""喜伤心，恐胜喜。""思伤脾，怒胜思。""忧伤肺，喜胜忧。""恐伤肾，思胜恐。"张从正解释为："悲可以治怒。""喜可以治悲。""恐可以治喜。""怒可以治思。""思可以治恐。"张景岳提出了"阴阳一体"的阴阳理论，通过"扶阳抑阴"和"补阴抑阳"促使阴阳由不平衡向平衡转化。中医学通常利用情志的互相制约达到治疗疾病的目的，如以怒治病。《三国志·华佗传》记载一位郡守得了重病，请华佗医治。华佗诊断后，悄悄地告诉郡守的儿子说，使君得的不是一般的病，有瘀血在腹中。必须设法让他发怒，把瘀血吐出来，才能治好，否则就没救了。你可把使君平日所做的荒唐事都告诉我，我写封信来激怒他。他儿子说，只要能治好病，有什么不能说的。于是把父亲做的许多荒谬的事情，告诉了华佗。华佗便留下一封书责骂郡守。郡守看后十分愤怒，便令士兵去抓捕华佗，却没有抓到，郡守气得连吐黑血一升多后，经过调养逐渐痊愈。

张子和，著名医学家，"金元四大家"之一。他发扬了《黄帝内经》中有关情志治疗的思想，是首次系统地使用"情志疗法"的一代大师。如"悲可以治怒，以怅恻苦楚之言感之；喜可以治悲，以谑浪亵狎之言娱之；恐可以治喜，以恐惧死亡之言怖之；怒可以治思，以侮辱欺罔之言触之；思可以治恐，以虑彼忘此之言夺之。凡此五者，必诡诈，无所不至，然后可以动人耳目，易人视听"（《儒门事亲·九气感疾更相为治衍二十六》）。

叶桂，号香岩，清代名医，为温病奠基人，临床长于治疗时疫和疹痘。香岩先生竟然用心理疗法治疗疹痘。《不药疗法验案》中就曾记载他用激怒疗法透发疹痘的案例。一天，香岩先生乘坐小轿路过某地，在轿中无意间看到路旁一采摘桑叶的妇女有异，便急令停轿，并让轿夫前去搂抱。此妇人突然被非礼，勃然大怒，厉声责骂。其夫见此情景，也过来扭住轿夫要对其殴打。此时香岩先生急忙劝住，并对采桑妇的丈夫说："你的妇人患有疹痘之疾，现已停滞在皮膜之间，因气机闭塞而不能出，我用此法来激怒她。这样一来，疹痘在今天夜间便可出来，否则她会有性命之忧。"当夜，采桑妇疹痘果然透发，验证了香岩先生的判断。这则案例是利用情志的变动来调节气机，是运用激怒的方法来宣泄气机，促进体内气的运行。因此，中医心理学又称为"情志调气法"。在两千多年的历史长河中，涌现出来的中医心理学家很多。

情绪之间的关系还表现为相似性，如所有试图区分愤怒和恐惧的人都会被它们的相似性所迷惑。因此，Lazarus 认为愤怒和恐惧是一个硬币的两个面，Russell 认为没有一个神经物质或神经结构是专门负责恐惧的。Barrett 试图区分愤怒和恐惧，但得出的结论是人们就没有自然天生的情绪。愤怒和恐惧是人类和动物通过进化而来的对付危险和不确定环境的一种反应。比如，当狼遇到鹿，它们都会出现肾上腺素的分泌，鹿的反应是逃走，狼的反应是追赶。这就是交感神经的作用：fight or flight（打或者逃）。因此，愤怒和恐惧就像双胞胎，都来自于神经递质肾上腺素（包括去甲肾上腺素），有很多类似交感神经系统引起的生理和行为反应。根据行为反应，Frijda 认为愤怒和恐惧的区别在于：愤怒引起攻击，而恐惧引起把自己和危险事物分开。但是我们也可以认为二者都是要把自己和危险的、不喜欢的事物分开，前者是作用于对方，而后者是作用于自己。如同俗话所说：打不起，躲得起。

愤怒和恐惧的关系还在于二者可以互相转换。恐惧是由于对事物的不确定性引起；而愤怒是当事物的结果确定之后对不确定性的原因责备引起的。因此，恐惧总是在愤怒之前，因此有人认为恐惧引起愤怒；也有人提出愤怒是第 2 位的情绪，它来自于恐惧。如果细细想来，我们生活中所有的愤怒都可以找到之前的恐惧成分的。愤怒引起恐惧虽然没有人报道过，但也是可能的。比如，当几只狼围攻一头野牛，野牛开始逃跑（恐惧）；当野牛没有地方跑时，就会掉头自卫变为攻击（愤怒）。或者，当野牛遇到更多的伙伴，几头野牛就会掉头与狼对峙。由于愤怒和恐惧的生理和行为反应类似，因此，愤怒和恐惧是很容易转换，就如同翻一下硬币或转一下头，就可以从攻击转换为逃。因此，愤怒和恐惧是一把剑的双刃（double edges of the same sword），目的就是把自己和危险的、不喜欢的事物分开。正如前文所述，喜、怒、哀、思、恐是人类 5 种基本情绪，类似酸、甜、苦、辣、咸。这里，我们强调愤怒和恐惧的关系：愤怒和恐惧是一对孪生兄弟，二者可以相互转换、相互诱发，恐惧可以引起愤怒，愤怒是恐惧的出口。这为心理治疗提供了理论基础，比如以情胜情治疗心理疾病在中医中早就有记载。比如，恐惧症是心理常见疾病，就可以使用"愤怒疗法"治疗。

愤怒疗法治疗恐惧症。对于恐惧症病人只需说一句话："你为什么不生气？"因为愤怒可以取代恐惧。生气可以以逃逸和攻击两种形式存在。当你害怕的时候，问问自己："为什么你不生气？"有人生气的时候转移注意，转移对象。如日本的宣泄室，有些公司的领导为了让职工宣泄对领导的不满，专门制作了领导外形的橡胶塑像让职工去打，而不至于把不满宣泄到产品上；有的人通过打球等运动把体内多余的能量宣泄出来。生气是好东西，"气"不发泄出来，也可以有利于身体调整状态（能起到转移情绪作用）。自杀的主要原因不是生气而是恐惧，所以要给工作单调、时间长的员工们说一句话："为什么你们不生气？"

第四节　情绪的呼吸调节

人不同于动物的最大区别是人知道自己是谁。其次，人能够有意识地调节自己的呼吸（气功）。许多古代医疗文献认为，人的生命是气作用的结果。《素问·宝命全形论》认为："人以天地之气生，四时之法成。"《难经·八难》云："气者，人之根本也。"《庄子·知北游》说："人之生，气之聚也。聚则为生，散则为死。"《类经·摄生》曰："人之有生，全赖此气。"人由气生，疾病的产生和发展都源于气。《本草衍义·序》认为："人之生，实阴阳之气聚尔。若不能调和阴阳之气则害生。"《素问·百病始生》曰："夫百病之始生也，皆生于风雨寒暑，清湿喜怒。喜怒不节则伤脏，风雨则伤上，清湿则伤下。三部之气，所伤异类。"由此可见，百病皆生于气。正如，张景岳所说："病之生者，不离乎气，而医之治病亦离不开气。"

一、气的重要性

当然，古代的哲学认为气是构成天地万物的原始物质，从而形成了"气一元论"。《黄帝内经》以此为基础，创立了气学理论，一直指导着中医学的发展。气是时刻运动的，气的运动使整个世界充满了生机。人活一口气，气是人体所必需的。人可以一周不吃饭，可以一天不喝水，但是不可以几分钟不呼吸。人就是一个气球，没有气是瘪的。

气功是人的一种天生本能：任何人在用力做事时都会先吸一口气，气沉丹田，腹部用力，直到手掌。可是心理病人由于太过于书呆子气，竟然忘记了这些简单得不得了的事情。当然越是简单的事情越是深奥，越是深奥的东西也越是简单。细看小肠的轮回，全是围绕着下丹田，说明下丹田是天生的气穴，人的一举一动都需要气的配合。"你是否忘了喘气"？没有人会忘记呼吸，但是许多人却没有主动呼吸。所有的主动呼吸就是气功：用心、用意主动呼吸乃是气功。气功是中医药学的一个重要组成部分。《黄帝内经》对气功锻炼的方法、理论和治疗效果等内容都有记载。在《素问》81篇中，就有十几篇直接或间接地谈到有关气功方面的内容。

二、生气

生气的好处：压倒别人，人们都怕生气的人。生气中人的力量是九头牛也拦不住的。生气可以控制人的行为，把所有无关需要压倒而集中于一处。

生气的美：人们喜欢有气质的人，容易生气的人有傲气、有傲骨。男人生气有男子汉气，女人生气有冷若冰雪之美。

生气的作用：调节身体内外的变化，导致机体出现应急反应，为机体提供超强能量。

生气的爆发：生气如同气球的爆炸，力大无比。但是之后，气不复在，只剩碎片而已。所以气不可以随便爆发。有的人是气球，一捅即破，与他交往的人也怕；有的人是皮球，用力打也没有关系；有的人是轮胎，钉子都扎不破。关键看修养如何。

生气的误用：人不可以过度生气，更不可以以大气冲击身体某一部位，比如头部。当注意、感觉身体某部位时，肾上腺素就会在该处释放增加，感觉和运动都增加。

气的神经体液物质：介导气的物质很多，其中肾上腺素便是一种。人体只要有应急反应，就会有肾上腺素的释放，从而动员能量，使机体要么逃走，要么打仗（fight or flight）。肾上腺素的作用可以使机体为了某种好的事物而努力，为了不好的事物而打击，为了恐怖的事物而逃走。肾上腺素强的人就是前面所说的 A 型性格，气质如石头，性格如大树，可以以不变应万变。相反，肾上腺素弱的人没有气质，性格懦弱，如泥、如藤，以万变应万变，两面派，见人说人话，见鬼说鬼话。肾上腺素弱的人容易疲劳，善于睡觉，不敢正面应对任何事情，善于逃避，逃避任何矛盾，不敢正视任何人和事情。肾上腺素弱的人直接的表现就是不敢对视，故意回避别人的目光，可以称为眼睛对视综合征，杏仁核受损的人会表现出对别人面部的愤怒情绪视而不见，因为他们故意回避眼神。

不会发怒的人：这类人不是没有怒气，而是不知道也不懂得如何发怒。平时无怒气，一旦发作便气冲斗牛，气冲脑门。心理解决办法：多做前戏，而不是最后一冲而泄。好发脾气的人不是气多，而是容易挤破。

三、情绪和气

不同的情绪会影响不同的气机。

喜则气缓：喜则气和志达，荣卫通利，故气缓。但是，狂喜也会使心气涣散，精神不集中，神情恍惚，甚至嬉笑不休，举止失常。

怒则气上：过于愤怒，气机失于表达，疏泄功能失常，气血上冲，出现面红耳赤、横眉冷对等。怒常导致头疼、脑胀等。大怒时气血冲头，可以导致人不省人事，甚至死亡。

思则气结，忧则气聚：思虑过度，则心有所存，神有所归，正气留而不行，故气结。临床表现为倦怠无力、少食、嗜卧、消瘦等。过度忧愁损伤肺气，致使气机的治理调节功能失常，气聚不行。

悲则气消：过度的悲哀则意志消沉、沮丧，气血消耗，表现为垂头丧气、叹息不已。临床可见善愁欲哭、面色惨淡、神气不足，甚至少气、肢体麻木等。

恐则气下，惊则气乱：过于恐怖，肾气不固，气陷于下，精气缺乏。临床表现为呆若木鸡，坐卧不安。突然受惊致使心神不宁，惊慌失措。

总之，过喜可以使气血涣散；忧愁使元气耗竭；思虑使脾之运化失职，精血生化之源不足；暴怒则血随气逆，致阴血耗损。情绪刺激导致精血耗损，可以产生眩晕、早泄等。

四、运气5秒钟

人的心理或神经活动的神奇 5 秒钟：必须看、背或者思考某单词、某事情 5 秒，信息才会在大脑中留有痕迹。视觉扫描少于 1 秒，为瞬时记忆；只有注视 5 秒钟，才可能成为短时记忆。目光对视也是如此，只有 5 秒钟以上，才有两个人之间的情感交流。其他感觉也是如此，只有拥抱停留 5 秒钟，人才有可能有奇妙的感觉。否则，目光对视少于 5 秒钟就处于彷徨、游走，乃多动症和恐惧的表现。气功也是如此：屏息 5 秒钟，让气从任督二脉中每一个穴位的地方停留 5 秒钟，才能有真正的气血循环。

任何动作、任何活动之前都用"浪费"来做准备。为了排斥杂念，可以数数，5、4、3、2、1，为什么数数能够集中注意力？数数和气功都可能和当下有一定的关系。气功修炼办法中的内视就是重视身体的感受。针对现代人追求功名利禄等身外之物、过于忘我的行为，应当恬淡虚无、重视身体的感受，常常聆听内心躯体的声音，内视观察身体的感受。这是正念心理的宗旨，也是《当下的力量》中所提倡的：最美好的不是未来，是今天；不遐想，不期望，过好每一天；美好的留在心底，遗憾的随风而去，活在当下，且行且珍惜。

五、当下的力量——正念

思维是人类独特于其他动物的地方。本书把（忧）思作为一种情绪状态，因为思维的确在影响我们的健康。从某种程度上来说，思维是有好处的，正如林语堂对读书的评价：当人拿起一本书的时候，他立刻走进了另外一个世界。如若所拿的是一本好书，则他便已得到了一个和最善谈者接触的机会。这位善谈者引领他走进另外一个国度或另外一个时代，或向他倾诉自己心中的不平，或和他讨论一个他从来不知道的生活问题。一本古书是读者在心灵上和长眠已久的古人如相对面，当他读下去时，便会想象这位古作家是怎样的形态和怎样的一个人。一个人一天能有两个小时撇开一切世俗烦忧，而走到另外一个世界去游览一番，这种幸福自然是被无形牢狱所拘囚的人们所羡慕的。这种环境的变更，在心理上，其实等于出门旅行。

人类的思维方式就是想去探究任何事物背后的原因，然后认为消除这个原因才能解决问题。这种思维方式对人类在自然科学技术方面做出了很大的贡献，但是在情感领域可能就不太适合。能够吸引人注意力的常常不是让人非常享乐的事情，人天生善于担忧。这种担忧的情绪在心理病人身上达到极致，尤其是强迫性思维病人。因此，对心理病人的治疗，当下的力量和正念心理疗法特别有效：人们一直生活在永恒的焦虑之中，忘不掉过去，更担心未来。实际上，我们只能生活在当下，活在此时此刻。德国作家埃克哈特·托利在风靡全球的《当下的力量》一书中提出，我们应该生活在当下。因为，我们所忧愁的事情，大多是我们思维中的事情，而不是眼前的事情。比如，作者曾经列举了这么一个例子：现在是凌晨3点，你在温暖的被窝里，可是你气得睡不着。引发你愤怒的人早已安然入睡，那件事情其实也早已过去。但是你的思维却不放过你，一再用它旧有的看事情的模式来解释那个人对不起你，那件事情让你多危险，多丢脸，多麻烦！这种病态的思维，停止不住的思维，是让我们受苦的主要原因。我们的痛苦来自于我们的大脑，而不是其他人或者我们生活的这个世界。忧思的作用就在于使我们忘记当前身体的感受，忘记当前的呼吸，生活在梦幻之中。

同时，当今在西方医学、心理学、脑神经科学、教育学界，也兴起了一股研究和应用佛教正念禅修的潮流，即通过对各种感受仅仅是单纯的观察与觉知，发展对一切感受毫无贪嗔、完全接纳的平等心，通过日益微细与敏锐的觉知力和日益扩展的平等心使人达至最终的觉悟与解脱。卡巴金将正念定义为：一种觉知力，是通过有目的地将注意力集中于当下，不加评判地觉知一个又一个瞬间所呈现的体验，而涌现出的一种觉知力，而且注意到这种觉知力的练习过程中对身心所起到的减压放松作用。正念的思想核心在于两点：一是将注意力集中于当下；二是对当下所呈现的所有观念均不作评价。此即培养一种对此时此地的觉知力，并且保持一个开放和接纳的态度。非评判是指不埋怨自己、环境和他人，这是充分意识到当下经验的必要条件。

正念的含义与我们常说的"活在当下"基本是一个意思。总能注意眼前发生事情的状态并不容易做到，因为受人的习性反应所致，对快乐的追求和痛苦的回避使人总是处于一种焦虑和痛苦当中。这种习性反应使人很难对现实进行全面即刻的感知，而总是使人对过去和将来的事情所困扰。正念是一种去中心化的认知模式，能够看到思维本身，而不是通过思维去看事物。正念注意对象的过程是认知加工的觉知过程，是一种认知模式，而不只是简单的某种心理状态。用正念方式会产生一种元认知的状态，这种元认知将一直伴随着注意的状态。因此，正念是与生俱来的一种心理功能，并且能够通过训练来加强。根植于佛教传统的正念，虽然是从个体内在进行体验，但其非评判的态度保证了内在观察的客观性。

总之，思维不是问题，问题出在我们无法控制的忧愁思维，我们反而成为思维的奴隶，成为自己强迫性思维的奴隶。不论是当下，还是心理的旅游，都是使我们的心灵脱离忧愁思维。气功的作用在某种程度上是通过注意此时此刻身体的感受、体会当前的呼吸，来使人生活在当下，忘却忧思。

第五节　情绪疾病的病因

心理疾病的原因可总结为气血不畅通、负性情绪和认知问题 3 个层次。心理病人为了超我的要求，经常忽略了身体的需要，甚至使身体负担过重，导致气血不畅，部分肌肉疲劳。其次，心理病人容易产生一些无端的敌意和由此而来的负面情绪，比如恐怖、担忧等。最后，从认知层面上来说，这些病人善于发现生活中的垃圾，而且试图清理，这是他们完美主义的性格所致。

一、身体的原因

心理病人的最大特点是不在乎自己身体的需要，为了虚荣的名利，忘记了身体的需要。这和弗洛伊德的"原我"和"超我"联系上了，但是，弗洛伊德只是看到了"原我"的性的要求，而没有看到其他方面。人作为一个完整机体，性只是其传宗接代的一部分。离开性，生物的人可以生存，但是离开食物、水和空气，人就不能生存。所以，身体健康才是人的第一需要，而不是性。恰恰就是这一点，心理病人最忽视了。他们到底是心理疾病还是躯体疾病？《黄帝内经》也并没有把二者分开。《黄帝内经》认为，人的疾病主要是由外感六淫、内伤七情所致。

通过对影响人注意力的肾上腺素的研究，我们发现这种神经递质的最大特点就是让大脑、身体活动的部位更加活跃，静止的部位更加静止。因此，当工作、学习的时候，注意力完全集中于身体之外的思维中的事：宇宙之外的星辰、细小的看不见的原子、大脑中的神经元等。这些物质的东西不会给人带来太多的情绪改变，然而，最糟糕的是操心于人际关系的是是非非，如今天赵家的狗瞪了我一眼，明天谁说了我的不是。当人操心于这些事情的时候，身体的其他部位就如同待命的臣子一般，一动不动。长此以往，其功能越来越弱，身体自然也越来越弱。而这些人却善于拼命，肾上腺素分泌极多。虽然平时温柔得要命，性情上来，却有拼命三郎的脾气，因此对躯体功能的要求就更高。实际上，我们发现许多心理病人的确具有躯体衰弱的表现，许多社交场合体力不支，而这些人却又想完美地表现自己而去硬撑，提出身体不能承受的要求，最后出现的是身心疾病。所以，心理病人的简单原因为忽视最为主要的身体的需要。

心理病人不仅忽视身体的感觉，甚至忘记呼吸。气的提出在中国有几千年的历史，赋予它许多神奇的内涵。实际上，气也不复杂，我们每一个人都需要气。2012年8月在洛杉矶举行的国际神经科学大会上，英国卡迪夫大学的一位教授介绍了他发表在《科学》杂志上的文章，内容为神经胶质细胞对呼吸的调节。在引言的时候，他说：人生病的原因是因为你忘记了呼吸。当时全场人都在笑，有谁忘记了呼吸？空气是身体的能量来源，没有人会忘记呼吸，可是我们的确有许多人长时间屏息工作，导致身体长时间处于缺氧的状态，因而处于容易疲劳的状态。大多数人都没有意识到，实际上，只要经常深呼吸就可以使体力恢复。人就是一个气球，千万不要忘记了充气。总之，心理病人一定不要太"忘我"，不论何时何地时刻注意给身体充气。气是人的根本，整部《黄帝内经》就是一部气的著作。先人们已经感知到气是由血液携带的，因此，气和血是不可分的。希波克拉底是西方医学之父，从朴素唯物主义的角度提出了人类正如宇宙中的其他部分一样，是由土、气、水、火4种元素组成的，这4种元素和人体中的4种液体（黑胆汁、黄胆汁、血液和黏液）相对应。这4种液体处于平衡时，人就是健康的；失衡时，人就会得病。这种理论几乎一直延续到19世纪。

自我和忘我也是现代人本主义研究的主题。人本主义心理学号称第三思潮，他们把人的本性与价值提到心理学研究对象的首位。马斯洛提出人的需要层次论（need hierarchy theory），即自下而上的生理、安全、归属感——爱、尊重、认知、审美——自我实现的一般模式。马斯洛认为，人类价值体系存在两类不同的需要：一类是沿生物谱系上升方向逐渐变弱的本能或冲动，称为低级需要和生理需要；一类是随生物进化而逐渐显现的潜能或需要，称为高级需要。人首先要满足低级需要，然后才有高级需要。正如马斯洛所说："一个人能够成为什么，他就必须成为什么，他必须忠于自己的本性。"但是高级需要是人生的根本目标。因此，自我实现论（self-actualization theory）是人本主义心理学个性发展理论的核心。马斯洛认为，自我实现是人的最高动机，它以人的生理需要等基本需要为物质基础。马斯洛的需要层次理论成为自我实现论的心理动力学基础。他还提出高峰体验（peak experience）的概念，它是人们进入自我实现和超越自我状态时感受到的一种非常豁达与极乐的瞬时体验。高峰体验是通向自我实现的重要途径。因此人本主义以自我为出发点，从内向外，从低级需要到高级需要，通过对自我的超越，即超越自私，超越自我中心，从而达到忘我的境界。假设他的理论是正确的，但是如果忽略了低层次的需要，高层次的需要也就是空中楼阁。

人都有一个自我，我们常说"倾听内心的声音"，其含义就是要让自我出来。然而，绝大多数人，特别是儿童和青年，不是倾听自己的声音，而是倾听妈妈爸爸的声音，倾听权力机构的声音，倾听老人的、权威的或者传统的声音。作为迈向自我实现的简单的第一步，闭一下眼睛，默不作声，这时就可以努力挡住外界的声音，朝内看，并听从自己身内"最高法庭"的判决。只有在此时，才可以最终说"我喜欢"或"我不喜欢"。发现自己是谁，是哪种人，喜欢什么，不喜欢什么，什么对自己有好处，什么对自己有坏处，自己要向何处去，自己的使命是什么，也就是向自己敞开自己，这一切意味着心理的暴露。只有达到真正自我的时候，才会有真正的忘我，可以看到某些儿童般的天真的恢复，当他们一心一意地投入某一时刻、全神贯注地体验它时，脸上又出现一些单纯、可爱的表情。表达这种体验的关键词语是"忘我"。自我实现的高峰体验就意味着充分忘我、集中全力、全神贯注地体验生活。在这种时刻，体验者完完全全成为一个人。这种时刻就是自我实现的时刻，这种时刻就是自我在实现自己的时刻。

二、负面情绪

我们提出 5 种基本情绪：喜、怒、（悲）哀、思（忧）、恐，类似味觉的酸甜苦辣咸。5 种情绪分别对应于酸甜苦辣咸 5 种味觉：思念的人醋意很浓，怒火的人比较火辣，喜悦的人非常甜蜜（sweet），哀怨的人比较凄苦。负面情绪有恐怖、担忧等。适度的恐怖情绪是一种非常普遍的情绪，是人的一种本能情绪，就像食盐一样是不可或缺的，对人体有保护作用。但过度恐怖就是一种心理残疾——Hallowell，过恐伤肾。完美主义的心理病人容易夸张地看待恐怖情绪，意图从根本上去除这种情绪。

心理疾病的主要原因就是一个怕字。儿童多动症病人（ADHD）不停地奔跑（on the run），是在寻找一个能够安全退缩的地方。自闭症的病人因为怕而关闭心扉，沉浸于内心安全的地方。安徒生童话中，小老鼠变成了狮子其内心仍然是怕猫的。害怕是一种消极情绪，它会限制观察和思维能力。

中医学认为，调和顺畅的情绪是人体各脏腑功能活动正常的保障，即"阴平阳秘，精神乃治"。中医学阴阳平衡的思想受到了儒家控制与调节情感的"致中和"心理平衡思想的影响。孔子特别重视对情感的控制与调节，力主"中和"，儒家强调"中"，"中和"就是要把握一个"度"，他说："喜怒之未发，谓之中。发而皆中节谓之和。"孔子认为喜怒哀乐是人之常情，这些性情没有表现出来之前处于一种不偏不倚的平衡状态，就是所谓的"中"；如果表现出来时，则应遵循"道"，适可而止，恰到好处，就是所谓的"和"。做到了"中和"也就使情感（绪）得到了良好的控制和调节，从而使身心健康地发育，即"致中和……万物育焉"。从"中和"的心理平衡观出发，孔子对保持正常的心理健康提出了"虽有喜，勿至荡动湛然之性；虽有怒，勿至结滞浩然之气"。这就是说，人之情既不绝对寂静如痴，又不至于动无制节，而应力致保持在动静有常、七情弛张有序的最佳状态。

三、心理病人的性格原因

心理病人性格特点首先是完美主义。心理病人希望给人留下完美的印象，他们需要一点瑕疵都没有的完美，连一点脸红（赤面恐怖）、肌肉的震颤、一点点的尘埃（洁癖）都不能有。更为糟糕的是这种偏执、固执的人试图用这种完美的标准要求别人，结果是君子和牛生气，多情反被无情恼。

其次，心理病人的性格特点是超我和自我的斗争，是自己跟自己过不去。他们太容易忘记自我的要求，而接受别人或社会的要求。他们太容易接受别人的暗示，因为没有自我要求，很容易听从别人的安排，甚至是无言的安排。他们应该在对任何事情做出反应之前，先暂停1分钟，不要那么快做出反应，要先听听"我"自己的想法，想想我自己的感受。心理暗示语："你们先等等，等我把手头的事情做完。"也就是说，他们自我太渺小，超我太强大。这里所说的自我和超我与弗洛伊德精神分析中的自我和超我是一致的。但是这里要提的是，弗洛伊德认为心理病人发病原因来自于原我和自我的矛盾。原我是本能的我，他的需要主要是性的需要。因此，弗洛伊德认为心理病人的主要原因是性压抑。相反，我们认为心理病人发病的原因是超我太强大，他们的超我、社会的我太完美。当然，他们的病因不是自己的完美，而是长大之后用自己的标准来要求别人的时候，发现别人那么不完美，不追求完美。痛苦来自于自己的完美与别人行为的道德标准不一致。

第三，心理病人的性格特点是自我特别渺小，甚至到了没有的地步。因此他们特别自卑。自卑也没有关系，麻烦的是自卑投射出去就是他卑：看不起别人，尤其是和自己类似的、接近的人，包括以前的同学、身边的朋友、家人等。因此，他们是老师的好学生、家长的好孩子，可不是真正的一个好同学、好姐弟。

第四，心理病人特别听话，特别是听老师的话。心理病人从小就特别听话，是父母和老师的乖孩子、社会和亲戚朋友无不夸奖的特别自律的好孩子、特别懂事的好孩子。

第五，心理病人的性格特点还包括性格软弱，敏感多疑，多愁善感，善于忘我（社会的我）。

第六，心理病人强迫性地思考一个问题。他们执着地思考一个问题，躯体执着地僵硬某块肌肉，睡眠时也执着地兴奋着大脑。

四、"忘我"和"较真"

心理病人的自我特别渺小，以至于被完全忘却，我们称之为"忘我"。他们不但不尊重自己，他们更不尊重别人，不论是谁，只要违反他们的做事标准，他们就会兴师问罪。他们做事的标准大于任何人，是典型的包公，不论父母、亲戚、朋友，他们都大公无私。事是大家的事，是社会的事，是社会道德标准，是社会的我，是超我，因此他们内心是超我和自我的矛盾。

他们总是特别"较真"。他们是事情主导型，名义上对事不对人，他们眼中事情大于人。他们总是忘我，为了事情而不惜自己。这类人常常是个人英雄主义，总想维持正义，把自己当成一个大英雄。

心理病人的神经体液原因归为肾上腺素缺乏症。肾上腺素的作用就是说"不"，心理病人不敢说不。因此，心理病人恐惧、担忧的性格多些，其肾上腺素分泌就如同棉花（多巴胺）里的针（肾上腺素），不是没有，却是散在。

心理治疗暗示：敢于说"不"吧，承认内心的需要。活在当下，通过正念，对此时此刻内外部刺激的持续注意和不评判地接纳。

心理治疗暗示语：高兴也是一天，担惊受怕也是一天，为何难为自己？放下所有顾虑，敞开心扉，热爱生活。

总之，心理病人的最大特点是善于"忘我"地以完美主义心态发现别人的缺点，善于"较真"地以"超我"身份去和他们认为的坏人坏事做斗争。相反，金无足赤，人无完人，我们应该积极使心理病人学会正视自我，善于发现别人的优点。

（王福顺　李洋）

第二章 基本情绪

情绪是对一系列主观认知经验的统称，是人的多种感觉、思想和行为综合产生的心理和生理状态。心理学家、哲学家对"情绪"的定义都不尽相同，但都认为情绪是由身体的变化（情绪的表达形式）、有意识的体验以及认知的成分（对外界事物的评价）组成，也即情绪是指伴随着意识和认知过程而产生的对外界客观事物的态度体验，是人脑对外界客体与主体需要之间关系的反应，是以个体需要为中介的一种心理活动。情绪具有明显的生理反应成分，直接关系到人体的身心健康，同时所有的心理活动又都是在一定的情绪基础上进行，因而情绪被认为是身心联系的桥梁。

我国古代，"情绪"通常被称为"情志"。中医文献中从《黄帝内经》时期到元代，"情""志"一直是分别使用的。"情志"合为一词是对"七情五志"的简称，始见于明代，张介宾《类经·疾病类》首列"情志九气"，并首提"情志病"病名，《景岳全书》尚有"情志之郁证治"。迨至清代，医学著作中使用"情志"一词已非常普遍。借用现代心理学的情绪理论，认为"情志"是中医学对现代意义上"情绪"的特殊称谓，是人通过评价外界客观事物与自身需要的满足程度而产生的态度体验，其产生是以五脏精气为物质基础，是各脏腑功能活动的表现。与现代心理学相关认识比较而言，中医情志概念更具有临床可操作性，除了强调外来刺激产生情志外，也注重体内脏腑气血功能状态的变化对情志的影响。五脏情志论是中医学理论体系的重要组成部分，也是中医心理学基础的重要内容。《黄帝内经》对情志的分类归纳为喜、怒、忧、思、悲、恐、惊，称作"七情"，但在五行学说影响下，又将七情归纳为喜、怒、忧、思、恐，称作"五志"。《黄帝内经》的情志归纳法为在藏象理论基础上产生的中医情志学说奠定了理论基础。

第一节　中医基本情绪

阴阳学说是中医学最基本的理论，它贯穿于中医学的每一个部分，它是多层次、多角度的认识方法。根据朴素唯物主义，先哲们总结出了世界是由金、木、水、火、土5种基本元素组成。尽管现代研究表明世界上有百余种元素，如碳、氢、氧、氮、磷、钾、钠、铁、硫等，但是古代关于金、木、水、火、土5种元素的假说及其所包含的哲学道理却是十分正确的。《黄帝内经》就论述到："人有五脏化五气，以生喜、怒、悲、忧、恐。"我们现在发现人的基本情绪可能就是5种：喜、怒、悲（哀）、（忧）思、恐。金、木、水、火、土是5种基本物质，以后抽象为哲学概念，用其相生相克反映了事物之间的普遍联系。中医理论将五行与人体的生理病理等问题紧密结合，形成了肝木、心火、脾土、肺金、肾水5大系统，也就是中医学的藏象学说。

古代哲人们发明以情胜情的心理治疗方法。当今的神经生物学研究发现，情绪疾病的治疗主要是单胺类药物，包括多巴胺、肾上腺素、5-羟色胺、去甲肾上腺素。另外，和老年性痴呆有关的神经递质主要是乙酰胆碱。由此可见，情绪的主要神经基础可能是神经调质和激素，5种最基本的神经调质可能分别影响5种基本情绪：喜悦——多巴胺、怒——肾上腺素、哀——5-羟色胺、思——乙酰胆碱、恐——去甲肾上腺素。当然，这种情绪的神经体液学说需要进一步验证。

中医学把人也分成金、木、水、火、土5种类型，这种分法有它的可行性，可能也因没有当代科学理论的支持而有缺陷。的确，人的个性如果使用当今的神经生物学方法来解释可能更科学。也就是可以分为5种不同情绪特质的人：喜悦的人（弥勒佛）、易怒的人（张飞）、容易哀怨的人（林黛玉）、善于恐怖的人（别里克夫）、善于思考的人（爱因斯坦）。金、木、水、火、土：怒——火——辣——心，喜——甜——木——肝，恐——肾——水——咸，思——酸——脾——土，哀——苦——肺——金。5种情绪分别对应于酸、甜、苦、辣、咸 5 种味觉：思念的人醋意很浓，怒火的人比较火辣，喜悦的人非常甜蜜，哀怨的人比较凄苦。恐惧的情绪是人体一种本能的保护情绪，使机体免受伤害，如同盐，是人体所不能缺乏的一种情绪；但是过度恐怖就是一种疾病，过恐伤肾，肾脏是排泄盐的主要器官。这与《素问·阴阳应象大论》所说基本类似："肝在志为怒，心在志为喜，脾在志为思，肺在志为忧，肾在志为恐。"只是我们认为怒火爆发和心脏病比较密切，甜蜜的糖原和肝脏比较密切。由此可见，早在两千多年前的中医典籍中，人们已经对情志活动的变化提出了较为完整的理论认识。并且，《黄帝内经》就已经提出了情志的治疗原则。如《素问·阴阳应相大论》说："怒伤肝，悲胜怒。""喜伤心，恐胜喜。""思伤脾，怒胜思。""忧伤肺，喜胜忧。""恐伤肾，思胜恐。"总之，中医有关情志活动变化的理论和丰富的治疗经验是中医理论体系的一个重要组成部分。

一、喜

喜归心属火。喜本为好事，使气和志达，营卫通利，但是"正复为奇，善复为妖"（《老子·五十八章》）。凡物太过，其气偏激皆为患。故李梴《医学入门》说："暴喜动心不能主血。"喜气太过则缓，心气耗散"神惮散而不藏"（《灵枢·本神》），喜笑不休的疾病多从心论治，常为有余之证。药物治疗有仲景泻心诸汤、钱乙导赤散。若为虚证可选天王补心丹、定心汤、调气养神汤等方。此外，还有心理治疗和其他治疗方法。张子和有一医案可供参考，"戴人路经古毫逢一妇，病喜笑不止，已半年，众医治之术穷。戴人以沧盐成块者二两余，火烧通赤，放冷研细，以河水一碗，同煎三五沸，稍温，与饮之。以钗探咽中，吐去热痰五升。次服火剂，火主苦，解毒汤是也。不数日而笑定矣。《内经》曰：神有余则笑不休。所谓神者，心火是也。火得风而成焰，即笑之象也"（《古今医案按》）。张子和思维灵活，法而能化，既喜用吐法，又善于心理疗法，在通常治疗无效时常出其不意地拟出治疗方案来，此案以沧盐从心火治善笑不休之证就是一例。在情绪心理学研究的历史中，对具体的积极情绪的研究并没有得到像对具体的消极情绪研究同样的重视。因为一般认为，积极的情绪只需要去享受，而消极的情绪则需要我们去应对以消除或减轻不良的影响。特别是在涉及情绪与健康和疾病关系的研究中，人们更多地关注消极情绪的致病作用。

在情绪心理学中，中医学的"喜"相对应的情绪概念是"快乐"，但却对"喜"这类积极的情绪的认识却有独到的见解。一般来说，喜则气和志达，营卫通利，但如果大喜过望则伤心，导致喜极而狂为病。中医所说的喜伤心所致的疾病一般属于精神障碍的范畴，从其具体表现看，是指以情绪高涨为主要表现的情感障碍。喜，在这里既是病因，同时也是疾病的表现。大喜或狂喜，虽然从情绪的性质来说属于积极的情绪，但从情绪的激动度上看则属于激动的情绪，也就是心理学上所说的激情状态。激情是一种强烈、爆发、短暂的情绪状态。激情状态下，人可以出现"意识狭窄"现象，理智分析和控制能力都会减弱，甚至出现情绪和行为失控的表现。同时，从紧张度来看激情状态是属于紧张的，也就是说，刺激的出现是突然的，往往超出了人的预期值，以至于无法承受而导致"喜极而狂"。由于激情状态伴随着较高的生理激活水平，如心跳加快、血压升高等交感神经兴奋的表现，常可引发或加重心脑血管疾病。可见，中医学对于"喜极"致病的认识是很有道理的，只是没能揭示出真正的发病机制。

二、怒

怒归肝属木。陈无择说："怒伤肝，其气击。"怒是一种勃发粗糙的感情。欲望被阻拦，需要受压抑，或事见不平，令人愤慨，怒火内生向上搏击，为一种痛苦的冲动情绪。怒常可伴见眩晕头痛、心烦呕逆，血随气逆时，还可以见吐血、衄血。有的人大怒后视力、听力急剧下降，以致失明、耳聋；有的人盛怒后可以大量掉发或变白。怒甚则厥倒，昏仆不省人事，"大怒则形气绝，而血菀于上，使人薄厥"（《素问·生气通天论》），严重者可因盛怒而丧命。另外，某些疾病的发生发展过程中也使人性格变化，易于发怒。《素问·四时刺逆从论》说："气血上逆，令人善怒。"对此，治疗总从降逆安冲、镇肝潜阳、疏肝理气为法，使气机息息下降为顺，兼火者清火，兼痰者化痰。

《古今医案按·厥》曾记载："丹溪治一妇，病不知人，稍苏即号叫数四而复昏。朱诊之，肝脉弦数且滑。曰：'此怒火所为，盖得之于怒而饮酒也。'诘之，以不得于夫，每夜必引满自酌解其怀。朱治之以流痰降火之剂，而加香附以散肝分之郁，立愈。"对比怒火所作之厥证，丹溪以疏肝降气、清火祛痰法治之而愈。怒气致病在临床上最常见，在药物治疗的同时都应当配合心理治疗。《医圣阶梯》说："夫气证固当因病用药。尤当以平怒为先，胸襟洒落，怀抱宽舒，庶有其效。苟藏怒蓄怨，不能平其怒，药亦何济？"此说是中肯的。

在情绪与健康和疾病的关系研究中，愤怒情绪也受到较多的关注。从冯特的情绪三维理论来看，愤怒的情绪是不愉快的、激动的和紧张的。因此，强烈的或持久的愤怒不可避免地会使人付出健康的代价。在情绪心理学研究中，愤怒被认为是一种独立的、原始的情绪，是人和动物所共有的。因此，心理学对愤怒的认识相对来说更多一些。愤怒时，生理上可表现出交感神经系统激活的改变，如心跳加快、血压升高、血糖浓度增加，因此，强烈持久的愤怒可导致很多疾病的发生，临床上常可见到大怒引发心脑血管疾病甚至猝死的情况。中医学所说的"大怒则形气绝，而血菀于上，使人薄厥"是非常有道理的。

三、哀

（悲）哀属金。陈无择将悲气归于心包，郑树洼则归于肺，两者都依据《黄帝内经》"悲则心系急，肺布叶举"（《素问·举痛论》），但一般多归于肺。肺为相傅之官，主气，主治节，哀伤肺气，治理调节气机功能失常，气衰不行而为病。平时若有所思，若有所央，情绪上怏怏不快，闷闷不乐，郁郁烦躁，治宜疏泄条达，散其气分之聚。悲伤这种不良心境持续日久可使病变复杂，或化热而燥，或生痰生癖，甚为癫狂。悲由失望所生，心境凄凉，无可奈何，垂头丧气，叹息不已，愁眉不展，面色惨淡，时泪涌而泣。王冰说："悲哀动中者，竭绝而失生，故精气竭绝，形体残毁，心神沮丧矣。"所以说"悲则气消"，故当"散者收之，损者温之""脆者坚之，衰者补之"（《素问·至真要大论》）。这些原则既可指导药疗，也可指导心理治疗。应对病者分析开导，增强信心，使其看见希望，振奋其沮丧消散之气。在药物治疗方面，现举许学士一医案："一妇无故悲泣不止。或谓有祟，祈禳请祷不应。许学士曰：'《金匮》云：妇人脏躁，喜悲伤欲哭，像如神灵所作。数欠伸者，甘麦大枣汤主之。'用其方十四帖而愈。盖悲属肺，经云：在脏为肺，在志为悲。又曰：精气并于肺则悲足也。"（《古今医案按·悲》）悲则气消，甘麦大枣汤可补脾气而益肺气，此案取虚则补其母之义。

悲哀是一种消极的情绪体验，它的紧张度相对来说要小于其他消极情绪。但过度悲伤的持续存在对心身健康的损害是严重的。如典型的 C 型性格者态度经常是消极悲观的，据研究，C 型性格者容易罹患抑郁症、心血管疾病、消化系统疾病甚至引发癌症等。

四、思

（忧）思归脾属土，是七情病因学中争议比较大的一个概念。"脾土主中央治四旁"。脾主思的意义较广，对环境事件的认识体验决定了情绪，故在藏象学说中它居于中央，这是狭义的过思伤脾。陈无择说："思伤脾，气留不行，积聚在中脘，不得饮食，腹胀满，四肢怠惰，故曰思则气结。"过思伤脾气结于中，失其运化之职，脾伤亦不纳食，脾胃为后天之本，伤之，则诸症杂见，"人绝水谷则死"。《古今医案按》还记载了这样一个寓言式的故事："有士人观书忘食，一日有一紫衣人立前曰：'公不可久思，思则我死矣。'问其何人，曰：'我，谷神也。'于是绝思而食如故。"紫衣人未必真有，但是过思伤脾的道理却不能忽视。紧张备考时饮食常减，极度的脑力劳动之后身体消瘦，这些都是普遍的现象。

在中医学基础教材和中医心理学研究中，思一般多解释为"思考""思虑"，甚至明确提出思就是认知过程中的思维。关于思的实质，杜文东先生曾有专篇论述，他认为，中医学七情中的"思"不是思维之思，而是与"喜、怒、忧、悲、恐、惊"一样同属情绪的范畴。同时，他还把思伤脾的病机和所致病证的具体表现，与抑郁障碍的评定标准进行了比较分析，得出了七情之"思"类似于抑郁情绪的结论。本文认为，把"思"划入情绪的范畴并定性为类似于"抑郁"的情绪，这种认识似乎更接近思的心理学本质。

五、恐

（惊）恐，有的认为归经于心，如《黄帝内经》等；有的认为归经于心包络，如戴元礼等；有的认为归于胆，如陈无择等。惊与恐虽相近，然而亦有区别。惊为自不知，从外而入为阳；恐为自知，从内而出为阴。《临证指南医案·惊》也辨析道："惊则伤胆，恐则伤肾。大凡可畏之事，猝然而至谓之惊。若从容而至，可以宛转思维者，谓之恐。是惊急而恐缓也。"

惊是骤遇危险，突然面难，不知所措；或目击异物，耳闻巨响，目瞪口呆，甚至立即昏厥。有些则造成心理创伤，潜伏于内，为日后病根。其主要病机是"惊则气乱……心无所依，神无所归，虑无所定，故气乱矣"（《素问·举痛论》）。"惊者平之"，既要采取心理治疗帮助病人分析惊恐产生的原因，提高认识与决断能力，增强胆气；也要配合药物治疗或者选用金石、介类之品，重镇虚怯，收敛已乱之气而惊自平，或者和解诸气，调理肝脾入手治疗。

恐归肾属水。恐是感到自己的安全受到威胁而产生的畏惧心理，是在异常情况下的应激状态，常与惊同时产生，事后还可以持续一定时间。陈无择说："恐伤肾，其气怯。"故临床常表现为坐卧不安，畏手缩脚，不愿露面，惶惶不安，如人将捕之，如有人从后触其心。其主要病机为"恐则气下""血气内却，令人善恐"（《素问·四时刺逆从论》）。治宜升其气，强其志，壮其内，益其精。《名医类案》说："丹溪治一人，形质俱实，因大恐，患心不自安，如人将捕之，夜卧不安，耳后常见火光炎上，食虽进而不知味，口干而不欲饮，以人参白术当归身为君，陈皮为佐，少加盐炒黄柏，玄参煎服半日而安。"参术壮其气，当归益其血为主药，以治惊恐失志，产生幻觉、睡卧不宁、纳少、口干诸症。

在情绪心理学中，恐和惊区别不大，被统称为恐惧。从情绪的性质来看，恐惧是一种消极的情绪，同时，由于引发恐惧的原因往往具有突然性、新异性和剧烈性的特点，因此其激动度和紧张度在所有的情绪中是最强烈的。恐惧的内心体验主要为感到受到惊吓、产生慌乱情绪、不安全感和危机感。恐惧情绪的持续存在对心身健康将产生巨大的危害。强烈的恐惧会对人的认知功能产生很大的影响，出现思维缓慢，意识范围狭窄，肌肉紧张，行动僵化、刻板，同时，生理活动高度唤醒，如心跳加快、血压升高、血糖浓度增加。恐惧状态下的生理唤醒模式与愤怒是一致的，在应激研究领域被称为"战斗或逃跑反应"，但愤怒多伴有攻击行为，而恐惧的行为反应则是逃避。

中医学对基本情绪的认识与分析总的来说是基于经验事实而得出的，由于没有实证研究的支撑，因此没能揭示出事实背后的真正的科学原理，这是中医情志学说存在的不足。但是，中医对致病情绪所做的细致分析和对现象的生动描述，则是现代心理学远远没有达到的，所以情绪学说所概括的经验事实，客观上也为心理学进一步揭示不同情绪的性质及作用机制提供了方向。因此，情绪学说的价值和意义是不容否定的。

第二节　现代心理学基本情绪

由于中医学与西方医学对疾病的不同认识和分类方法上的不同，七情病证很难与现代医学的某种精神病或神经症有具体的一一对应关系。但是，无论是现代医学的精神病或神经症，还是中医学的七情病证，都是人类对心理障碍的认识结果。在东西方文化不断交流融合的今天，我们应该借助现代心理学的研究成果，将心理学的研究方法或理念移植到七情理论的研究当中，对七情学说的合理性和有效性做出科学的解释和说明。同时，进一步深化七情理论的研究又可丰富当代情绪心理学的研究内容，在二者相互促进共同发展的同时，进一步探讨情绪与疾病的关系，这是中医学和心理学共同面临的一项重要课题。

现代基本情绪理论认为，人的天性是由一套不同的情绪组成的，比如 Izard 认为，基本情绪是有它们的生物和社会功能的，它们之所以是基本情绪，是因为有基本的内部神经基础、行为表达和情绪激动状态。《情绪综述》（Emotion Review）杂志在 2013 年专门组织了几个当今最有名的心理学家对该问题进行了探讨。他们对基本情绪的种类总结见表 2-1。

表 2-1　几种心理理论的基本情绪比较

伊泽德 Izard	潘克赛普 & 瓦特 Panksepp & Watt	利文森 Levenson	埃克漫 Ekman	普拉奇克 Plutchik
喜悦 happiness 悲伤 sadness 恐惧 fear 愤怒 anger 厌恶 disgust 兴趣 interest 鄙视 contempt	玩耍 play 伤悲 panic/grief 恐惧 fear 愤怒 rage 追求 seeking 欲望 lust 关心 care	享受 enjoy-ment 悲伤 sadness 恐惧 fear 愤怒 anger 讨厌 disgust 兴趣 interest 吃惊 surprise 爱 love 放松 relief	喜悦 happiness 悲伤 sadness 恐惧 fear 愤怒 anger 厌恶 disgust 吃惊 surprise 鄙视 contempt	快乐 joy 悲伤 sadness 恐惧 fear 愤怒 anger 讨厌 disgust, 相信 trust 吃惊 surprise 预见 anticipation

人们最基本的情绪应该是越少越好，为了减少基本情绪数目，就需要探讨它们之间的关系。其中，把不同的情绪放到坐标轴上是一个很好的主意。最早提出情绪坐标的是 William Wundt，他把情绪放到了 3 个坐标轴上，包括：高兴——不高兴，紧张——放松，兴奋——平静。但是，后面两个坐标有很大的相关性。因此，人们后来设计了两个坐标轴，其中，Russell 的圆形坐标轴是目前最为流行的情绪坐标，他们把情绪定位到两个坐标的圆圈上（图 2-1 A 图）。两个坐标分别是：享乐轴（hedonic）（快乐——不快乐）和兴奋轴（arousal）（兴奋——激动），所有的基本情绪都可以排列在同心圆上。

这种情绪的圆形复合体有如下缺点：两个坐标轴的意义不明确，尤其是垂直坐标，Russell 只是把它定义为情绪的强度，却不能区分某些情绪，如愤怒、恐怖和悲伤虽然都是不高兴的情绪，有高低的强度差异，但却有类似的位置。它不能解释因果关系，人们认为好的坐标轴应该能解释情绪形成的因果关系。Frijda 也认为这个模式仿佛缺失什么。为了解决这些弊端，我们对其进行改进，认为情绪的横坐标代表事物是否满足个体的需要，包括高兴——不高兴两个对立的关系。从左侧不高兴到右侧高兴可以分为4种渐进状态：受到惩罚——没有惩罚＝没有奖励——受到奖励。中间两个是类似的，所以我们使用等号表示二者的关系。而竖坐标并不是单纯代表情绪的强度，而是应该能包括 Wundt 另外两个坐标：tension-relaxation 和 excitation-calm。我们给予新定义：垂直坐标代表物体满足个体需要的方式。根据 Roseman 评估理论，我们认为垂直坐标轴包括确定——不确定，预期——不预期。不确定引起恐惧，不预期引起愤怒。这个坐标也可分为4种状态：预期的事情确定发生——预期的事情不能确定发生＝没有预见的事情不确定发生——没有预见的事情发生了。因此，竖坐标的两极分别是吃惊和放松。如果预期的事情是人失去喜欢的人或事物，人就会陷入思念。

这样，新的坐标轴就可以把基本情绪区分开（图2-1　B图）。两个坐标轴的4个末端分别代表事物的4种特性，用 Plutchik 的基本情绪来说就是：厌恶（disgust）——喜欢（相信）（trust）；吃惊（surprise）——预期（anticipation）。基本情绪也可表示到坐标轴上，仍然用 Plutchik 的基本情绪来说就是：高兴（joy）、悲伤（sadness）、愤怒（anger）和恐惧（fear），另外还有思念（missing and wanting）。因此，我们提出人有喜、怒、（悲）哀、思（忧）、恐5种基本情绪，类似酸甜苦辣咸。这5种基本情绪分别有相应的神经递质基础：喜悦——多巴胺，愤怒和恐惧——去甲肾上腺素和肾上腺素，悲哀——5-羟色胺，思念——乙酰胆碱。曾经有研究提出愤怒和恐惧区别在于肾上腺素引起愤怒，而去甲肾上腺素引起恐惧。我们认为愤怒和恐惧都是应激状态，都由应激相关的神经内分泌引起。比如肾上腺素的反应就是 fight-or-flight（打或跑），分别代表愤怒和恐惧。肾上腺素是下丘脑-垂体-肾上腺轴中一个重要神经递质，它们引起交感神经反应，可以增强机体的能量代谢，促进呼吸加快，血流加快，血糖增加。

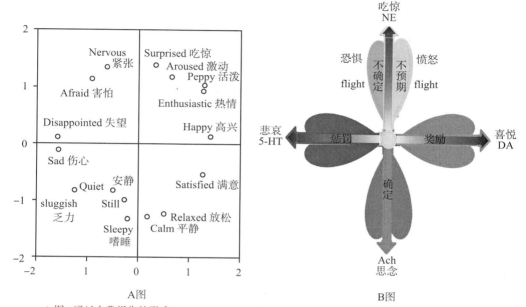

A 图：通过自我报告的形式 Russell and Barrett 创造了基本情绪的圆形复合体，所有的基本情绪都可以排列成一个圆形。

B 图：我们提出的新的情绪坐标模式。横坐标代表事物是否满足个人需要，包括高兴和不高兴；纵坐标代表事物是如何满足个人需要，包括吃惊和预期。它们相互影响可以产生基本情绪：喜、怒、哀、思、恐。愤怒和恐惧占据同一个地方，它们的区别在于愤怒常为喜欢的事物，而恐惧常为危险的事情，因此它们两个被列为一左一右。

图 2-1 情绪模型

第三节 去甲肾上腺素与愤怒和恐怖

去甲肾上腺素会使人紧张，比较弱的去甲肾上腺素是紧张，这时候去甲肾上腺素没有定向性，几乎所有的肌肉都有一种紧张度，它的情绪标志是恐惧；当某种特定的事物引起人的去甲肾上腺素分泌的时候，去甲肾上腺素具有很强的定向力，表现为愤怒的情绪发作。

一、日常生活中的紧张现象

1.肌肉紧张危机

日常生活中，我们总能或多或少尝到疼痛的滋味，这些疼痛有时强烈，有时微弱，但都会影响到我们的生活，这些疼痛最普遍的来源就是肌肉紧张。如果是小范围的抽筋可以算是轻微的肌肉疼痛，那么腹部绞痛之类则会显示出肌肉疼痛的严重性。举个例子来说，将手握成一个拳头，不要握得太紧，起初感觉不到任何疼痛；只要稍微坚持的时间长一点就会发现手部的肌肉越来越紧张，并且还会感到疼痛，这就说明肌肉已经受到了伤害。

最容易受情绪影响的就是颈部肌肉。因为和情绪体现有关的肌肉群往往就是使用最频繁的肌肉，颈部肌肉首当其冲，因为它们比骨骼肌肉都更容易被使用，也就是说，在频繁出现的紧张情绪里，颈后肌肉是人类紧张情绪最常见的体现。在我接触过的病人中，有85%的患者都把肌肉疼痛归结到情绪紧张引起的肌肉紧张中。其实，持同一观点的人还不在少数，早在几年前，有个著名的心理学家提出过"是什么东西弄疼了我的脖子"的理论，他还用事实验证了脖子疼的起源。

为了更具体地知道情绪是如何导致颈后肌肉紧张和收缩的，不妨具体实验一下：坐在一把舒适的椅子上，想一个已经困惑很久的难题，闭上眼睛思索大约一小时，那么当站起来的时候，颈后的肌肉一定不舒服，也会不自觉扭动和伸展脖子，这就是情绪紧张对肌肉造成的伤害。

2.提心吊胆：心脏真的能到嗓子眼

遇见紧张的事情时常常会发出惊叹说："好紧张！我的心脏都要提到嗓子眼儿了！"一般来说，会把这些话当作夸大事实，虽然情绪紧张确实不是心脏真的就到了嗓子眼儿，而是嗓子眼儿的肌肉开始紧张的原因。

在紧张状态下，有很多人会抱怨自己的咽喉肿大了，还有人会感觉咽喉里长了什么东西，实际上，这只是情绪紧张诱发的肌肉紧张，而造成紧张的那些肌肉恰恰位于食道的上端，肌肉紧张就会不停收缩，让人会觉得有一个东西卡在嗓子眼儿里，在这种肌肉紧张的状态下，如果试图去吞咽固体或者液体食物，就会非常困难，甚至出现窒息感，接下来会怀疑是不是真有了肿瘤或者别的可怕的东西，而这个肿块也随着情绪的紧张变得比以往更加令人恐怖，其实并不是什么肿块，假如你的情绪改变回正常的状态，就会发现那个肿块已经消失了。

紧张情绪的解决办法：①食疗：绿豆、薏仁、大枣、枸杞和黄芪。②闭目（alpha 波）转眼：闭目的目的是放松，转眼的目地是局部用意。③心理治疗："草木功"，身体扎根于地。④针灸：最好的放松。⑤气功：打通任督二脉，表示头（命功）尾（性功）平衡。

二、恐怖情绪

恐怖情绪是一种非常普遍的情绪，是人的一种本能情绪，就像食盐一样是不可或缺的，对人体有保护作用。但是，完美主义的心理病人就容易夸张地看待这种情绪，意图从根本上消除这种情绪。"怕是一种心理疾病"，心理疾病的主要原因就是"怕"。儿童多动症病人不停地奔跑（on the run），是在寻找一个能够安全退缩的地方。自闭症的病人因为怕而关闭心扉，沉浸于内心安全的地方。安徒生童话中，小老鼠变成了狮子其内心仍然是怕猫的。恐怖情绪是人类最大敌人，是一种心理残疾。怕失败比失败更可怕。

著名的心理咨询大师，约翰·辛德勒（John Schindler）在他的《破解情绪密码》中引用了一个实验，该实验由康奈尔大学的两名教授利德尔和摩尔进行的，最后证明哪怕是一丁点儿不愉快的情绪，如果单调重复的话，也会引起情绪诱发病（EII 病），他们的实验过程是这样的：

在牧场中找到一只羊，在羊的其中一条腿上绑上一根很轻很轻的电线，让羊在拖着电线走的过程中丝毫也感觉不到电线的存在。一周以后，这只拖着电线的羊没有任何异样，还是非常健康，身体各个方面的指数也都相当正常。

第 2 周，两个教授更换了实验内容：他们在那根细小的电线上加了轻微的电击，这种冲击并不强烈，只是轻轻颤动。不过随着这声震动，羊的腿也会轻轻抽搐。在这一周时间内，两位教授每天都会给这只羊重复这样轻微的电击，实验的结果是：电线震颤以后羊的腿会轻微抽搐，不过还能像以前一样正常进食，每次测试的结果都一样：羊没有出现什么异常。

接下来两位教授的实验又"改进"了一下，他们引进两种不同的要素到这个电击实验中来，实验的结果很让人心寒：如果以下的刺激总是重复的话，牧场里的任何一只羊都有可能患上严重的疾病。

教授们引入的第一个要素是对电击的恐惧。他们先是弄来一个响铃，在对羊电击前的 10 秒钟，铃先响一下。电击还是和从前一样，还是轻微的，但是现在，当羊听到铃响就会停止进食，不管它在做什么，都会静静等着快要到来的电击，不过，这个新加的要素还不足以让羊产生严重疾病。

接下来两位教授又引来了第 2 个要素，那就是响铃——电击这一程序不断重复，随之而来的是这只羊的不断恐惧。其实，重复的时间间隔并没有太大变化，不过整个过程中，这只被试验的羊就出现了疾病的前兆：先是拒绝进食，接着不再和伙伴们一起去外面奔跑，然后是拒绝行走，再发展到无法站立，一直到最后呼吸困难。当然，实验到这里必须停止了，再进行下去，这只羊很快就会命丧黄泉。

恐惧与害怕是一种消极情绪，它会限制人的观察和思维能力。当通过自己的生活认识到这一点时，就可以顺着以下 5 个步骤来避免害怕。

1. 认识害怕

最害怕的是什么？

害怕自己的公司破产？害怕自己永远都找不到生命中那个特殊的人？害怕学业／事业无成？害怕死亡／分离……

由于害怕，可能会有这些表现：

拖延。是否习惯拖延到最后 1 分钟？这样的崇尚完美为可能的失败找了一个理由，但同时也平白无故地创造了一个希望能够避免的失败。

怠慢。是否被不安全感和不确定性压得喘不过气？是否就这样放任害怕心理而被彻底击垮，与千载难逢的机会擦肩而过？对成功的担忧实际上是害怕成功以后可能的失败。

反应过激。是否易怒、排外，或表现得很有侵略性？如果害怕失败，可能会发现反应比以前对类似情况的反应强烈许多。

沉溺。你是否会通过自残来减轻自己的压力？是否对害怕的心理感到麻木，因为完全找不到方法来克服它？

2. 估计害怕

如果站在悬崖边摇摇欲坠，害怕的心理会让机体产生肾上腺素以提示危险的存在。人们可以利用害怕的心理来让自己重新站回到安全的地方，当然也可以完全不加理会，那样的结果很可能就是掉下去。一旦已经失足，那世界上再怎么积极的想法都无济于事了。

在参考认识害怕、估计害怕、重新解释、还原害怕、利用害怕这5个步骤来继续前进之前，先确定需要克服害怕的心理。因为害怕是机体拉响的警报，但也可能会在不需要的时候响起。人生需要权衡，如果决定了要走出害怕，那就能！

自问：最坏的情况会怎样？如果是世界末日到了，这些又何足挂齿呢？会家破人亡吗？会名誉扫地吗？担心失败会让所有这些消极的事情一一发生吗？会想一旦失败，就一文不值了吗？

把如果失败意味着的改变记录下来，看着你的答案会让事情变得更具体。

3. 重新解释

一旦你获得了害怕所带给你的信息，用积极的想法来重新放置它们。你可能会失败，但是通过一次次的失败，你离成功越来越近了；你的身份并不会因为一次次的失败而改变，相反你将成为你所想成为的，正视害怕，创造成功。你可以从那些鼓励你的人那儿获得支持，但你才是你自己的拉拉队长！

4. 还原害怕

过去会影响你现在的感知与理解，就好像透过放大镜，危险会显得比实际大许多倍。消除这些不确定性和过去对现在的影响，努力削减它的力量。外伤、损失以及痛苦的回忆都会对现实的看法产生影响，就算是一点儿小事的回忆都会使人们在现实生活中做出一些失去理智的行为来。在探索的道路上，害怕还会不成比例地增长，试着把它还原到原有的程度，才会更有信心面对它！

5. 利用害怕

害怕是人们的朋友。当它提醒你，所做的决定不利于实现你的人生目标时，它可以帮助你通过改变方法来避免给自己的人生留下悔恨。如果它想要给你的成功之路设下重重阻隔，那么它是在给你机会不断提高自己，走出过去，成为一个更优秀的人。

不受害怕的影响生活下去的秘诀就是拥抱害怕。

三、不要引爆愤怒情绪

在情绪方面，哈佛大学的坎农博士就一直坚持不懈地研究，他发现愤怒情绪其实有好多细微体现，他曾经把这些表现列出在一张纸上，列出愤怒的主要表现有脸部皮肤发红、眼睑处增宽、嘴唇和下巴收缩变紧、拳头紧握、嗓子发紧，甚至声音都会颤抖。如果你身边的人有上述表现，那他很可能就是处在愤怒情绪里。

当然，除表面的变化，愤怒也会体现在身体的内部，变化也更加明显。当你生气时，你的血液比任何时候都要凝固得快，这种变化对人体是有益的。因为人在愤怒时往往会倾向于斗争，而斗争往往又会有受伤、流血的事情发生，血液的加速凝固正好会对这个情绪下人们的身体有益。

还有一个有趣的生理现象是在你愤怒的一瞬间，循环系统中的血细胞数量会增加；另外，当一个人愤怒时，血液会自动远离消化道，看来上帝不允许灾害和愤怒狼狈为奸，于是采取了一些保护措施。可千万不要认为坏情绪对健康有利，事实上，愤怒会给人的身体带来可怕的危害。人在愤怒的时候心跳会明显加快，直到愤怒情绪散去后心跳才会恢复正常；愤怒时血压会升得很高，可能会带来非常可怕的后果，比如因血压突然升高导致脑血管破裂。

愤怒情绪不仅会使人的心血管系统发生变化，甚至还会促使心脏病的发生，威胁人们的身体健康，这种现象在我们的生活中屡见不鲜。喜怒哀乐，人之常情也。然而情感也需要调节，仅为一事之违而愤然大怒，便可酿出大错。《孙子兵法》云："主不可以怒而兴师，将不可以愠而致战。"因此，发挥理智作用，避免感情用事，才能避免"冲冠一怒为红颜"的鲁莽举动。

四、愤怒与恐惧情绪的关系

布鲁克斯教授说："生活中最大的障碍之一就是对羞辱的恐惧。"

恐怖是肾上腺素的 tonic（紧张型）分泌，愤怒是肾上腺素的 phasic（时相型）分泌，phasic 必然要经过 tonic，tonic 是 phasic 的必由之路。因此，恐怖可以导致愤怒，愤怒可以消除恐怖。恐怖和愤怒是一个硬币的两个面，很容易翻转和转换。二者又互相排斥，不能同时存在。因此，愤怒是恐惧的发泄口，恐惧转化为愤怒可以得到很好地消除。

口内负压是由于口腔和颈部肌肉活动引起的，是恐怖和愤怒的晴雨计。它取决于肾上腺素的多少，取决于情绪是恐怖还是愤怒。恐怖的情绪导致人逃避，不敢出声音；愤怒的情绪使人主动接近事物。

根据口内负压来确定人的情绪：正压——愤怒

小负压——思考

无压——悲哀

负压——恐惧

第四节　喜悦、悲哀和忧思

一、喜悦与多巴胺

人就像一部车，人的意念（up-down）是方向盘，肾上腺素和乙酰胆碱是油门和驱动，多巴胺是刹车。多巴胺缺乏就会导致不能转弯，也不能享受到站带来的快乐。又或者，人的意念决定行车目标，肾上腺素为油门——驱动——怒（往前开车，phasic）+ 恐（倒车，比较慢，tonic），多巴胺——胜利到站——喜悦，5- 羟色胺——抛锚——悲伤，乙酰胆碱——停车问路——思。

心理力学：总动力（肾上腺素）= 恐怖 + 愤怒。

车要保养：需要充气和加汽油（喘气或气功）。

肾上腺素是注意的维持，多巴胺是转移。肾上腺素和多巴胺成正比，肾上腺素的追求来自于 Marslow 需要。追求越高，兴奋越大，多巴胺分泌越多。

没有肾上腺素不会说"不"，就没有内心情绪的维持，随波逐流。乙酰胆碱是动作的维持，多巴胺是变换。多巴胺缺乏可以保持单调的运动，没有经常变化的运动。

多巴胺是行为软化剂。多巴胺缺乏的人不能安静，要不停地逃或打；不懂得享受生活，享受眼前的所有事情。解决办法：要有此时此地的放松和享受的心态；善于发现周围的美，包括人的美。每天都要做这些暗示几十遍、上百遍，你的潜意识在聆听的。

注意力缺陷多动障碍（ADHD）最大特点就是多巴胺分泌不足；肾上腺素分泌中等，属于 tonic 分泌，即肾上腺素分泌不是很高，但是却是簇状的，且其基础分泌量比较高。ADHD 主要表现是静不下来与易于分心。

静不下来的原因是害怕。静的形成可以是高兴和享受（有多巴胺介导的），或是主动抑制（是由肾上腺素主要压制不相关的噪音引起的）。害怕的人是不可能有目光对视的，相反，怒的情绪会有很强烈的目光对视。因此，诊断 ADHD 最好的一个标准就是目光对视不超过 5 秒钟。

易于分心，注意力涣散的原因是肾上腺素比较低，抑制无关刺激的能力弱。ADHD 的缺点是容易分心，好冲动，静不下来，做事情容易拖延（肾上腺素缺乏），忘事，缺乏组织能力。但是 ADHD 也有其优点，如有创造力，有不同于常人的新点子；独来独往，思考不随众；有独特的人生观与幽默感；对理想有惊人的坚持性（顽固）；个性温顺，乐于助人；直觉强，凭直觉深入问题核心。爱因斯坦（Einstein）是 ADHD 的代表。

对于 ADHD 病人，最好的办法是心理暗示，例如"现在很安全，周围很安静""现在很舒服，天气真好，生活真美好"！ ADHD 病人肾上腺素的 tonic 分泌较多，而多巴胺和肾上腺素的 phasic 分泌都比较少，tonic 是耐力，phasic 是爆发力。

二、悲哀与5-羟色胺

5- 羟色胺最早是从血液中发现的，现在发现它广泛存在于哺乳动物组织中，尤其是大脑。它是一种抑制性神经递质。在外周组织中，它是一种强烈血管收缩剂和平滑肌刺激剂。动物和植物充分利用这个特点：动物的毒液中经常含有 5- 羟色胺，如蝎子和蜜蜂毒液；植物的种子也利用这个特点促进植物种子从肠道中排出。5- 羟色胺也容易导致人类产生呕吐反应。5- 羟色胺在外周神经系统就类似一种惩罚的物质，即使是软体动物，5- 羟色胺是一种逃避反射的神经递质。

在神经中枢，5- 羟色胺和抑郁症有明确的关系，这已经在几十年前就发现了。它的降低可能和抑郁症有关，但也有争议。目前，给抑郁症病人所开的药物最多的就是改变 5- 羟色胺浓度的药物。5- 羟色胺主要由中缝核分泌，然后释放到前额叶、杏仁核和海马，主要参与食欲、睡眠和情绪。5- 羟色胺是安静剂，许多实验证明了这一点。5- 羟色胺可以拮抗酒瘾等，如动物实验表明 5- 羟色胺的缺乏和酒精依赖有关，5- 羟色胺浓度的增加可以减少患者对酒精的渴求程度，从而减少饮酒量。这一点和人类研究结果一致：5- 羟色胺分泌减少的人攻击性行为比较多。许多实验证明 5- 羟色胺功能在焦虑、恐怖和恐怖发作中以及创伤性事件之后都有降低。

尽管目前许多抗抑郁的药物都是增强 5- 羟色胺功能，可是这不能证明 5- 羟色胺在抑郁症治疗中的作用。尽管药厂都称这些药物为抗抑郁药物，实际上它更适合焦虑症和攻击性强的患者。相反，这些药物都能诱发抑郁症状，比如嗜睡、无趣、恶心、呕吐等。特异性增强 5- 羟色胺药物号称是第 3 代抗抑郁药物，它们可能能减少恐怖和逃避情绪，但或是由于它的镇静效果而在有时候可以改善抑郁症状。注射 5- 羟色胺从来没有减少抑郁症状，相反，肾上腺素和多巴胺却可以减少抑郁症状。注射 5- 羟色胺会导致镇静、无助。目前实验也发现，大脑 5- 羟色胺增多和无助的形成是有关的。

5- 羟色胺性格的人：长时间的挫败、无助（helpless）会使人容易得癌症，因此该类性格又被称为 C（cancer）型性格。性格特点：老好人，胆小怕事，易哭；容易得癌症，因为肾上腺素有促进细胞增长的作用；5- 羟色胺抑制肾上腺素的分泌，表现为多愁善感。人际交往：和该类人交往如同吃苦瓜，味觉属于苦。代表人物：林黛玉。体型：老态龙钟。

情绪和食物：5- 羟色胺乃悲伤的情感，许多食物可以导致这种情绪，比如色氨酸（tryptophan）。相反，以下食物可以导致肾上腺素增多，鸡肉（吃过多的火鸡，人的睡眠减少）、鱼类、豆类、牛奶等，因为它们会分泌酪胺（tyramine）。

三、忧思与乙酰胆碱

乙酰胆碱主要和人的理智有关，它使人进入思考的境界，处于梦幻世界。思包括思考、思念、思乡等精神世界。乙酰胆碱能促进记忆，少有情绪，而处于理智状态。情商高的人是肾上腺素的艺术，即肾上腺素高的人比较情绪化、感性；智商高的人是乙酰胆碱的艺术，即乙酰胆碱高的人理智化、理性。

尽管关于乙酰胆碱参与情绪的报道很少，但乙酰胆碱是一个非常重要的情绪调节物资，因为它是人类认知功能的主要神经调质。在周围神经系统中，乙酰胆碱是作为副交感神经的主要神经递质，主要功能是心平气和，但它也参与性激动、流泪、排泄、消化等过程。在中枢神经中，它的主要作用是认知过程，是参与阿尔茨默疾病主要神经递质。因此，它被认为是情绪的认知部分的神经递质。乙酰胆碱的主要作用是调节大脑的休息，因此它可以参与一些心理治疗，包括恐怖、焦虑等。当然，并不是说乙酰胆碱引起的都是正性情绪，它也会引起像忧郁、担心等负性情绪。乙酰胆碱与抑郁病相关也是早有报道的。比如，早在 1972 年，就有报道认为乙酰胆碱参与了抑郁症的治疗。他们的主要证据是许多胆碱类抑制剂可以诱发抑郁。与此相应的，单胺类阻断剂（reserpine）可产生和胆碱类抑制剂非常类似的效果。它们共同的症状就是表情淡漠、无力、思维缓慢、无趣、疲劳、噩梦和抑郁。而且，reserpine 被证明也有胆碱效果。

最后，这些神经体液和人体情绪疾病的关系如下：

神经体液和疾病：

乙酰胆碱——阿尔茨默病。

多巴胺——帕金森（纹状体）、精神分裂症（大脑前额叶）。

5- 羟色胺——抑郁症。

肾上腺素——多动症、恐惧症。

神经体液和人际交往：

肾上腺素——人际交往干脆，不牵牵连连。和这类人交往，如同吃辣椒，有味道。

多巴胺——黏着，和这类人交往，如同吃甜食，吃多了太腻。

多巴胺如同胶水，太黏人；肾上腺素如同刀片，快刀斩乱麻。

神经体液和需要层次的关系：

乙酰胆碱多——自我实现。

5-羟色胺多——爱与被爱的需要。

肾上腺素多——自尊的需要——工作驱动，安全的需要（恐惧）。

多巴胺多——生理需要。

这些神经调质的投射如下（图2-2）：

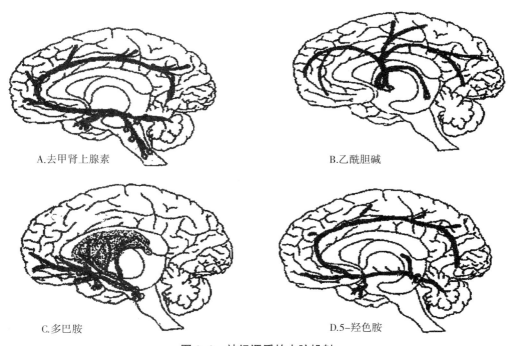

A.去甲肾上腺素　　　　　　　　　　　　B.乙酰胆碱

C.多巴胺　　　　　　　　　　　　　　　D.5-羟色胺

图2-2　神经调质的大脑投射

第五节　基本情绪的中西对比

现代心理学把情绪看成是一种心理过程，一般定义为人对客观事物与主体需要之间关系的反映。对情绪、情感这两个概念，中国、前苏联主张区别二者的心理学家强调情绪发生中主体需要的生物性质，而对情感则强调主体需要中更多的社会性质。西方心理学家往往不大注意这两者的差异，笼统地使用情绪（emotion）这个概念，许多西方心理学家在研究情绪时看重实验工作，有人用动物实验结果类比人类，也有人专门研究病人和儿童……凡此种种，不一而足，充分表现出情绪问题研究的多维性及复杂性。尽管现代心理学对情绪看法各异，定义也有许多不同，但从共识的角度讲目前一般都包括生理机制、表情行为和主观体验3个方面。

通过与现代情绪心理学特别是西方情绪心理学相比较，我们认为，情志说中的情是在强调整体，是在兼顾形神的基础上对情绪的总体把握。在情志中列入思，更是把认识过程中的理性认识——思维纳入其中。情志一词充分体现了东方式整体观。我们认为，这里的"志"，除了著名医学家张志聪所说的"志者，精神、魂魄、志意"以外，用现代心理学的观点看，还包含显意识和意志。它明确地表现了理性对人类情绪的制约、限定及导向作用，这一点比西方情绪心理学中因受弗洛伊德学说影响强调潜意识、人兽混淆的倾向更体现出人的心理现象的特点。当然，我们这样说，并不是赞同模糊情绪与思维的界限，作为现代科学概念，区别是很重要的。站在历史唯物主义立场上，我们也不能以此去要求几百年前形成的七情说。但是，客观分析中医理论所表达的情绪、思维、显意识的关系，无疑对中医心理学以及当前情绪的研究都是大有裨益的。

纵观中医学说及临床医案中对七情的描述及表达，我们认为，情志一词其内涵多有情感成分，更具人格因素的特点，这与当代医学心理学中不少学者强调的长期情绪困扰造成的人格变态，继而适应不良导致心身疾病发生的观点是吻合的。当前西方的情绪理论较多强调情绪过程，强调动机、驱力以及认知作用，而对情绪、情感及人格特质的研究不足。分析中医情志的内涵，使我们在复杂而多维度的情绪研究中，更加注意各种水平情绪之间的作用及演化，其意义是积极而明显的。

一、直觉把握中国古人情绪心理生活

从实验心理学的奠基人德国心理学家冯特（Wundt）开始，就注意在分类的同时对各种情绪的普遍性质进行概括。1896 年冯特提出情绪三维学说，他认为感情过程由三对元素构成，它们是愉快——不愉快（快乐度）、兴奋——沉静（冲动度）、紧张——松弛 3 种维度。每一维度都有两极性的强弱变化，每一具体的情绪发生时，就处在每一维度两极之中的某一位置上。冯特之后，美国心理学家吴伟士（Woodworth）继续研究情绪的分类工作。20 世纪 50 年代初，他的学生施洛伯格（Schlosherg）对情绪提出新的三维认识，他根据愉快——不愉快（A）、注意——拒绝（B）以及激活（C）水平三维特征构成一个倒立的椭圆锥。任何情绪都可以在椭圆锥上找到符合自己的合适位置。当今西方心理学界最典型的多维量表是 1962 年普拉奇克（Plutchlk）提出的以两极性、相似性、强度三维构成的情绪倒立圆锥。普拉奇克运用情绪词分析法，用大学生作被试进行实验，对情绪词的平均分数用相关方阵作因素分析，以前两个因素的负载量计算为根据决定每一情绪的位置，根据计算，情绪方阵相关成环形图式。在该圆锥中，每一截面代表一种原始情绪，垂直方向表示强度变化，越上，越分化，越强；越下，越不分化，越弱。位置邻近表示情绪性质接近，其中心区域表示动机冲突。

以中医情志说的情绪分类与普拉奇克的情绪圆锥相比较，除多了思的成分外，我们还发现中医情志说缺恨多忧。

缺恨有明显的社会、文化原因。恨是一复合的负性情绪，它包含厌恶、愤怒、轻蔑、拒绝、敌对等情绪成分，更包含较多的认知评价的内容，与人的社会性及自我意识发展密切相关。愤怒在婴儿期就有所表现，厌恶这种复杂情绪尽管在儿童期也有所表现，但真正的包括明显敌意的恨的固定情绪模式则一般都要到少年期才能有稳定的表现。中国文化背景中的中庸之道以及中国两千多年的封建专制统治造成一种忍为上、和为贵、习惯限制、压缩自我、不敢蔑视王权、不敢表达愤懑的否定确立的倾向，造成中国人较西方人内向、含蓄的个性情绪特征，久而久之，成为一种传统，不敢恨，不敢反抗，导致中国人情绪上较大的压抑。

多忧是悲、恐情绪的扩大。被压抑的情绪是不可能自动消失的，按情绪相互作用的理论它首先向邻近雷同的部分转化，强烈的不能压抑的恨往往失去自我意识控制转化为愤怒，通过较多的外部表情（言语和动作）而宣泄；被压抑又未失控的恨则往往转向另一侧的悲哀、恐惧；越是自我意识控制得严的主体就越表现出内部紧张度高而外部表情强度降低，相当多的由恨转移的情绪以忧虑、忧郁、忧伤等情绪缓慢释放出来，表现出一个较长的时间过程。七情说把隶属于悲哀、恐惧的忧作为一种独立情绪单列出来，充分表现出这种由转移造成悲、恐情绪的突出与扩大，我们认为这是源于中医学者对当时社会现象及医学实践的直觉把握，因为中医学史及古代医案的多种记载也表明古代情志致病是怒、忧、悲、恐为高的。

七情说中缺恨多忧的现象反映了东方封建社会压抑人性的严酷现实，表现了古代中国人情绪心理生活中的特殊问题，这与西方文艺复兴人道主义兴起后几百年形成的情绪心理学确实有很大的不同。

二、情志说反映了东方思维

按照普拉奇克的情绪圆锥模式，忧只是悲痛、恐惧的水平较低又较接近的成分，它们与悲痛、恐惧之间在强度上是有很大差别的，西方现有的情绪理论都强调这一点，这与现实生活中人的心理实际状况也是一致的。忧郁和忧虑是中低强度悲、恐情绪，忧虑中总包含着对危险、威胁的预料，忧郁中总包含着自身的失落与行为无助，它们都含有明显的认知因素，都具有长时间作用主体心理的特点。七情说将忧作为一种独立情绪与悲、恐、愤等并列，表现出不注意强度差别的缺陷，造成这一现象的原因除历史条件限制外，我们认为还有如下两点：

①忧郁、忧虑都具有心境特点。渲染、弥漫而长期，加之内容上有明显的思维成分参与，从直觉把握上，很容易把忧当作情绪的一种特殊维度。

②整个中医理论的思维方式是典型的东方思维方式，即注意抽象把握，哲学似的总体概括；注意宏观，忽视微观；强调质的差异而忽略量的差别；强调直觉判断，强调思辨，而忽视分析比较，忽视事实归纳。因此，在情绪问题上，七情说注意到大的情绪类别的归转，看到情绪与思维的关系，却忽视了具体情绪理论中某一方面更深入更细致的量的联系，忽视了各种情绪在强度水平上的差别，表现出简单化的缺点，在今天兴起的中医心理学的学科建设中，这是应该引以为鉴的。

三、情绪心理的社会因素限制了基本情绪学说的深入发展

现代情绪心理学十分重视社会因素对情绪发生、发展、演变的影响，即使是儿童情绪的研究也十分强调社会性参照的作用，学习理论、认知理论是如此，人性学理论与心理分析理论就更不用说。在现代医学心理学中，社会生活事件往往是引起抑郁、焦虑等变态情绪导致许多疾病的原因之一，当代的医学模式已由单纯的生物医学模式向社会——心理——生物医学模式的转换就充分说明这一点。人的高级情感，如美感、理智感、道德感更是受社会条件和标准的影响。相较之下，情志说是很少涉及情绪的社会因素。情志说是中医学说的一个分支，它主要是从疾病的角度来认识情绪，它的主要构建者陈无择在《三因极一病证方论》中讲病因也谈到疾病"如欲救疗，就中寻其类例，别其三因，或内外兼并，淫情交错，推其深浅，断其所因为病源"，虽然他也认识到六淫、七情、不内外因的相互影响，这在当时的历史条件下已是难能可贵的了。但是，基于中国哲学史上对情的看法不外是"性之好、恶、喜、怒、哀、乐，谓之情""性者，天之就也；情者，性之质也"（荀子《礼论篇》）。"本体是性，动是情""性安然不动，情则因物而感"（朱熹《朱子语类》）。这些强调的都是生物属性的影响，情志说不可能超越时代，充分认识到社会因素在人的情绪、情感

中的重要作用，不可能认识到从动物到人类的进化过程中，情绪心理发生质的飞跃的主要原因，因而影响了对人类情绪心理认识的进一步深化，这也是可以理解的。

尽管如此，中医情志说在人类认识自己的艰难历程中闪烁出耀眼光辉，包括情志说在内的中医学说以其独特的认识方式法象宇宙，辩论阴阳，着眼整体，立足调控，以独到的哲理性的目光审视着自然与人及其联结，这对当今的心理学研究有整体意义上的特殊启迪作用。

（王福顺　李洋）

第三章 西方情绪心理学发展

人类最主要的心理疾病是情绪疾病，几乎所有身心疾病都起因于情绪。1985 年，《美国历史综述》（American Historical Review）发表了 Peter Sterans 和 Carol Zisowitz Stearns 的文章，号召学者们对情绪进行新的研究，并创造新的术语 emotionology——情绪学。该文和他们随后的几篇文章对情绪的研究产生了很大的推动作用。Gendron 和 Barrett 把情绪研究的近代历史划分为 3 个阶段：①黄金时期，1872 年 Darwin《人类和动物的表情》（The expression of the emotions in man and animals）以及 1927 年 James-Lange 情绪理论的发表，这些观点对现在的情绪研究产生了深远影响。②黑暗时期，行为主义心理学的盛行使情绪的研究进入了约 40 年的黑暗时期。行为主义心理学把情绪研究列为内省科学而排斥这方面的研究。但该时期仍有一些有影响力的文章问世，如 Papez（1937 年）发表的有关"情绪的神经环路"（emotional neural circuits）的文章。③复兴时期，Magda Arnold（1960 年）发表了《情绪和人格》（Emotion and personality）一书以及随后的 Sylvan Tomkins（1962 年）的《情感、想象和意识》（Emotion，imagination and consciousness）一书使情绪研究进入了复兴时期。在这一个多世纪的研究过程中，情绪评估理论、基本情绪理论和心理结构理论 3 种理论产生了深远影响。Arnold 被认为是情绪评估（appraisal approach）理论的创始人，该理论认为情绪不是简单的"刺激 – 反射"过程，人们的内心评价在其中也起到了重要作用。Frijda 把它称之为"情景意义规则"（Input some event with its particular meaning，out comes an emotion of a particular kind）。这个内向评估的过程被一些学者认为是认知过程对情绪的影响。当然不是所有的认知学派都这么认为，因为这个评估过程有时候并不被人意识到，而是一种意识下的行为反射过程。Tomkins 被认为是现代基本情绪研究的创始人。基本情绪理论认为人们的基本情绪是由外界物体或事件引起的某种生理过程。这些情绪过程有类似的起因、机体反应和表情反应。心理结构（Psychological construction）理论认为，人的心理是由更为基本的心理成分组成。这些基本的心理成分并不是单纯用来构成情绪的，但是它们形成一定的框架后就成了情绪。心理结构理论和情绪评估理论的类似之处在于二者都认为情绪是个体对外界事物制造意义的过程。不同的是，心理结构理论认为情绪起因于人们对外界事物引起的内部改变的认识，比如，先有看到狼之后的心跳加快，然后才有害怕情绪；而评估理论认为人们直接对外界事物进行评估，就产生了情绪和内部生理改变。心理结构理论和行为主义的类似之处在于二者都认为行为是情绪的一部分，不同的是前者认为情绪高于行为。概括来说，情绪是对身体反应的认知解释。他们又被称为是新的 James 理论（James 提出见到狼之后，由于先跑才害怕），或者是周围神经反应理论。

第一节　较早心理学的情绪研究

一、心理过程三分法

西方心理学起步比较晚，只是近代 14 世纪后才有所发展。许多学科都是从哲学中分化出来的，心理学也不例外。因为古代西方哲学主要是以数学为研究对象，倾向于研究自然科学和形而上学。相反印度的佛学和中国的道家思想对于人生真谛的探讨更意义深远。

柏拉图曾试图对心理进行解释，他认为心理现象是灵魂的器官，把灵魂分为理性、意志和情感。亚里士多德是西方心理学史上第一个对心理现象做出全面系统阐述的人，他的专著《论灵魂》成了第一部论述心理现象的书。亚里士多德认为人的灵魂有两大功能：认知功能和运动功能，包括欲望、意志和情感等。亚里士多德认为人之所以为人、不同于动物的地方在于善良的意志。人的高尚和卑鄙的差别在于十分追求善和拥有善良。

赫尔巴特运用力学引力和斥力的概念来说明观念间相互吸引和相互排斥的关系。他对不相冲突的观念之间的结合用"融合"和"复合"两种情况作解释，而对相冲突的两种观念，他认为如其中一种占优势，则另一种会受到抑制，降入无意识状态。在无意识与意识之间有一道界限，他称之为"意识阈"，这是对无意识概念最早的直接阐述。他还认为，任何观念要进入意识阈，都必须与意识中原有的观念整体相和谐，否则就会被排斥。这个观念的整体，他称之为"统觉团"。以上观点对弗洛伊德的无意识学说产生了重大影响。

物理学中的"场论"是格式塔学说借鉴的又一重要思想。19世纪末至20世纪初，随着"电磁场"理论的问世，物理学逐步抛弃了机械论，接受了"场"的观念。"场"不是单个分子相互作用力的简单相加，而是呈现整体性特征。物质的运动受整体结构的制约，这是"场"理论给人们的最大启发。格式塔理论接受了"场"的概念和整体性原则，他们直接套用了"场"的概念，提出了所谓"行为场""环境场""心理场""心理物理场"等，他们用整体分析方法对心理现象的整体性的揭示是其理论的精华。

提顿斯把心理现象区分为理解、感情和意志3类，确立了近代对心理过程的三分法。这种分类法经康德的发挥而对后世产生了广泛的影响，从此，心理现象的三分法取代了亚里士多德的二分法。

二、实验心理学

1879年，冯特在德国莱比锡大学建立了第一个心理学实验室，标志着科学心理学的诞生，使心理学从哲学中脱离出来。但冯特并不主张心理学与哲学彻底分离，他认为所有科学都源于哲学，哲学是心理学的基础之一。冯特最主要的历史功绩就是将生理学和心理物理学的一套实验方法引进了心理学，但他也不排斥传统的内省法，他认为个人的直接经验只能为自己所察觉，只有通过个人对自己的自我观察才能接近直接经验。因此，冯特主张将实验法和内省法结合起来，以实验条件控制内省，即在实验控制条件下观察自己的心理过程，以消除主观内省所带来的消极后果。冯特认为，最基本的心理元素有两个，即感觉和情感。感觉与外部世界相联系，它代表着意识经验的客观方面。不同感觉的复合构成知觉和观念。情感代表意识经验的主观方面，情感不与外部世界直接联系，而仅仅是感觉的伴随物。

冯特认为，意志不是一种独立的心理过程，意志与情感有密切联系，在本质上意志具有情感性质，情感是意志的动因和决定因素。但意志中还包含感觉（认识）成分，所以它是由情感和感觉（认识）复合而成的。

铁钦纳在牛津大学学习哲学期间对新兴的冯特心理学发生了浓厚的兴趣，为此专程前往德国莱比锡大学求师于冯特，并成为冯特的忠实信徒。他学成后先回到英国牛津大学，后又转赴美国康奈尔大学主持心理学实验室，并培养了大批心理学人才，形成了以他为核心的构造主义心理学学派。1898年铁钦纳发表了《构造心理学的公设》一文，标志着构造主义心理学的正式形成。铁钦纳的构造主义体系继承了冯特内容心理学的主要理论和方法，可以将冯特看作是构造主义的先驱。但不仅"构造主义"一词是由铁钦纳首先提出来的，而且他在许多方面发展了冯特的思想，因此在心理学史上一般都将他作为构造主义的创始人。

铁钦纳着力于心理元素的分析，他在冯特的"感觉""情感"两种元素之间又加了第3种元素，即"意象"。他认为意象也是意识的基本元素，可以在想象或实际不存在的经验中找到。由此可知，他所说的意象相当于现代心理学的"表象"。

关于心理元素如何结合的问题，铁钦纳认为冯特的"统觉"概念并无实际用处，只有"联想"在其中起作用。他非常欣赏休谟"联想对心理学的作用就如同引力对物理学的作用一样"的观点，他认为通过联想，首先是把两个同类元素结合在一起，然后把两个以上的同类元素结合在一起，最后再把不同类型的心理元素乃至心理过程结合在一起，这样就构成了整体的意识经验。

三、情绪类型的体液说

被尊为西方医学之父的希波克拉底在解释一些病理时涉及了心身关系等心

理学问题，并提出了脑是心理器官的科学预见。他还将恩培多克勒的人体含四根说发展为人体含四液说，认为人体内有黏液（生于脑）、黄胆汁（生于肝）、黑胆汁（生于胃）、血液（生于心脏），4种体液比例协调人体就健康，比例失调人体就会感到痛苦或生病。

公元2世纪古罗马医生加伦（另译盖伦）继承并发展了希波克利特的体液说，并把它与气质联系起来。根据4种体液中占优势的体液，加伦将人的气质划分出4种类型：多血质（血液占优势）、黏液质（黏液占优势）、胆汁质（黄胆汁占优势）和抑郁质（黑胆汁占优势），并对4种气质类型的心理行为特点做出了具体描述。该学说虽缺乏实证依据，但它对4种气质类型的心理和行为特点的概括是建立在长期的临床观察基础上的，还是比较全面和准确的，因而被后人一直沿用。

四、机能主义心理学关于情绪的观点

19世纪后期，美国仍然是一个开拓中的国家，以移民为主体的国民们都要在这个新国度中谋求生存，这就需要人们充分发挥个人的能力来适应环境以求发展，从而形成了讲究实际、重视实效、鼓励个人奋斗、勇于探险、勇于拼搏、勇于创新的所谓"美国精神"，这种精神同样也会反映到心理学领域。因此，虽然当时实验心理学的主流是冯特、铁钦纳式的纯理论心理学，但它不能适应美国人的口味。心理学也要为人们的现实生活和生存服务，在这种时代精神之中，机能主义心理学也就应运而生了。

詹姆士生于美国一个富豪之家，从小受到良好教育，多才多艺，先后学习过美术、化学、生理学、医学、动物学，又师从过赫尔姆霍斯学习哲学和心理学，之后专攻心理学和哲学。他是第一个在美国开设新心理学课程的人，并于1875年建立了世界上第一个心理学教学演示实验室，1890年出版了他的心理学代表作《心理学家原理》。该书内容新颖翔实，文笔流畅优美，引起很大反响，并一直为后人所称道。之后他又专心哲学研究，与皮尔士、杜威一起成为实用主义哲学的创始人。

詹姆士认为，心理学的研究方法主要有 3 种：其一是内省法，他认为这是心理学最基本的方法；其二是实验法，詹姆士对实验法的态度是矛盾的，一方面他高度评价实验法及在德国兴起的实验心理学，但另一方面他又对当时实验方法的发展持不满、轻视态度，并表示自己讨厌实验工作；其三是比较法，詹姆士把比较法正式列入心理学的研究方法之中，并认为比较法可以弥补内省法和实验法的不足。

按常识的观点，人的情绪反应先于身体上的生理反应，如由于"羞愧"（情绪反应）而引起"脸红"（生理反应）。但是，詹姆士从他对情绪的定义出发提出了截然相反的结论。他认为，情绪不是别的，不过是对身体状况的感知。因此应先有身体反应而后才能有情绪反应。按照他的说法，人因脸红而羞愧、因战栗而恐惧、因哭而悲伤。与詹姆士同时得出这一观点的还有丹麦生理学家兰格，故后人将这一理论称为"詹姆士—兰格情绪学说"。这一理论强调了情绪与身体反应之间的关系，有一定的合理性，并引起后人极大的研究兴趣。但一些实验表明它与实际情况相悖，这是因为它忽视了中枢神经在情绪反应中的作用，因而得出了片面的结论。

五、行为主义心理学关于情绪的观点

行为主义心理学是特定时代的产物，华生充当了时代精神的代言人，行为主义心理学也在特定时代精神的历史背景下完成了心理学史上的一次"范式"革命，并对心理学的发展进程产生了重大影响。

华生认为，人有恐惧、愤怒、亲爱 3 种原始情绪。华生声明他在用这几个名词时非常犹豫，唯恐人们从主观意识方面去理解。他希望人们把这些名词看作除了可以用情境和反应的术语加以说明的内容外，不要再包含其他任何东西。他说他情愿把它们叫作 X、Y、Z 反应状态。华生曾不太人道地用一个不到一周岁的婴儿做形成条件恐惧反应的实验。华生和他的助手将一个白鼠放在婴儿面前，开始婴儿并不害怕，而且用手去抓，但在婴儿每次抓白鼠时就在婴儿背后猛击钢管，以惊吓他，结果数次重复后，婴儿一见白鼠后就出现大哭、躲避等恐惧反应。而且这种条件恐惧还表现出泛化现象，即婴儿见到与白鼠相似的刺激物如小白兔、毛皮外衣等物时同样可以产生恐惧反应。

尽管行为主义心理学统治美国心理学界并盛行于世界心理学界长达半个世纪，并且，直到 20 世纪 50 年代还有人声称，在美国心理学界若有人论述意识、思维、意志等问题，会冒着被挤出本行业的风险。因为这些术语被认为是主观的、神秘的、唯心的，同时也是早已过时的概念，但是，行为主义心理学从其诞生的那一天起，就存在着严重的缺陷。它严格的机械论立场使它在许多理论问题上都陷入了片面化和极端化。其一是过分强调行为作为心理学对象的合理性而完全抹杀了意识的合法性，它驱走了"机器里的幽灵"（意识），而将心理现象仅仅还原为肌肉、腺体的活动，被后人讥讽为"肌肉抽动心理学"。还有人讥讽到"心理学在达尔文那里失去了灵魂，又在华生那里失去了思想"，其实不如说：人类在达尔文那里失去了灵魂，而在华生那里失去了思想。其二是它过分夸大了环境的影响而完全抹杀了遗传和本能的作用，陷入了极端的环境决定论。其三是它将人和动物都等同于机器，不仅抹杀了人与动物的本质区别，而且还抹杀了生物有机体与无机物的本质区别。庸俗的机械唯物论立场使行为主义心理学完全无视生物有机体的目的性、能动性，特别是人类巨大的创造性。

第二节　精神分析和人本主义心理学关于情绪的研究

一、弗洛伊德的情绪理论

（一）本能论

西格蒙德·弗洛伊德是个极端的生物决定论者，他把本能看作是人的一切行为的最终决定力量。

在本能论中，弗洛伊德论述最多的是性本能，其全部理论都是围绕性本能而展开的。他对性概念的理解要比一般理解广泛得多，故被称为"泛性论"。一般观点是性行为只是动物生殖的手段，是与性器官及生殖目的密不可分的。但弗洛伊德指出这种结论过于偏颇和草率。"我们有太多的理由相信这种想法与事实相距甚远"，他列举接吻、抚摸、口交、同性恋、恋物癖、恋童癖、恋兽癖等现象来说明性是可以与生殖目的相分离的，甚至可以与性器官相分离。但所有与性有关的行为都有一个共同点，就是从中可以获得生理快感，由此弗洛伊德推论，一切快感都直接或间接地与性有关，性的后面有一种力量，驱使着人们寻求快感，他把这种潜在力量称为"利比多"（libido 的音译，意译为"心理性欲"）。弗洛伊德认为儿童也有性欲，"利比多"是贯穿人的一生的，并且在不同年龄阶段表现在不同的"性感区"，据此他将"利比多"划分为口唇期、肛门期、生殖器期、潜伏期、生殖期不同发展阶段。

（二）"三我"人格结构论

弗洛伊德认为，在每个人的头脑中都存在着分别由本能、现实及道德良心所导致的 3 种心理力量，即"本我""自我"和"超我"。它们也是构成人格的 3 种基本成分，人格便是这 3 种因素的对立统一体。

"本我"（id，音译为"伊底"或"伊特"）即本能欲望，来源于先天遗传，它遵循"快乐原则"，不顾一切地要求自身的满足。但由于它不符合社会道德观念因而被压抑在潜意识层中。

"自我"是现实化了的本我，形成于后天的训练，它遵循"现实原则"，既要根据现实条件来满足一部分本能欲望，又要控制本能欲望超越现实而自由泛滥。它处于意识层中，是本我的基层控制力量。

"超我"是道德化了的自我，是个体内化社会文化准则而形成的道德观念和良心。它遵循"理想原则"，是个体根据内心道德理想而控制自身行为的愿望。它是本我的最高控制力量。如果个体的行为违背了自己的道德良心，便会引起内心的自责、内疚、羞愧甚至产生罪恶感，这便是超我对自我的惩罚，不过，自我也有一套保护自己的手段，即"自我防御机制"，它通过合理化、投射、升华等手段来抑制内疚和自责等来自超我的惩罚。

（三）焦虑情绪

焦虑与自我防御机制

焦虑是弗洛伊德理论的重要概念之一，他认为焦虑是内心冲突引起的结果。焦虑有其积极意义，它提醒人们存在着内存的或外在的冲突或危险，使人去想办法解决或回避。但如果问题长期得不到解决，焦虑就会积累起来，最终把人压垮，叫作"人格崩溃"。

为了减轻焦虑并防止人格崩溃，个体的内心世界会派生出一些自我保护或称心理防卫措施，统称"自我防御机制"，它带有自欺欺人的性质，但个体又意识不到，故可以起到缓解内心冲突、减轻焦虑、消除消极情绪的作用。常见的自我防御机制有压抑、合理化、投射、否认、反向、自居、代偿等。

压抑作用：将本能欲望及痛苦经验压抑到潜意识中，这是最基本的自我防御机制。

合理化作用：又称"文饰作用"，即给自己的行为找一个"自圆其说"的理由，做出"合情合理"的解释，以自我安慰。又分为"酸葡萄机制"和"甜柠檬机制"。

否认作用：否认失败或缺点以抵制自卑和痛苦，如否认亲人去世的现实，否认自己的不良动机等。

自居作用：又称"认同作用"，将别人具有的优点看作是自己也有的，以此提高自我概念。有两种形式：一是以"模仿"的方式形成自居；二是以"牵连"的方式形成自居。

投射作用：将自己的失败、缺点或不良动机看作是人人都有的东西，从而抵消良心的谴责，"以小人之心度君子之腹"。

反向作用：为掩盖自身缺点或不良动机，刻意向相反的方向表现自己，"过分清高就是自卑"。

代偿作用：又称"升华"，即将压抑的本能冲动转化为献身社会事业的动力。可以使本能欲望通过社会赞赏的、高尚的方式得到间接的满足，这是自我防御机制中唯一积极的防御方式。

弗洛伊德曾对一些著名艺术家及科学家进行分析，认为他们的成就都与本能欲望的升华有关，并认为这也是人类积极从事科学文化事业的根本动力。由此，他将泛性论扩展到社会各个领域之中。

二、荣格的情结理论

荣格对被试反应时过长的现象进行了深究研究，他认为，在人的潜意识中一定存在着与个人的情感、记忆、思维相关的各种情结，任何触及这些情结的字词都会引起反应时过长。因此，通过字词联想可以发现一个人潜意识中的情结，而通过情结又可以找到心理疾病的根源。

荣格将弗洛伊德提出的"情结"概念发展为一套系统的理论。首先，情结是一些相互联系的潜意识内容的群集，是整体人格结构中独立存在着的一个小结构。情结是自主的，具有自己的内驱力。由于它与自我分离，所以才以疾病形式（或梦境）表现出来。其次，情结带有强烈的情绪情感色彩。它虽然属于潜意识，但对人的意识和行为具有很大的影响力，它使一个人的心灵被某种心理问题强烈地占据了，使他的思想和行为都围绕解决该心理问题而展开，但他本人却没有意识到。最后，人人都有情结，只是在内容、数量、强度和来源等方面各不相同，如自卑情结、金钱情结、性情结等。情结的来源主要是童年时期的心理创伤以及和本性不相容的道德冲突，此外，集体潜意识也是个体情结的重要来源。心理治疗的目的就是帮助病人解开情结，使之从情结的束缚中解脱出来。不过，情结也并非只有消极作用，有时它也是灵感和创造力的源泉。荣格的情结理论使情结概念被后人普遍接受，成为当代心理学公认的基本概念。

三、阿德勒的自卑情结

阿德勒反对将性本能视为行为的根本动力，他首先用精神分析方法分析自己的成长经历，发现自己半生奋斗的动力并不是来自性本能，而是从小形成的自卑感。他发现自卑感在人群中是非常普遍的现象，从而总结出以自卑感及其补偿为核心的精神分析理论。

最初，阿德勒认为自卑感来源于器官缺陷（包括残疾以及身材、相貌上的缺陷），并根据器官缺陷所导致的生理补偿现象，引出了"心理补偿"和"补偿自卑"的概念。后来他发现几乎人人都有轻重不同的自卑感，为此他又重新解释了自卑感的来源，认为人们在儿童时代所体验的弱小无能感是自卑感的普遍来源，儿童处处不如成人，必须依赖成人，深感自己渺小无能，因而积极学习和锻炼，并常常模仿成人，以图克服自卑。

阿德勒认为有自卑感并不是坏事，它可以使人产生克服自卑、追求优越和完美的愿望并为之而积极努力，这便是自卑感的补偿，这是人们一生奋斗的根本动力。一个人如果能够有效地补偿自卑，便可以使自己的心理及人格健全发展；如果补偿失败，则会使人丧失信心和勇气，意志消沉、沮丧、压抑，甚至自暴自弃，形成"自卑情结"，严重者会导致心理障碍或神经症。但是，他认为自卑感的过度补偿还会导致"优越情结"，即过分追求优越而不顾他人和社会的需要，表现为傲慢、自负、轻视或支配他人，从而走向另一个极端。

四、安娜·弗洛伊德的"自我"理论

安娜·弗洛伊德是弗洛伊德的小女儿，其父有意使之成为精神分析的传人。她很早就参加维也纳精神分析学会，后任该学会主席。同时她长期从事精神分析的医疗实践活动，最终成为一位著名的儿童精神分析专家。安娜接受了其父"三我"人格结构理论，但她否认本我对人格的绝对支配地位，更看重自我的作用，从而把人格结构的核心从"本我"转移到了"自我"。她认为，本我和超我都是不能直接观察到的，人们能够观察的只是自我，她提到"我们观察的适当领域总是自我，可以说自我是一个媒介，我们试图通过它来了解其他两种结构的情况"。此外，她还把分析自我作为解决所有精神问题的起点和关键。

第三节 人本主义心理学的情绪理论

20世纪五六十年代，人本主义心理学高举反行为主义和精神分析的大旗，

以心理学"第三势力"的名义在美国登上了心理学历史舞台，成为当代颇有影响的心理学思潮。属于这一学派的心理学家很多，而且没有一个明确的创始人，但其中影响最大并被公认的领袖人物是马斯洛和罗杰斯。

所谓"人本主义"，就是以"人"为"本"，它关注整体的人、个体的人、现实的人，关注人的本性、人的生存、人的价值和尊严、人生目的等问题。由此可看出，人本主义在西方文化中具有悠久的历史渊源，它是文艺复兴运动所形成的人道主义（又称人文主义）思潮在当代社会的一种体现。进入20世纪以后，西方社会尤其是美国，一方面是物质文明高度发达，人们的物质生活水平飞速提高；另一方面由于传统的宗教信仰以及道德观、价值观的丧失，物欲的膨胀，加之两次世界大战给人们心理上带来的阴影，使得人们精神生活日益空虚，深深陷入一种无价值感和无意义感的精神危机之中。

一、马斯洛及其主要理论

亚伯拉罕·马斯洛，美国人，早年学习法律，后因缺乏兴趣改学心理学。最早接触的是铁钦纳的构造主义心理学，但很快就对其元素方法产生厌倦，从而转向华生的行为主义心理学。但他的第一个孩子出生后，他用行为主义心理学方法教育这个孩子，结果因孩子愚笨而毫无成效，这使他对行为主义心理学理论大失所望。之后，他又学习了霍妮、弗洛姆的精神分析理论以及惠特海默的格式塔学说，这些理论对他产生了深刻的影响，促成他抛弃行为主义心理学立场，并形成了一种整体性和动力性的心理观。

到20世纪40年代末，马斯洛已成为颇有才能的实验心理学家，并开始以健康人为方向，研究自我实现等问题，初步形成了他的人本主义心理学思想，发表了一些"不合正统"的思想观点。50年代初，他开始和那些有类似观点的心理学家进行联络，几年后便联系到了120多人，他们开始商量创办一个属于自己阵地的杂志，杂志的名称也是临时商量确定的，这就是1961年正式出版的《人本主义心理学杂志》。1963年，他们又成立了"美国人本主义心理学家学会"。杂志的出版和学会的成立，标志着人本主义心理学正式诞生。在此期间，马斯洛一直是最重要的组织者。为此，1967 年马斯洛被推举为美国心理学会的主席，这也标志着人本主义心理学被美国正统心理学界所接受。

需要层次理论

马斯洛认为，动机的基础是需要，需要的性质和强度决定着动机的性质和强度，但需要与动机又不是简单的对应关系，人的需要是多种多样的，但只有少数能成为行为的动机。

马斯洛把人的需要按是否受本能支配而分为基本需要与成长性需要两大类，又按发展顺序和等级分为若干层次。早期，他分了 5 个基本层次，由低到高依次是生理需要、安全需要、爱和归属的需要、尊重的需要、自我实现的需要。后来，他又补充了认知的需要和审美的需要这两个层次。

马斯洛认为这些需要层次之间存在着以下关系：其一，越是低级的需要就越基本，越不可缺少；其二，低一层需要基本满足后，便会降低对人的影响力，使人转而追求高一层的需要；其三，如果某一层需要长期得不到满足，便会使人长期停留在该层需要的追求之中，该层需要就成为个体的优势需要；其四，个体在追求较高层次的需要中，如果受到过重或过多的挫折的话，还会使个体返回到较低层次的需要中来，以低级需要的满足来安慰自己；其五，只有前几层需要都大体满足之后，个体才能够形成自我实现的需要，这种需要是永无止境的。

在马斯洛的理论中，高峰体验是一个重要的概念。高峰体验是一种发自内心深处的、身心融合的、短暂而强烈的积极情绪体验。它的具体表现方式因人而异，但凡是产生过这种体验的人都声称："在这类体验中感到自己窥见了终极真理、事物的本质和生活的奥秘，仿佛遮掩知识的帷幕一下给拉开了……像突然步入了天堂，实现了奇迹，达到了尽善尽美。"（马斯洛）这种体验不是经常出现的一般性感受，而是在自己生活中最幸福时刻迸发出的一种短暂的极乐感受。"这些美好的瞬间体验来自爱情，和异性的结合，来自审美的感受，来自创造冲动和创造激情，来自意义重大的领悟和发现，来自女性自然分娩和对孩子的慈爱，来自与大自然的交融……"（马斯洛）这种感受并不是宗教迷信的结果，而是正常人都可以产生的，但越是人格健全的人越容易产生这类体验，达到自我实现的人最容易形成高峰体验。

二、罗杰斯及其主要理论

卡尔·罗杰斯，美国人，早年在农学院读书，期间曾随美国基督教青年会社团来中国参加"世界基督教同盟大会"，毕业后因结识了华生、阿德勒等心理学家而对心理学发生兴趣，转攻心理学并获得博士学位。曾先后在多所大学任心理学教授并在研究所作研究员，主要从事心理咨询和心理治疗工作。罗杰斯是美国应用心理学会的创始人之一，并曾任该学会主席，1946年任美国心理学会主席，1956年荣获美国心理学会首次颁发的杰出科学贡献奖。罗杰斯一生著述甚丰。

自我理论

罗杰斯的人格理论是以"自我概念"为核心的，他认为，自我概念是一个人整个人格的缩影，也是人格发展和变化的基础。

他认为，一个人的自我概念首先是来自他人的"关注"，特别是儿童时父母的关注。父母对儿童一贯持喜爱、认可、尊重、关怀等"积极关注"，可使儿童形成积极的自我概念；反之，若父母过多给予儿童批评、责备、忽视、冷漠等"消极关注"，则会使儿童形成消极的自我概念。儿童在"他人关注"的基础上逐渐发展出"自我关注"（自我意识），形成自己对自己的评价，从而使自我概念进一步发展。

自我概念并不一定符合个人的真实面目，有可能掺入了虚假的成分。如果一个人的自我概念与其真实情况差距过大，就会导致自我概念与自我行为体验不一致，罗杰斯称之为"自我不协调的人"，这类人会经常出现内心混乱状态以及焦虑情绪。而自我防御机制则是抵制那些与自我概念不一致的自我体验，从而保持自我的同一性。如果自我防御机制不能有效抵制内心的不协调，便会导致心理异常。因此，"自我协调"是保持人格健康的关键。

人除了自我概念之外，还有一个"理想自我"。自我概念与理想自我总会保持一定的差距，这样人为消除这种差距就会不断努力提高和完善自己，即努力趋近自己的理想自我，这便是自我实现的倾向，这种倾向是人格发展的根本的动力。

不过自我概念与理想自我之间的距离应该适度，过大或过小都不利于人格的发展。自我协调的人能够处理好两者之间的关系，则理想自我能充分发挥它的动力作用；而自我不协调的人，则难以处理好两者之间的关系，从而导致适应不良。

理论界对罗杰斯理论通常持以下批评意见：其一，过分强调了个人的力量，忽视了社会对个人的制约作用，走入完全的非决定论立场；其二，仅从"自我"一个角度探讨人格问题，忽视了其他心理因素，有简单化倾向；其三，研究方法主要依靠初试的口头报告，不够客观。

第三节 认知心理学关于情绪的研究

一、认知心理学

认知心理学（cognitive psychology）是西方现代心理学的一种新思潮，它开始于 20 世纪 50 年代，60 年代正式形成，70 年代成为美国和西方心理学的主流，现在几乎遍及世界各国。1956 年，一大批心理学家发表了关于注意、记忆、语言等文章，是认知心理学产生的一年。1956 年在麻省理工学院召开的第一次认知心理学研讨会对美国心理学产生了重大影响。1967 年奈瑟出版《认知心理学》一书，这是第一本以认知心理学命名的书，标志着认知心理学自成一体，并立足于心理学界。作为一种新的心理学思潮，它和其他流行的心理学思潮是不同的：与行为主义的不同体现在，它反对行为主义只是研究可观察的外部行为，强调研究人的内心认知结构；与精神分析的不同反映在它认为精神分析过分关注潜意识，强调意识的主导地位；与人本主义的不同，反映在它认为人本主义只是关注个人成长和人际关系，强调应以认知过程为研究对象。

认知心理学是运用信息加工的观点来研究认知活动，其研究内容包括感知觉、注意、表象、学习记忆、思维和言语等心理过程。格拉斯（Glass，A. L.）在《认知》一书中提出："我们的心理过程组成一个复杂的系统，其中综合的功能是认知。研究人类认知的心理学就是认知心理学。从根本上来说，认知心理学就是研究知识的获得和使用知识的过程。因此，认知心理学也叫信息加工心理学。"认知心理学的特点就在于它主张认知活动本身的结构和过程，并且把这些心理过程看作信息加工的过程。认知心理学是阐述智力的本质和过程的，是关于智力的理论。因此某种程度上，它和情绪心理学是相反的，后者是研究情商的。认知心理学的一个重要特点就是把人看成类似计算机的信息加工系统，该系统把所处理的信息都看成符号信息，所有的语言文字等都看成符号的结构，因而这个系统就是信号信息加工系统。因此，许多人就用计算机程序和语言来模拟人的认知过程。

传统的心理学将心理过程分为认知和情绪两个独立的过程。但是近年来研究发现，认知过程和情绪过程不但彼此交互作用，而且它们的神经机制还互相整合，共同构成了行为活动的基础。首先，情绪会影响认知过程，比如情绪会影响我们的行为业绩，情绪能够提供物体的好坏价值判断的具体信息，并通过这种方式的情绪体验来支配人的态度和思维。近年来的研究还表明情绪对认知的影响还可以从非理性的层面上起作用，比如心境一致性效应表明情绪不仅影响记忆编码，还可以影响回忆。大量实验表明，情绪可以影响知觉、注意、执行控制和决策等。最近研究还发现负性情绪比正性情绪更能有效地捕捉注意。另外，经济行为学研究发现人们讨厌不确定性，当人们处理不确定的情境时，这个决策过程既涉及情绪，也涉及推理。

二、情绪的认知理论

阿诺德（Arnold）认为情绪是对趋向知觉为有益的、离开知觉为有害的东西的一种体验倾向。这种体验倾向为一种相应的接近或回避的生理变化模式所伴随。阿诺德的观点概述为情绪的评定－兴奋学说。该学说认为，刺激情景并不直接决定情绪的性质。从刺激出现到情绪的产生要经过对刺激的评价。情绪的产生是刺激情景——评估——情绪。同样的刺激情境，由于对它的评估不同，产生的情绪反应不同。评估的过程是根据个体的需要来完成的，如果个体认为是有益的，就会引起肯定的情绪体验，并企图接近刺激物；如果是有害的，就会产生否定的情绪体验，并企图躲避刺激物。阿诺德认为情绪的产生是由大脑皮层和皮层下组织协同完成的，大脑皮层是情绪行为的最主要部分。他认为情绪产生的过程是情绪刺激物通过神经感受器，上传到大脑，在大脑皮层得到评估，形成一种特殊的态度（比如愤怒或恐惧等），这种态度从皮层下传到躯体产生相应的感觉。这种从外周来的信息，在大脑中被评估，使纯粹的认知经验转换为感受到的情绪，成为"评定－兴奋学说"。

沙赫特（Schachter）和辛格（Singer）提出了情绪归因理论（attribution theory of emotion）。该理论认为情绪产生于两个主要因素：认知因素和生理唤醒。因此该理论也可以被称为情绪的二因素理论。认知因素又包括对生理唤醒的认知解释和对环境刺激的认识，因此又称为三因素理论：生理唤醒、对环境刺激的认识和对生理唤醒的认识。

拉扎勒斯（Lazarus）的评价理论。他认为情绪是来自正在进行的环境中好的或不好的信息的生理心理反应的组织，它还依赖于短时的或持续的评价。这定义标志着情绪对人的需要和态度的关系。他认为情绪是人和环境相互作用的产物，在情绪活动中，人不仅接受环境中的刺激事件对自己的影响，同时要调节自己对刺激的反应。在情绪活动中，人不停地评价刺激事件与自身的关系，具体来讲，有初评价、次评价和再评价3个层次的评价。初评价是确定刺激事件和自己的利害关系；次评价是通过接触之后，评价个人是否能够控制该刺激事件；再评价是人对自己的情绪和行为反应的有效性和适应性的评价。根据Lazarus的评价理论，认知评价对情绪体验有着至关重要的作用。他认为每种不同的情绪都是由特定的评价模式引发的。这个评价体系包括两种平行的加工过程：迅速而且自动化的加工和一个十分缓慢的加工推理过程。他认为情绪就是对认知活动的反应，或者说情绪是认知过程中产生的某种意义，而认知过程就是实现这种意义。他认为认知是情绪的充分和必要条件。

西米诺夫（Siminov）的情绪认知——信息理论。西米诺夫认为如果一个有机体因为缺乏信息而不能适当地组织自己，那么神经机制就会使消极情绪开始行动。他认为情绪本身是一种强烈的生理激活的力量，如果这个机制活跃了，那么以前的一切习惯就会受到破坏。

莱杜克斯（Ledoux）理论。该理论认为情绪反应可以被注意前加工或自动化加工所引发。莱杜克斯认为人在处理恐怖事件时存在慢反应和快反应两条独立的通路，而且只有慢通路涉及认知加工过程，因为快通路是我们对危险情景做出快速反应。相反，慢反应通路可以使我们详细评价情境的情绪意义，以最佳方式对情境做出反应。

鲍尔（Power）和戴雷希（Dalgleish）的 SPAARS 系统。他们提出快乐、悲伤、愤怒、厌恶和焦虑 5 种基本情绪。

（顾思梦）

第四章　情绪的发生、发展和分化

一直以来，中西方心理学界在情绪发生、发展和分化的研究上存在不同的取向。在情绪发生发展的研究方面，西方心理学强调对个体情绪生物性、社会性的研究以及生物属性和社会化过程的相互作用，中医学则着重于不同年龄时段情绪的变化以及情绪变化与对应时期的易发疾病的关系与调适。在情绪分化领域，西方情绪理论从物种进化和情绪的适应性出发，把神经系统和脑的进化、骨骼肌肉系统的进化和分化作为情绪进化和分化的基础，中医学则以阴阳五行的生克关系为起点，以藏象理论为中心，重点阐述七情五志的相关内容及其与四时、脏腑相关疾病的关系。

第一节　中医学理论中情绪的来源

中医学理论认为，人体是以五脏为中心的有机整体。心、肝、脾、肺、肾分别主管喜、怒、思、悲、恐5大类情志，因而情绪的产生以五脏为起点。《黄帝内经》云："悲哀忧愁则心动，心动则五脏六腑皆摇也。"《素问·阴阳应象大论》认为情志源自五脏精气的活动，五脏的功能在情志上得以外显。具体说来，肝在志为怒、心在志为喜、脾在志为思、肺在志为忧、肾在志为恐。五脏精气的盛衰及藏泄运动的协调，气血运行的通畅，在情志的产生变化中发挥着基础作用。若五脏精气阴阳出现虚实变化或者阴阳紊乱，气血运行失调，则可出现情志的异常变化。《灵枢·本神》指出"肝气虚则恐，实则怒……心气虚则悲，实则笑不休"。中医学理论一直以来主张情志以心神为中心，由五脏精气所化生，提出了著名的"心主神明"论。

《黄帝内经》云："头者，精明之府。"东汉末年医圣张仲景也提出："头者，身之元首，人神所注。"此后，明清众多医学家认识到情绪与大脑的联系，认为脑是产生意识活动的重要人体器官。李时珍在《本草纲目》里指出："脑为元神之府。"随着现代医学的发展，"脑主神明"论逐渐挑战"心主神明"论的地位，但始终未形成系统化的理论。

近年来，中医学在参考了现代西方情绪理论的基础上，尝试着对"脑主神明"和"心主神明"的理论进行融合，认为情绪是大脑和五脏共同调节产生的。具体过程如下：大脑在情志的产生过程中起到统领作用，外界信息首先通过五官七窍感知后上达于脑，大脑对输入的信息做出整合、分析、评价和判断，再调动五脏之精气产生情志信息，最后在脑的支配下，形成情绪的外显行为，即表情。研究发现，一些调节情绪的肽类物质，如P物质、脑啡肽和内啡肽、血管活性物质以及促肾上腺皮质激素等，通过放射免疫分析和免疫细胞化学分析的方法均可以在脑和胃肠道中发现。许多研究结果已经为中医学认为心脑共同调节、产生情绪的理论提供了事实依据。

中医学情绪来源的理论推演：

心主神明→ 脑主神明 → 心脑共主。

第二节　西方情绪理论中情绪的产生

现代心理学对情绪的研究已有百年历史。在情绪是如何产生这一问题上，有许多学派分别从各自的立场和侧重面建立假设，形成了自己的理论体系。这些理论假设和实际研究在情绪产生方面，试图回答两个主要问题，其一是情绪是如何产生的，其二是情绪为什么会产生。对前者的回答，主要有经典的生理学理论、心理分析理论和认知理论，对后者的回答主要是情绪的功能主义理论。

一、生理学理论

詹姆士·兰格情绪的外周学说认为，情绪是对身体变化的感觉。"身体变化紧随着对激动的事实知觉之后，而且……我们对事实发生时相同变化的感受就是情绪"，即外部刺激所引起的生理（包括自主性内脏系统和躯体骨骼肌肉系统）变化是情绪产生的直接原因。这个观点同常识性的看法是相互冲突的，通常我们认为感受到恐惧所以逃跑，体验到悲伤所以流泪。而詹姆士·兰格理论把因果反向，认为逃跑引起了恐惧，哭泣所以体验到悲伤。我们通常认为事件是情绪产生的原因，而詹姆士的观点则是事件引发的行为才是情绪产生的原因，情绪感受就是对行为的知觉。由此，该理论还推断情绪感受水平受感知觉唤起水平的制约，如酒精会降低人体对紧张性刺激的反应。此后发展出的一些情绪调节理论，如格式塔情绪疗法也是基于此，认为当个体感受到身体更平静的时候，感受到的情绪就会减少。后继的情绪激活理论主要是沿着詹姆士·兰格理论所主导的方向，着重强调生理激活（中枢系统）在情绪产生中的作用。总之，生理学理论认为行为（生理）产生了情绪。

詹姆士·兰格理论：

事件 → 行为 → 情绪。

二、内驱力理论

弗洛伊德的精神分析学说提出，情绪"是一个欲表露的源于本能的心理能量的释放过程"，他将情绪的产生与动机过程联系起来，认为情绪是一种做某事的冲动，内驱力是在此过程中的本源力量。当内在的心理能量得到释放时，人就会产生正性情绪；当内在心理能量受到压抑时，人就会产生负性情绪。内驱力理论强调情绪产生于个体内部成分，诸如饥、渴、性欲望等。

精神分析理论：

内驱力 → 情绪。

三、认知理论

阿诺德的认知——兴奋理论认为，情绪来自对情境的知觉——评价过程。她指出，情绪产生于机体对刺激事件意义的知觉，而刺激事件的意义来自大脑皮层对事件的评估。例如，人在森林里遇到一只熊会产生极大的惊恐；可是如果这只熊出现在动物园里，就不会产生恐惧，反而使人产生兴趣。沙赫特·辛格理论认为行为反应可以决定情绪的唤起，即情绪的强烈程度，但它们无法识别情绪。人们只有根据特定情境所提供的所有信息来具体识别正在经历哪一种情绪，当唤起错误的归因，人们就很可能会混淆一些具有类似唤起的情绪体验。例如一项相关研究让年轻的异性恋男子对泳装特刊上的女性进行吸力评估，同时他们听到了一组随机播放的声音，一些被试被告知这些是随机的声音，另一些被告知这是他们自己心跳声的回放，结果那些认为听到自己心跳的被试倾向于对每张图片给出更高的评估，同时他们的心跳也倾向于增加。很可能，他们认为"哇！我的心跳在加快！多么漂亮，多么令人心动的女人啊"。认知理论强调了认知决定了人们在具体情境下能够产生和识别的情绪类型。

认知理论：

事件 → 情境 → 认知 → 情绪。

四、功能主义理论

功能主义的基本思路来自达尔文的适应原则，代表人物有坎普斯、汤姆金斯、伊扎德等。情绪的功能主义理论认为情绪的产生是人对刺激事件意义关系的反应，其目的是维持或破坏人与外界事物的关系，从而更好地调节和适应其所处的特定环境。情绪产生的核心作用就是使有机体能够适应和生存。我们进化出一种感受情绪的倾向，是因为在过去的世纪中，那些能够体验到情绪的物种成功地实现了生存和繁衍，并成了我们的祖先。

功能主义理论：

适应 → 进化 → 情绪。

五、艾里克森的情绪发展过程

艾里克森提出了一个以自我为核心的人格发展渐成说。他认为人格的形成与发展是由生物、心理、社会的 3 方面因素共同导致的，并且表现为一个分阶段、有顺序、连续着的过程。他将这个过程分成 8 个阶段，每个阶段都有一个主要的发展任务，这个任务解决得好，人格就朝积极健康的方向发展；若解决得不好，人格就向消极的或病态的方向发展。这 8 个阶段分别是：

婴儿期：0～1.5 岁，主要任务是培养信任感，克服焦虑感。

儿童早期：1.5～3 岁，主要任务是发展自主性，克服羞涩和软弱。

学龄前期：3～6 岁，主要任务是发展主动性，克服愧疚感。

学龄初期：6～12 岁，主要任务是发展勤奋性，克服自卑感。

青春期：12～18 岁，主要任务是获得自我同一性，避免同一性混乱。

成年早期：18～25 岁，主要任务是获得亲密感，避免孤独感。

成年中期：25～50 岁，主要任务是获得发展感，避免停滞感。

成年晚期：50 岁以后，主要任务是获得完善感，避免失望感。

艾里克森对精神分析的自我心理学做出了重大贡献。他把自我及人格放在生物、心理及社会 3 者之间的相互作用中，并强调社会环境在自我发展中的作用，从而将弗洛伊德的本能发展理论修正为社会发展理论，这是精神分析学说的重大转折。

第三节　中医情绪的个体发生、发展与调适

中医对身心发展分期的认识上有 3 点需要注意：①心理活动的发展都必须建立在一定的生理发育基础上，就是说心理活动产生于一定的生理物质结构。②人的身心发展是有一定的顺序的，这种顺序变化是连续的，又表现出一定的阶段性。③个体身心发展过程必受环境的影响，这种环境包括政治经济、社会教育等。人的一生有生、长、壮、老、已 5 个阶段。《素问·上古天真论》中以女子七岁、男子八岁为阶段来划分，论述各个年龄阶段的生理、心理的规律以及不同阶段出现的生理变化带来的心理情绪上的变化。《灵枢·天年》不论男女，按年龄分，提出 10 年一个周期，讲述了各周期的身体变化和脏腑变化以及容易出现的疾病和调适要点。《论语·季氏》中提出"君子有三戒：少之时，血气未定，戒之在色；及其壮也，血气方刚，戒之在斗；及其老也，血气既衰，

戒之在得",认为青年时期要注意性的冲动,中年要避免与人争斗,老年要恬淡虚无,强调了不同阶段情绪调适的重点。根据各年龄的特点,分为以下几个时期进行讨论:

一、胎儿时期

中医学认为个体的情绪活动由心神主宰,秉父母精血而成,始于胎儿时期。《灵枢·天年》中提出"以母为基,以父为楯""血气已和,荣卫已通,五脏已成,神气舍心,魂魄毕具,乃成为人",这比现代心理学对个体情绪研究的起点(新生儿时期)更早。中医认为个体在母体内就已经落入了与成人相互作用的情境中,经由感知觉器官逐渐发育产生情绪活动的变化向母亲传达情感性的信息,与母亲建立联结,同时母亲也通过对胎儿情绪信号的回应来感染胎儿。现代医学研究已证实:自受孕10周,胎儿的压觉、触觉等感受器已经发生并开始发挥其功能;20周后,听觉器官发生并有神经分布;至25周,胎儿对音响刺激有充分的反应。中医学认为胎儿的情绪变化主要受到遗传和孕期母亲生活环境、情绪以及饮食营养的影响,因此中医学非常重视胎教的作用。"妊娠三月名始胎,当此之时,未有定仪,见物而化""欲子美好,数视璧玉,端坐清虚,是谓外象而内感也",这说明孕期母亲要有平和的情绪状态、美好的行为和修为,以此来影响和感染胎儿。

二、婴幼儿时期

《寿世保元》以2岁以内为婴儿,3～4岁为孩儿,5～6岁为小儿,基本属于现代医学的新生儿和婴幼儿范畴。

新生儿时期,沟通成人与婴儿交往的媒介仍然是非言语情感性信息。通过成人对婴儿的抚爱和婴儿对情绪的感染使婴儿从被动的生物体成为人类主体。在婴幼儿时期,母婴之间情绪信息的顺利传递,一方面促进了婴儿的身心发展和逐渐成熟,另一方面使婴儿越来越主动地参与人际沟通,从而逐渐实现情绪的社会化,而社会化情绪是儿童应对社会人际关系的重要心理技能。万全《育婴家秘》云："乳母须求不病人，择其体厚和平。"即第一是乳母身体健康，第二是性情平和。在哺乳期间应面带笑容，用手轻轻抚摸、拍打，对婴儿的各种需求敏感，使婴儿既饱食了乳汁，又饱尝了疼爱。

研究显示，基于物种进化的结果，在婴儿时期，个体已经出现许多基本情绪，如兴趣、快乐、痛苦、恐惧、厌恶和愤怒。兴趣和快乐是两种最基本的正性情绪，其相互作用对婴儿的生活有巨大的意义。兴趣是一种情感状态，是婴幼儿好奇心和求知欲的内在来源，指引婴儿对外界环境刺激的反应倾向、探究行为和身体运动，同时通过探索过程获得快乐、信心、自我肯定和自我满足感，这其中蕴含着力量和魄力。王阳明在《训蒙大意》中指出："大抵童子之情，乐嬉游而惮拘检，如草之始萌芽，舒畅之则调达，摧挠之则衰萎。今教童子，必使其趋向鼓舞，心中喜悦，则其进自不能已。"这说明在这段时期，婴儿的兴趣与快乐相互作用支持其智力、能力发展的要妙。

幼儿期情绪的发展主要体现在情绪调节策略的丰富、情绪交往技能的提高以及早期同伴关系的建立。随着经验的增多，幼儿开始能够从不同的角度看待压力来源，并能够独立地通过身体运动或独自游戏的方式来减轻压力和调节不愉快情绪，而此前他们更多地依赖社会支持。在这段时期，幼儿发展出理解辨识自我与他人情绪状态的能力，并且越来越趋向于把情绪的产生因素理解为由自己的愿望和目标所影响。这种根据自己的内部心理状态理解自己的情绪，特别是根据他人的内部状态理解他人的情绪，能够使幼儿与同伴建立更密切、和谐的合作关系，是幼儿建立早期同伴关系即情绪社会性发展的重要基础。

三、青少年时期

在这一时期，个体的各个方面都发生了变化：生理激素水平的变化、学校要求的不同、想拥有第一份工作以及多方面关系的改变。这些变化带来了自我认同的不稳定和很多的压力，使得青少年被大多数人认为是一生中非常混乱的时期，并伴随着狂风暴雨般剧烈的情绪。青春期生理激素水平的变化导致了青少年性的成熟，《黄帝内经》将这一时期称为"天癸至，肾气盛"。男子"精气移泄",女子"月事以时下"。一些早熟的个体必须孤单地面对生理上的巨大转变,使得他们更加容易出现恐惧、羞涩、焦虑、抑郁等负面情绪,出现危险行为,与父母的冲突更多。

四、中老年时期

截至目前,心理学的研究焦点集中在情绪的早期发展上,对成年后的中年和老年人的情绪发展研究较少,散在于个体情绪的持续性、不同性质情绪的强度和显著性以及对情绪的控制研究中。情绪特征在人的一生中趋于一致。在对双胞胎和领养儿童的研究中发现内源性生物性因素,如基因与许多情绪特征有较大的相关。纵向研究也显示童年期的情绪表现能够反映出个体持久的情绪倾向。此外,研究发现,随着年龄的增长,人们更多地关注事件中的情绪体验,拥有更多的复杂情绪体验(同时体验到正性和负性情绪)并报告更少的负性情绪。这些信息意味着随着年龄的增长,人们会尝试增强愉快的情绪体验而弱化不愉快的情绪,这可能和中年以后人对充分利用剩余时间的动机不断增强有关。年长者更倾向于寻找社会生活中的乐趣,而与此同时年轻人正在以压力和不愉快的经历为代价来试图获取和建立更多的将来对他们有用的信息资源。也正是基于此,年长者能够通过多想象和创造一些有助于积极情绪体验产生的情境,保持在不同情境中情绪的平衡来有效地控制自己的情绪,避免不愉快的情绪。《黄帝内经》中"恬淡虚无""志闲而少欲,心安而不惧,形劳而不倦",从节欲、守神、适度活动的角度提倡个体应存心、养性、修身,积极调控情绪,顺应生命的规律,才能"形与神俱,而尽终其天年"。

第四节　现代心理学对情绪发展的研究

现代心理学对情绪发展的研究主要集中在婴幼儿时期,分别从情绪体验的发展、情绪交流的发展、情绪纽带的发展和情绪社会化的发展来揭示个体早年情绪发展的规律。

一、情绪体验的发展

由于针对成年人的情绪测量方法不适用于婴幼儿，因此，研究者对婴幼儿情绪体验的研究主要依靠观察他们的自发行为或对简单情境的反应。人类在出生后的第一个表情就是哭泣，所以许多研究新生儿情绪的学者把哭泣作为研究的焦点。研究发现，在两种情况下新生儿会哭泣，一是当感觉饥饿、想睡觉或不舒服的时候，二是当听到别的新生儿哭泣时。前者用来传达对不愉快的抗议，后者可能是对潜在危险的呼救。哭泣可以为婴儿赢得应有的关怀和更多的注意，也是新生儿与他人交流的唯一途径。哭泣可以及时有效地向周围人，特别是父母传达信息："我不愉快，我不舒服，快来看看是怎么回事；或虽然不知道别人为什么哭，但肯定是发生了对婴儿不好的事情，你们去照顾他的时候也别忘了来看看我！"新生儿最早表现出积极情绪是当他们放松的时候，随着面部肌肉群和视觉的发育，婴儿在3周大的时候出现自主性微笑，在6～8周时发展出社会性的微笑——能够对他人的微笑回报以微笑。微笑和大笑仿佛对照顾者提供了一个信息："这样很好，就这样，继续。"我们猜测，人类之所以最先发展哭和笑两种情绪，是因为婴儿的生存需要他们和照顾者之间发展出信息的交流。这种交流增加了他们的社会交往，为将来认知和社会性的发展提供了土壤。婴儿还有一种与生俱来的对危险情境的恐惧反应、惊跳反射或称为莫罗反射，当下落、听到巨响或有巨大物体朝向自己移动时，婴儿就会双臂伸直，手指张开。在危险情境下，婴儿伸手抓他能够触及的东西，并用力抓住，抓住某些东西可以阻止婴儿下落，抓住成年人意味着自己将会在其帮助下脱离危险。哭泣、微笑、惊跳反射是我们在个体生命早期可以观察到的、有利于其生存的3种情绪表达，但我们无法断言婴幼儿只能体验到这3种情绪，毕竟我们不能进入他们的大脑子去了解他们的感受。婴幼儿的情绪表现比较单一，很可能是受到脸部肌肉运动的限制，而不是情绪体验的缺乏。

二、情绪交流的发展

情绪交流对人类的生存是非常重要的，其中的原因有许多。首先，对他人情绪的知觉能够在很大程度上影响个体自身的情绪，反之亦然；其次在对自我和他人情绪的觉察基础上发展而来的对于情绪经验的分享，让个体能够在自我和他人之间建立联系，能够理解和明白彼此的需要。

婴儿感到舒适和快乐时会微笑，这时父母通常会模仿婴儿，因此婴儿看到了一张微笑的脸，久而久之，他们就把微笑的面部表情与愉快的情绪体验联系在一起。其他一些早期出现的情绪认知也可以用模仿来解释。当婴幼儿习得了这些情绪感受的外在表现后，就能够根据情绪的外在表现来知觉他人的情绪，并以此作为参照调整自己的情绪反应，并在模棱两可的情境下决定自己的行为。在一项叫作视涯的研究中，9 个月大的婴儿就能根据母亲的面部线索决定是否穿过"较深"的"悬崖"：当母亲的表情轻松愉快并不断鼓励时，婴儿就会试着穿过"悬崖"；当母亲的表情惊悚恐怖时，婴儿停留在原地不动。同样的道理，婴儿还会通过观察照顾者与陌生人交往时的愉悦程度来决定自己是否要和这个陌生人接近。

父母总会尽最大的努力去分享婴儿的情绪，通常，母亲能在几秒钟内同步匹配上婴儿的情绪变化，并通过语言或动作来发生应和，例如"哦""恩，这样啊""哦，宝宝尿裤子难受了，不高兴了"。在前语言期，母婴在很长一段时间都通过这种非语言的交流进行经验的分享。当幼儿长到 1.5 ～ 2 岁，他们开始学习说话，他们的语言词汇得到迅速发展，经常能和他人谈论自己的情绪。研究者发现，2 岁左右的儿童能够为实验中的玩偶赋予恰当的情绪词汇，并且能够谈论自己和他人的情绪感受，不仅包括当下的感受，还有过去的和将来希望有的体验。在另一项研究中，研究者发现到 3 岁左右，儿童能够就他人表现出来的不同情绪猜测引发这样情绪的原因，其中超过半数的儿童能够给出与研究者对事件的理解相一致的答案。这说明了在此阶段，大多数儿童已经领会了情绪发生的基本原理。

三、情绪纽带的发展

婴儿与少数固定照看者之间会形成一种特殊的能够提供安全感和亲密感的联结，发展心理学家将这种特殊的联结称为依恋。依恋是婴儿与照看者间的情绪纽带。当彼此分开时，双方会感到悲伤；当重聚时，双方会感到高兴，并伴随有大量的情绪分享。通过一种叫作"陌生人情境"的实验范式，根据婴儿在与母亲分离和重聚时表现出的情绪和行为差异，研究者将依恋分成3种类型，分别是安全型、回避型、焦虑型。每一种类型对应一种特殊的母婴关系模式。安全型婴儿与母亲在一起时能够自由地探索环境，与陌生人友好交往，在感知到危险时能迅速回到母亲身旁寻求保护和安慰。安全型婴儿在与母亲分离时表达强烈的抗议，与母亲重聚时表现出高兴和愉快，并在确定母亲在身边后很快投入到新的探索中。安全型婴儿的母亲表现出良好的可得性和支持性，在婴儿表达出需求时能够及时做出反应并提供帮助。回避型的婴儿仿佛并不在意母亲是否在场，只是不停地探索环境。回避型婴儿的母亲经常忽视婴儿的需求，显得不负责任或粗心大意。焦虑型的婴儿过于关注母亲在哪里这个问题，在与母亲分离时表现出极度的焦虑以至于不能自由地进行探索。当与母亲重聚后，焦虑型婴儿表现出既想与母亲亲近，又在亲近的时候拒绝和反抗母亲的矛盾行为。焦虑型婴儿的母亲常由于主观或客观的因素而不能持续性地对婴儿的需求保持敏感，在婴儿的照顾方面表现出专制和控制的倾向。在后来的研究中，研究发现有一类婴儿无法被归入以上3种类型，与母亲在一起时，他们在身体上表现得渴望接近母亲，但表情上回避母亲，特别是眼神总是偏离母亲的方向，看起来有些不知所措，研究者将这类依恋模式称为矛盾型依恋。

这种被称之为依恋的情绪纽带一旦建立，便具有相当的稳定性。除非个体在后继的生活中经历重大生活事件，依恋的模式一般不会改变。在个体离开原生家庭后，这种情绪联结模式依然能够以原型的形式影响个体与其他人建立亲密关系的模式。

四、情绪表达的社会化

情绪表达的社会化指个体在特定文化下，通过理解和内化文化的要求，使情绪表达符合文化要求的过程。例如，集体主义文化非常强调和睦的关系和情绪表达的限制，而个人主义文化则鼓励情绪的自由表达。因此，受集体主义文化的影响，个体通常是安静、谦恭和顺从的；受个人主义文化影响的个体则表现得更加独立、坚定和自信。又例如大多数男孩被期望在对恐惧和愤怒的情绪控制方面比女孩有更强的能力，而女孩则被鼓励表现出更多的愉快情绪。

情绪表达的社会化开始于家庭生活中儿童与成人的交往互动。在此过程中成年人对儿童情绪表达所表现出的态度和评价成为儿童情绪表达社会化的初始线索。通过与照顾者之间的互动，儿童学习到了特定的文化规则。哪些情绪是被接受的，是被鼓励表现的；哪些情绪是不合时宜的，是被限制表达的。另外，模仿成年人在特定情境下的表情，也成为儿童学习表达和隐藏情绪的重要途径。

第五节　中医情绪的分化与阴阳、五行、脏腑的关系

在我国的古典文献中，情绪的类型分为许多种，但迄今为止没有一个完全统一的说法。《中庸》认为情绪分为"喜、怒、哀、乐"4类;《吕氏春秋·尽数》认为情绪有"喜、怒、忧、恐、哀"5种;《三国志·陈思王植传》中把"喜、怒、哀、乐、怨"定位五情;《左传·昭公二十五年》把情绪分为"好、恶、喜、怒、哀、乐"6类,《白虎道·情性》也持相同观点,并把这6种情绪称为"六情";《礼记·礼运》认为人有7种情绪是天生的,不用后天加以学习便能表现,分别是"喜、怒、哀、惧、爱、恶、欲"。

依据取类比象的原则，中医学认为不同的情绪分属于不同的脏腑，情绪的分化与脏腑的分化相关，情绪的变化反映了脏腑气机和功能的改变。由于各个脏腑分别具有自己的阴阳五行属性，因此不同的情绪之间也存在着相生相克的关系。

《黄帝内经》将情绪分为"喜、怒、哀、思、恐"。《素问·阴阳应象大论》中提出:"人有五脏化五气,以生喜、怒、悲、忧、恐。"《素问·阴阳应象大论》又云:肝"在志为怒",心"在志为喜",脾"在志为思",肺"在志为忧",肾"在志为恐",即喜、怒、忧思、悲、恐惊分别属于心系、肝系、脾系、肺系、肾系。以上是中医学五志的内涵。另外,关于情志,中医学中还存在七情的说法,具体包含喜、怒、忧、思、悲、恐、惊7种情绪。现代研究一般把忧与思合并,恐与惊合并,认为五志实际上涵盖了七情的内容,五和七也只是虚数。

中国传统文化提倡中庸的思想,因此,中医学对情绪情志的评价特别重视其适中性,认为每种情绪究其自身来讲不存在正负性质的区别,是人体的需要和脏腑功能的自然外在表现,每种情绪变化都体现人体对特定的脏腑气机和功能改变的敏感,即《黄帝内经》里描述的"有诸内,必形诸外"。与此同时,情绪体验又可以反作用于脏腑,进而影响其生理过程。但情绪的过度或不及就是脏腑功能失常的反应或可能成为脏腑产生病理变化的原因。

传统中医学的情绪系统中基本情绪的相互关系遵循五行相生相克的原则,怒——喜——思(忧)——悲——恐(惊)依次相生,怒——思(忧)——恐(惊)——喜——悲依次相克,循环往复。中医学提出五行生克的情绪系统,其主要目的是服务临床,为情绪调节以及疾病的治疗提供理论上的支持。

第六节 西方情绪心理学对情绪分化的研究

个体心身发展虽然和生理生长发育密切相关,但远比生理发育复杂,所以学派很多,差异很大。

对情绪进化和分化的研究始于情绪的功能主义理论的奠基人伊扎德,他从适应的角度阐述了情绪分化的必然性,指出基本情绪是从物种进化过程中获得的,其作用是以最直接、最灵敏的方式运作来适应多变的环境,为个体生命赢得生存的机会。伊扎德指出,情绪的分化基于中枢和外周神经系统、骨骼肌肉系统的进化和分化，包括通过骨骼肌随意运动一同实现面部运动模式的分化和基于面部运动模式的皮层反馈机制以及内部体验的产生。根据情绪生理的、表情的和体验的 3 种成分，伊扎德把情绪分为基本情绪与复合情绪。每一种具体情绪的原始形式都在进化中有其发生的渊源，保证有机体对重要事件的发生敏感并为做出反应提供准备。依据是否具备特定的神经基础、面部肌肉运动模式特征以及可区分的主观体验，伊扎德提出人类有 8 ～ 11 种基本情绪：兴趣、惊奇、痛苦、厌恶、愉快、愤怒、恐惧以及悲伤和害羞、轻蔑和自罪感。

这些基本情绪之间相互作用，或与内驱力、认知等因素相互结合，最终构成了情绪系统。这些心理和生理的多因素间的动力结合，赋予现实情绪过程在强度、极性、自由度等维度上独特的属性或品质，并且这些情绪可以相互转化和叠加。例如从强烈系统等级排列角度看，虽然兴趣、惊奇、恐惧这 3 种基本情绪的性质不同，但在神经激活水平上依次增强。在对新异情境的探索中，情绪可以在兴趣和恐惧之间摆动，产生性质不同的趋近和回避行为。

人类种族的进化使个体分化出与动物类似的基本情绪，这些分化了的情绪又在人际社会交往中得到巩固和发展，与认知相结合，逐步脱离其纯自然属性，日益渗入了社会化的功能。许多研究证实，婴儿与成人的相互交往经常地、与日俱增地发生着诸如依恋、情绪感染、移情、表情模仿或情绪觉知等情绪 – 认知活动，表现为包含着情境关系和人际关系，包含着情绪和认知相互作用的情绪品种。例如婴儿与母亲在相互依恋中巩固着原始的愉快与痛苦；早期幼儿失去母爱的焦虑，体验着深刻的悲伤、恐惧和愤怒；较大儿童的羞愧感掩盖着恐惧、痛苦、愤怒。这时期体验的快乐与痛苦、恐惧与愤怒、羞怯与悲伤，与日俱增地表现为包含着情境关系和人际关系的相互作用，成为诸如爱与依恋、羞怯与羞愧、窘迫与负罪感、恐惧与焦虑、愤怒与狂暴等不同程度的社会化情绪。

（顾思梦）

第五章　情绪的生理机制

中医学认为情志（情绪）由体内脏腑气机的变化产生，脏腑生情志，情志调脏腑；同时也强调脑对情志的统帅功能。近年来，中医学围绕"肝调畅情志的中枢神经生物学机制"展开了大量研究，探索了传统中医学和现代西方科学对情绪生理机制理解的融汇点。

西方科学认为生理激活是构成情绪反应不可或缺的部分。美国心理学家詹姆斯开创了情绪生理机制研究的先河，他认为人们的情绪体验来源于机体的外周生理反应，不同的情绪体验（愤怒、恐惧、快乐等）只不过是对不同生理反应模式的认识，提示不同性质的情绪可能伴随着特异性的外周生理活动。坎农对詹姆斯的理论进行了强烈的批判，他的研究表明相似的生理反应存在于不同的情绪中。比如饥饿和寒冷具有相似性的生理反应，但产生的情绪体验不同。卡农的观点进一步丰富了情绪的生理反应及其体验理论。如果情绪在生理反应和反馈中没有差异，那么在不同情绪的构成中又存在哪些不同点呢？本章内容重点从自主神经系统、内分泌系统和中枢脑机制等方面阐述情绪的生理机制。

第一节　中医学关于情志生理机制的观点

一、中医学对情志与脑关系的认识

1. 中医学对脑功能的认识

中医学对脑的认识具有悠久的历史。"思"字是古老的汉字之一，早在《书经·尧典》中就有"钦明文思安安"的字句。许慎《说文解字》在论说"思"的字形时说："从心从囟。"也就是说，"思"字是由"囟"和"心"字组成囟，代表头脑。这表明我们很早就认识到脑位于颅内，由髓汇聚而成，具有与神明相关的功能活动。

《黄帝内经》是中医学的经典典籍，蕴含着"以五脏为中心"的传统的中医学理论体系，主张"心主神明"的论点。对脑功能的认识包括："头者精明之府，头倾视深，则精神将夺也。"（《素问·脉要精微论》）以及"髓海有余，则轻劲多力，自过其度，髓海不足，则脑转耳鸣，胫酸眩冒，目无所见，懈怠安卧。"（《灵枢·海论》）这些阐述体现脑的功能活动与神明和视觉、听觉有关。从《黄帝内经》建立的中医学理论体系看，人体生命的中心是五脏系统，五脏皆与神明相关。其中，心"主神明""为君主之官"（《素问·灵兰秘典论》）。脑与神明相关的认识并未进入到中医藏象学说的核心体系中。晋唐宋元明时期的医家对脑有了新的认知，认识到脑分沟回，主神明等。例如，明·王宏翰《医学原始》云："耳、目、口、鼻聚于首，最显最高，便于接物，耳、目、口、鼻之所以导入，最近于脑，必先以脑受其象而觉之，而寄之，而存之也。"但是中医理论对脑功能的认识并未有实质性的突破。

随着西方脑科学观点的传入和中医学的发展，明清时期对脑的生成过程又有了新的认识，许多医家更加清楚地认识到：人的神志活动是大脑所使，脑为神志活动的重要器官。清代王清任在《黄帝内经》及先贤理论的基础上，通过长期的观察实践，明确提出了人的智慧及记忆等神志功能不在心而在脑。同时还认为，脑的功能正常与否不仅取决于五脏六腑功能健康与否，同时更取决于脑髓的充盈程度。例如，王清任《医林改错》："灵机记性在脑者，因饮食生气血，长肌肉；精汁之清者，化而为髓，由脊骨上行入脑，名曰脑髓。"但是，这种关于脑理论的中西医融合更多地体现在医学理论上，而在临床实践中的融合则较为欠缺。

2. 中医学有关脑与情志关系的理论观点

情志是由机体内外环境变化而引起的复杂反应，涉及心理和生理过程。中医学认为，情志可由体内脏腑气机的变化所产生。《素问·天元纪大论》云："天有五行御五位，以生寒暑燥湿风；人有五脏化五气，以生喜怒思忧恐。"脑位头而象天，是精髓汇集之处，《颅囟经》曰："元神在头曰泥丸，总众神也。"这说明神、魂、魄、意、志虽分属于心、肝、肺、脾、肾五神脏，但脑为元首，统帅五脏之神，可主五脏之神而统五志。

由此可见，脑统帅诸神，还可通过志意对情志进行调节，如《灵枢·本藏》云："志意者，所以御精神，和喜怒者也。"若脑神紊乱，志意失于调摄，就会引起人体情绪失常；由此产生的不良情志刺激，又可进一步加重脑神紊乱，严重影响了脑神功能。如《素问·生气通天论》曰："大怒则形气绝，而血菀于上，使人薄厥。"

二、中医学对情志与五脏关系的认识

中医学主张情志是脏腑功能外化的表现，其与脏腑的关系概括起来即是脏腑生情志，情志调脏腑。

1. 心为情志之主，心舍神主喜

中医学认为，心主血脉，心血充足，血液在不断滋养、濡润全身脏腑组织的同时，也在滋养着神，使人的精神思维敏捷。人的精神意识虽然归属于五脏，但却是在心主神明功能的统领下进行的。神、魂、魄、意、志五神均由心神主宰，由心神化出而统属于心。心神通过统领脏腑，主持血脉，从而调节各脏腑的功能活动以及维持各脏腑之间的平衡，根据内外环境的需要而产生各种情志变化。据此可认为，心为情志之主。

喜因其活泼而常表现于外，属火而归属于心。喜属良性情绪，可使心气舒缓，有益于心主血脉的生理功能，正如《素问·举痛论》云："喜则气和志达，营卫通利。"

2. 肝为情志之本，肝藏魂主怒

中医学认为，肝贮藏血液，调节血量，肝血充沛可藏魂。肝主疏泄，利于心脉和畅，情志正常。因此，肝脏一方面通过木火相生影响到心血的生成，从而影响心主神的功能；另一方面可通过肝的疏泄调畅情志。由此可认为，肝为情志之本。《血证论》曰："木之性主乎疏泄，肝属木，木气冲和调达，不致遏郁，则血脉通畅。"

怒因其忽发忽止颇具木之象，故属木而配属于肝。适当的发怒可使压抑的情绪得到发泄，是肝气得以疏泄的一种途径，对人的身心健康有好处。但总体而言，怒属于不良的刺激，可使气血上逆，阳气升泄。

3. 脾为情志之枢，脾藏意主思

中医学认为，脾藏意就在于脾主运化水谷，化生营气，以营养意。中焦脾胃化生的气血是情志功能活动的物质基础；中焦脾胃的升降斡旋，对情志之气的正常运行是一个重要的保证。因此，脾为情志之枢。

思是其他情志活动的基础，其他情感变化需通过思而产生，这也是脾为情志之枢的一个表现。脾与喜、悲、恐、怒等情志的关系，与脾居中属土、灌溉四脏的特点相应，故思属土归属于脾。

4. 肾为情志之根，肾藏志主恐

中医学认为，肾藏精，其封藏的先天之精和后天之精推动着人体的生长、发育与生殖，是机体生命活动之本。肾精所化生的元气化为脏腑之气，推动着五脏六腑的功能活动。肾精充足，五脏功能旺盛，五脏才能化五气，以生喜怒悲忧恐。肾主骨生髓，脑为髓海。情志活动的中枢在脑，脑主五脏之神而统五志，通过感官接受外界刺激，从而产生喜、怒、忧、思、悲、恐、惊等不同情志的反应。肾中精气的盛衰直接影响着脑的功能。因此，肾为情志之根。

恐，由于其发自于内，且常引起气机下陷而属水主于肾。

5. 肺为情志之节，肺藏魄主忧

中医学认为，肺藏魄在于肺主气，通过影响全身之气的生成，以气养魄。肺主气司呼吸，调节着全身的气机，辅助肝的疏泄以调畅情志。肺气充沛，辅助心血运行，心神才能得到充分滋养，使之神清气旺。因此，肺为情志之节。

悲犹如秋风扫落叶之凄凉，毫无生机，气机内敛，故属金而主于肺。忧因其内向而趋于气机之收敛，亦属金而配属肺。忧常表现为哭泣，各种情绪累积到一定程度的发泄，哭泣后原来的情绪得以舒缓，从而节制了情绪的过度发展，是肺为情志之节的另一表现。

三、现代中医肝调畅情志的中枢神经生物学机制

中医学历来重视心理、社会因素在疾病过程中的作用，中医"情志学说"将心理社会因素致病概括为"七情内伤"，由此而产生的病证称为"情志病证"。古人认为五脏之中以肝为贵。肝主疏泄最早由元·朱丹溪提出，《格致余论·阳有余阴不足论》云："主闭藏者肾也，司疏泄者肝也。"肝主疏泄是指肝属木，喜条达，具有使机体气机通畅的作用。肝主疏泄通过调节气机、血和津液而调畅情志。肝失疏泄所致生理病理改变的发生属于病理性的心理应激反应。因此，情志致病往往首先伤肝，造成肝失疏泄，气机紊乱。肝失疏泄是情志病证的核心病机，贯穿在情志致病过程的始终。

现代医学提出的"心理应激反应"是研究肝主疏泄、调畅情志功能的中枢神经生物学机制的一个很好的切入点。近年来，中医藏象理论研究表明肝的实证、虚证，例如肝郁气滞、肝阳上亢、肝火旺盛、肝胆湿热、肝血虚等证型，都表现出不同程度的神经–内分泌–免疫网络功能紊乱。

国内研究者模拟"肝失疏泄，情志异常"的综合病理变化过程，根据中医理论在组方用药上针对性地采用疏肝、柔肝、平肝以及清肝的综合调治的思想，并通过调肝方药——加味四逆散的治疗效应来反证和揭示肝主疏泄、调畅情志功能的中枢神经生物学机制。研究表明，肝主疏泄之所谓"疏泄"，其中枢神经生物学机制与调节下丘脑–垂体–肾上腺轴有关。具体而言，可能与调节慢性心理应激反应，情志活动异常过程中多种中枢神经递质及其合成酶、激素、神经肽、环核苷酸系统，以及即刻早期基因 c-fos 蛋白表达等的变化有关。该中枢机制表现出多层次、多靶点以及多环节的作用特点，其影响到的中枢脑区涉及下丘脑、海马、杏仁核等。

通过比较调肝、补肾、健脾方药治疗"肝失疏泄"的效果，研究者发现健脾、补肾以及调肝方药对神经内分泌免疫调节网络的调节机制，以及调控中心存在差异。初步的研究结果表明，补肾、健脾方药的作用部位虽然也涉及下丘脑和海马，但主要影响中枢氨基酸的生成与代谢；而调肝方药作用的范围更广，

反映出中医学中"疏泄"与"调补"的思路在生物学机制上的差异。

第二节　情绪与自主神经系统

自主神经系统包括交感神经系统和副交感神经系统。情绪产生的过程往往伴随着自主神经系统的特异性变化。各种生理反应的过程并不是互相独立的。例如，自主神经系统的活动会刺激内分泌激素的释放，促进了中枢及周围神经去甲肾上腺素的分泌，进而调节各种内脏器官的活动等。这些过程会表现为体液（唾液、血液等）中的化学成分的变化，骨骼肌活动的改变，呼吸、肌肉紧张及明显的躯体运动。如何通过生理变化指标更准确地分辨不同情绪，是当代研究者重点考察研究的领域。

一、交感神经系统和副交感神经系统

交感神经系统是一个使器官为积极活动做好准备的神经网络，包含一系列连接到脊髓终端（胸髓和腰髓处）的左右侧神经节，这些神经节由轴突与脊髓相连。交感神经系统的轴突使器官做好"战斗或逃跑"的准备，主要体现在提高呼吸和心跳频率，减少消化活动。尽管不同情境更多地激活某一部分，但由于交感神经节紧密联系，它们通常像一个单一系统那样活动。汗腺、肾上腺、收缩血管的肌肉以及立毛肌只接受交感神经系统的输入，不接受副交感神经系统的输入。

副交感神经系统的作用与交感神经系统相反，主要促进器官生长性以及不紧急的反应。副交感神经系降低心率，增加消化活动，储存能量，以维持正常的生理平衡。虽然两者的活动正好相反，但都持续保持不同程度的激活，并且很多刺激都能同时激活这两个系统。

自主神经系统的活动是不随意的，与情绪过程有密切的联系。当处于情绪状态时，体内由自主神经系统支配的内脏器官和内分泌活动会发生变化。当人受到情绪性刺激时，生理唤醒水平和器官激活的程度也提高。在情绪刺激作用

下，通过自主神经系统的活动，广泛激活有机体各器官和组织，产生明显的、超出常态生理节律的生理反应。在不同情绪活动中，自主神经系统通过有效调节机体内脏器官的活动状态，以适应不断变化着的环境。

二、情绪生理与生化指标的测量

有机体在情绪状态下出现许多生理反应，可以采用多导生理记录仪测量情绪反应时相关生理指标的变化，作为情绪活动的客观指标。常用的情绪生理指标有心率、心率变异性、皮肤导电性、肌电、呼吸率、呼吸变化率、肌电、皮温和血压等。中医中最为重要的诊断指标就是脉搏。

1. 心率

心率指单位时间内心脏跳动的次数。成年男子的平均心率约为 70 次 / 分钟，成年女子平均心率约为 75 次 / 分钟。心率可以通过测量脉搏跳动或直接测量心脏跳动获得。心脏跳动的测量结果是心电图。正常心电图由一系列典型波动组成，有几个偏离值。心率的测量实际是每分钟 R 峰出现的次数。心率指标可以反映机体捕捉到强烈的、新异刺激的表现。心率过快不但存在于不愉快的情绪和威胁事件中，同样也存在于快乐的期待和愉快兴奋的情绪中。研究表明，悲伤的情绪会导致更大的心血管变化。人在感受快乐的情绪时，心率增加但变化不明显；悲伤的情绪状态下，心率显著增加。

2. 心率变异性

心率变异性指逐次心动周期（心脏一次收缩和舒张所需要的时间）的差异波动，可以反映交感 – 副交感神经活动张力及平衡性。心率变异性可以通过心电传感器或血流脉搏传感器（BVP）测得。心率变异性的参数分析主要有时域分析和频域分析。时域分析法的测量值包括平均正常 R-R 峰间期的标准差（SDNN）、相邻 R-R 峰间期差的均方根（RMSSD）。频域分析法则对心电图中 R-R 峰的间隔数据进行分析。R-R 峰间隔通常先通过离散傅里叶变换处理，再使用其结果计算功率谱密度。情绪异常（如焦虑、抑郁）的个体常伴随着自主神经失衡，导致心率变异性降低。

3. 血压

血压指血液在血管中流动时对血管的侧压，一般以主动脉的血压来代表。心室收缩时，主动脉血压上升，收缩的中期到达最高，此时的动脉血压值称为收缩压。正常年轻人在安静状态时的收缩压为 100 ～ 120mmHg。心室舒张时，主动脉压下降，心舒末期动脉血压降至最低值时的血压称为舒张压。正常年轻人在安静状态下的舒张压为 60 ～ 80 mmHg。情绪的变化往往伴随着血压的改变，恐惧和愤怒时收缩压升高，愤怒时舒张压也升高。血压升高并不仅仅是由于不愉快的结果引起，它也会随各种各样的刺激（即使只是假想的）而产生。血压也会在噪音状态下或者面临压力时（如考试之前）升高。

4. 皮肤导电性

皮肤导电性指皮肤上两个选定点之间的电阻值或电流通量。一般认为皮肤电是由汗腺活动引起的，又称汗腺电位。皮肤导电性水平可以显著区分积极和消极的情绪。人们在情绪紧张、恐惧或焦虑的情况下，由于交感神经活动明显增强导致汗腺活动增强，出现皮肤导电性的增强。

5. 肌电

肌电指肌肉运动单位在收缩时所产生的生物电活动。肌电显示了肌肉活动的大小，反映肌肉紧张和放松的程度。情绪活动增强时会引起肌电值升高。通过对肌肉进行放松训练也可起到缓解焦虑等情绪问题的效果。

面部肌电可以反映和分辨情绪。最常用的肌电测量区域是颧骨肌与皱眉肌。皱眉肌活动与消极情绪相关，皱眉动作消失与积极情绪相关。颧骨肌活动大小随着积极情绪刺激而线性上升，即积极情绪刺激下颧骨肌电位升高。

6. 呼吸率

呼吸率指单位时间内的呼吸次数。平静呼吸时，新生儿 60 ～ 70 次 / 分钟，成人 12 ～ 18 次 / 分钟。一般情况下，呼吸是可以随意控制的，但突然的或强烈的刺激可以引起明显的不随意反应，如突然的惊恐会导致呼吸短暂停止；紧张时呼吸会加快，如成人在完成紧张性作业时呼吸变快、变浅而不规则。

7.呼吸变化率

呼吸变化率指呼吸频率或强度的变化，一般用呼吸周期标准差和呼吸幅度标准差来表示。心率的快速变化成分在一定程度上会受到呼吸频率的影响，因为吸气时胸膜腔内压的增加会激活颈动脉窦压力感受器，导致迷走神经反馈性调节心率快速增加，出现所谓的呼吸性窦性心律不齐（respiratory sinus arrhythmia，RSA）。通过比较不同情绪发生时的心肺活动模式的相关性，可以考察受副交感神经系统（迷走神经）调节的心率变异性的高频成分是受到呼吸性窦性心律不齐的影响，还是中枢的控制。

8.皮温

当交感神经兴奋时，皮下血管的平滑肌收缩，局部血流量较少，皮温会下降；当交感神经兴奋降低时，皮下血管平滑肌松弛，局部血流量增加，皮温会升高。因此，皮肤温度高低能反映情绪的变化。

三、情绪的自主反应模式

詹姆斯·兰格理论主张，情绪体验是由刺激引起的外周生理变化和行为反应所决定。正因为我们的情绪体验是对外周反馈进行直接"感知"的结果，所以不同的情绪伴随骨骼肌和生理变化的独特模式。研究者们已发现情绪之间存在某些可靠的自主神经差异，至少某些情绪的自主神经反应是特异的。但是已经获得的实验结果还远远不能确定最后的特异性情绪自主神经反应模式。

美国心理学家Ekman的研究小组为探讨情绪之间自主神经反应的差异进行了一系列研究，首次证明对立情绪的自主神经反应有区别，他们对被试采用两种方法进行情绪诱导。一种方法是有指导的面部操作任务（facial action task），即引导被试根据中性指导语收缩相应的面部肌肉，形成与目标情绪对应的面部表情；另一种方法是自传体回忆任务（autobiographical recall task），要求被试回忆自己经历的能够产生不同情绪的事件。研究者在愤怒、恐惧、悲哀、快乐、惊奇和厌恶这些情绪状态期间，记录心率、左右手指温、皮肤电阻、前臂屈肌肉紧张。研究结果表明，被试者在愤怒、恐惧和悲哀时的心率显著快于惊奇、高兴和厌恶时；愤怒比恐惧引起了手指温度的更大升高；悲哀比其他负性情绪引起了更大的外周血管舒张，并且血液以更快的速度到达外周。研究还发现，上述模式在不同职业、年龄、文化和性别的人群表现出了一致性，而且不同情绪诱导模型发现了一致的变化模式。这些结果与许多其他研究者所报告的结果一致。

随后，对恐惧和愤怒时血压变化的研究发现：恐惧和愤怒时收缩压都升高，但舒张压仅在愤怒时升高。研究者推测，恐惧和愤怒的自主反应模式不同，恐惧情绪的反应类似于注射肾上腺素，而愤怒的反应则类似于肾上腺素和去甲肾上腺素的综合效果。这些研究结果证明，情绪具有特异性的生理反应模式。上述结果使研究者相信，每种情绪都与一个先天的情感程序相联系，该程序的作用是协调有机体生物状态的变化，并表现为特异性的自主神经活动的变化模式。

第三节　情绪与内分泌系统

情绪过程中的许多生理变化都同内分泌腺的活动有关，其中肾上腺同情绪的关系最为密切，它实际上是情绪内脏反应的最主要来源。肾上腺由皮质和髓质两部分组成，这两部分通过不同的内分泌系统对情绪产生影响：一是下丘脑－垂体－肾上腺皮质系统，二是下丘脑－交感神经－肾上腺髓质系统。此外，神经递质系统也对情绪有重要影响。

一、下丘脑-垂体-肾上腺皮质系统

下丘脑－垂体－肾上腺皮质系统是一个直接作用和反馈互动的复杂集合，包括下丘脑、脑垂体和肾上腺，这三者之间的互动构成 HPA 轴。下丘脑和脑垂体不但是神经系统的一部分，它们本身也是内分泌腺。从解剖结构上看，大脑的杏仁核、海马等核团与下丘脑存在物理上的联系，这种连接使得大脑核团可以刺激 HPA 轴。感受器发出的神经冲动经传入神经到达杏仁核，经过处理与其他信息一并汇总到大脑皮层。中枢神经系统可以将冲动（例如恐惧）投射到大脑的不同区域。在下丘脑，神经冲动既可以激活交感神经系统，又可以调节

HPA 轴。

HPA 轴是神经内分泌系统的重要部分，参与控制应激反应，调节免疫系统和情绪，以及能量的贮存和消耗。当受到外界刺激产生情绪时，下丘脑释放促肾上腺皮质激素释放因子（CRF），调节垂体前叶释放促肾上腺皮质激素（ACTH）的量，而 ACTH 又控制着肾上腺皮质激素的分泌和血液浓度。

肾上腺皮质激素有许多重要的作用，一方面影响身体各器官的生理效应；另一方面又对中枢神经系统和垂体腺具有反馈调节作用。但是，过量的肾上腺皮质激素可能会造成一定程度的伤害。研究表明，HPA 轴的功能异常是抑郁症发病的重要原因之一。海马有抑制 HPA 轴的功能，而抑郁症发生时持续的应激状态会导致海马神经元出现萎缩、凋亡及神经再生减少等一系列可塑性损伤，使其对 HPA 轴的抑制作用减弱。部分抗抑郁药主要针对性地调节 HPA 轴的功能起到抗抑郁的作用。HPA 轴还与焦虑症、躁郁症、创伤后应激综合征、注意力缺陷多动障碍（ADHD）、慢性疲劳综合征、过敏性肠综合征等情绪紊乱和官能性疾病有密切关联。

二、下丘脑-交感神经-肾上腺髓质系统

交感神经与肾上腺髓质同起源于外胚层，支配肾上腺髓质的内脏大神经，属交感节前纤维。肾上腺髓质分泌肾上腺素和去甲肾上腺素，通过血液循环到全身许多组织、器官，引起类似交感神经兴奋的作用。当交感神经兴奋时，肾上腺髓质分泌增加，此时血液中的去甲肾上腺素主要来自交感节后纤维，肾上腺素主要来自肾上腺髓质。在对情绪性刺激发生反应时，交感神经同时刺激内脏器官和肾上腺髓质。通过神经信息的作用，内脏器官立即进入应激状态。肾上腺髓质则分泌两种激素——肾上腺素和去甲肾上腺素，促进生理应激反应。

去甲肾上腺素不仅是肾上腺髓质分泌的激素，同时也是交感神经的传递介质。因此，内分泌系统不仅具有神经激活作用，还参与化学激活效应。而且，交感神经直接支配肾上腺髓质，控制激素的分泌，从而影响肾上腺激素的分泌，调节效应器官的活动，并对中枢神经系统形成反馈调节。可见，中枢神经系统、

自主神经系统和内分泌系统之间存在网络性的交互作用关系。

三、与情绪有关的神经递质

1. 去甲肾上腺素（肾上腺素）

去甲肾上腺素能神经元胞体集中于脑桥、延髓和丘脑中，最重要的去甲肾上腺能神经元胞体起源于蓝斑，其轴突投射到大脑皮质、海马、杏仁核、隔膜、丘脑、下丘脑和脊髓等广大区域。去甲肾上腺素既可以作为神经递质，也可以作为激素。去甲肾上腺素主要与觉醒、动机、抑郁、焦虑和应激等情绪相关，故对情绪所诱发的疾病有一定影响，如在经前期综合征中的影响。研究发现，健康女性血浆中的去甲肾上腺素水平呈周期性变化，以黄体早期和排卵期为最高；而经前期综合征患者的去甲肾上腺素经期变化缺失，且血浆去甲肾上腺素水平与剧烈情绪波动、情感淡漠、神经过敏、不耐烦、头痛等呈负相关。

肾上腺素能够调节人的清醒程度及情绪，能够调节神经内分泌系统的分泌。肾上腺素是一种紧张的激素，它决定人的紧张程度。肾上腺素高的人注意力特别容易转移，因此容易表现某些心理问题。例如，他们思维敏捷，却缺乏稳定性。肾上腺素缺失会导致能量缺乏，兴趣和驱动力都下降。肾上腺素缺乏的人经常感到有疲劳感，行为自由散漫，做事情无条理。

2. 多巴胺

多巴胺是脑内极其重要的神经递质，属于单胺类物质中的儿茶酚胺类。脑内含有多个多巴胺能神经元系统，最重要的3个系统（黑质纹状体系统、中脑皮层系统和中脑边缘叶系统）都源自中脑。黑质纹状体系统的胞体位于黑质，其轴突投射至新纹状体（尾状核和壳核）；中脑皮层系统的神经元胞体位于腹侧被盖区，其轴突投射至前额叶皮层，对前额叶有兴奋效应。

多巴胺在对运动控制、动机、唤醒、认知、奖励的功能上扮演重要角色，还与哺乳、性欲等基础功能相关。中脑皮层系统、中脑边缘叶系统的多巴胺能积极参与精神和情绪活动。而一旦脑部多巴胺分泌异常，人的精神就会迅速表现异常。因此，多巴胺对于情绪诱发的疾病有一定的影响。多巴胺是行为的软化剂，缺乏多巴胺的人不能安静，不懂得享受生活和眼前的所有事情。多巴胺与成瘾行为也有密切的关系。许多行为会产生愉快体验，如赌博、电子游戏、吸烟和吸毒都源于多巴胺分泌的增加，使人感到开心及兴奋，并容易导致成瘾行为。乐观的情绪也受到多巴胺的调节，它们可以放松人的紧张情绪，减少生病的可能。精神分裂症可能是多巴胺能神经元活动过盛导致，氯氮平等药物通过阻断多巴胺 D4 受体发挥治疗效果。

3. 5- 羟色胺

5- 羟色胺能神经元聚集于脑内 9 个神经核团，其中大部分位于中脑、脑桥和延脑的中缝核。其中两个最主要的核团位于背侧和内侧中缝核，轴突都投射至大脑皮层。此外，背侧核群的神经元支配着基底神经节，内侧核群神经元支配着齿状回。

5- 羟色胺在情绪调节、饮食、睡眠和觉醒控制以及痛觉调节中发挥着重要作用。动物实验表明，5- 羟色胺能神经突触的活动具有抑制攻击行为的作用。破坏前脑的 5- 羟色胺能神经元轴突会增加攻击行为。5- 羟色胺降低还会导致易怒、焦虑和焦躁不安等问题。如果不进行积极干预，这些问题会随时间推移而恶化，并最终引起强迫症、抑郁症等问题。患者可能会出现不必要的侵略行为和情绪波动。5- 羟色胺水平较低的人群更容易发生冲动行为、酗酒、自杀、攻击及暴力行为。

4. 乙酰胆碱

乙酰胆碱是中枢胆碱能系统中重要的神经递质之一，在注意、记忆、感觉与运动、觉醒和睡眠、情绪等方面发挥着重要作用。大脑皮层和海马等脑区的乙酰胆碱主要来源于基底前脑胆碱能神经元的纤维投射。胆碱能系统的异常与抑郁、精神异常、人格改变等有关。人在应对压力情境时，胆碱能和单胺能系统会相互影响，共同发挥调节情绪的作用。

5. 内啡肽

内啡肽是一种在动物体内自行生成的类吗啡生物化学合成物。它是由脊椎动物的脑下垂体和丘脑下部所分泌的氨基化合物。内啡肽可包括 α- 内啡肽、

β – 内啡肽、γ – 内啡肽、蛋氨酸 – 脑啡肽等，都具有很强的类吗啡活性。它与吗啡及其他镇静剂结合的相同受体有亲和力，产生和吗啡一样的止痛和欣快感，等同天然的镇痛剂。利用药物可增加脑内啡肽的分泌。

内啡肽具有很强的生理功能。向动物脑室中注射内啡肽，可引起全身深度失去痛觉，体温下降，行为变得木僵。内啡肽诱导出的行为表明，这些肽可能参与情绪的调节过程。当机体受到伤痛刺激时，内源性阿片肽被释放出来以对抗疼痛。在内啡肽的激发下，人的身心处于轻松愉悦的状态中，免疫系统实力得以强化，并能顺利入梦，消除失眠。

第四节　情绪的中枢机制

研究者对情绪和脑结构的关系进行了长期的研究。早期的理论观点认为情绪由一些皮层下结构调节控制，而认知功能是受大脑皮层调节的，而且认知系统控制情绪系统。20世纪30年代，研究者提出Papez环路的概念，即大脑中存在一个负责情绪加工的神经回路，包括下丘脑、海马、扣带回等结构。MacLean发展了Papez的思想，认为人类大脑可划分为爬行动物脑、古哺乳动物脑（边缘系统）和新哺乳动物脑（新皮层），强调边缘系统在情绪活动中的重要作用，同时阐述了许多高等动物情绪反应所包含的共同的脑结构。边缘系统产生情绪反应并储存情绪性记忆，而新皮层则可以调节或抑制边缘系统的活动。Weiskrantz的研究首先揭示了杏仁核的作用。他发现实验动物在损毁杏仁核后对外界威胁不再表现出应有的恐惧反应。在此后的研究中，杏仁核逐渐被确认为情绪加工的核心脑区。Dalgleish等研究者进一步提出了"情绪脑"的概念，包括杏仁核、海马、前额叶、前扣带回和小脑等结构。现在的研究表明，情绪的识别、产生和控制过程由大脑皮层和皮层下结构共同实现，并与认知系统存在交互影响。

一、杏仁核

杏仁核位于颞叶内侧，靠近颞叶中前方。杏仁核是认知表征和情感意义的整合区，不但是促进基本情绪机制的结构（即恐惧中枢），而且在要求整合情绪和认知功能的复杂情境中起着关键作用。因此，杏仁核不仅参与情绪信息的加工，而且参与一些认知功能，如注意、知觉、记忆、学习等认知过程。

1. 杏仁核影响情绪的证据

研究发现，正常人在对恐惧面部表情进行反应时杏仁核被激活。许多研究报告证明在厌恶条件作用的早期阶段杏仁核被激活。此外，双侧杏仁核受损的病人完成消极情绪任务的能力被损害，表明杏仁核对识别威胁或危险线索非常重要。杏仁核损伤病人不能识别恐惧的面部表情，但识别其他情绪的面部表情是完整的。双侧杏仁核损伤病人对恐惧和愤怒声音的识别有困难，说明这一缺陷并不限于面部表情。神经成像研究显示，抑郁症患者的杏仁核激活水平异常升高；在通过药物治疗抑郁减轻症状后，杏仁核激活水平降低到正常值。给焦虑症患者呈现特定的诱发焦虑刺激时，用 PET 或 fMRI 会观察到杏仁核显著激活。

已有的研究结果对杏仁核是否存在功能不对称性的特点存在争议。在通过实验方法唤起消极情绪的状态下，一些研究发现左侧杏仁核激活水平的变化，另一些报告右侧杏仁核激活水平的变化，甚至一些报告双侧都有变化。fMRI 研究发现，被试者对赢钱和输钱游戏在左右两侧杏仁核有不同的激活，左侧杏仁核对赢钱显示激活水平的提高，而右侧杏仁核对输钱显示激活水平的提高。

2. 杏仁核影响情绪的机制

首先，杏仁核对增强情绪刺激的视觉加工至关重要，并参与选择性注意过程。例如，杏仁核受损的老鼠不能有效地注意线索，导致其不能习得朝向反应。研究表明，杏仁核参与调节情绪对知觉的影响，并起着重要作用。例如，给盲视或者视觉忽视（visual extinction）病人受损的半侧视野呈现情绪刺激时，尽管刺激不能被意识到，但仍会引起杏仁核的活动。

其次，大量研究表明杏仁核还参与联想学习的过程。针对动物和人类的实验研究都证实，一旦杏仁核受损，就无法通过经典条件的方式习得情绪反应。尽管杏仁核受损的病人能够获得有关条件刺激（CS）和无条件刺激（US）关系的外显知识，但是他们却不能获得条件恐惧反应。可见，杏仁核并非情绪经验的储存库，其主要功能在于对情绪刺激和情绪反应的联系学习。

第三，杏仁核通过影响知觉和注意过程，调节对情绪事件的情景记忆的编码。杏仁核在编码时的激活程度与情绪刺激的记忆成绩存在正相关，即杏仁核的激活越强，被试者的记忆成绩越好。成像研究表明，杏仁核在记忆中的作用不仅局限在巩固阶段，也参与记忆的提取过程。在被试者学习后间隔1年进行再认测验，情绪图片比中性图片的成功提取更多地激活了右侧杏仁核和海马等脑区，而且杏仁核和海马的激活还与被试确信自己记住了情绪图片有关。此外，研究者被试回忆3年前"9·11事件"发生时自己所做的事，他们在事件发生时距离出事地点越近，其回忆成绩越好，左侧杏仁核的激活也越强。

二、海马

海马结构是位于大脑颞叶边缘皮层的一个特殊区域，是边缘系统的一部分。海马在情绪中的作用近年来才开始研究。海马是大脑中有很高糖皮质激素类受体密度的部位，在情绪调节中很重要。动物研究证明葡萄糖皮质激素类受体对海马神经元有巨大影响。研究者报告，在创伤后应激障碍和抑郁患者中，海马体积显著减小。很可能是皮质醇水平过高引起海马细胞死亡，导致海马萎缩。Rusch等人的研究表明，在控制组和抑郁被试中，右和总（左加右）海马体积与特质焦虑水平呈正相关关系。

对动物和人类的研究表明，海马在情绪加工、长时记忆、空间记忆和其他重要的认知过程中发挥着重要作用。海马在情绪加工过程中也有着独特的作用，主要是与情绪性记忆相关。fMRI研究显示，海马在刺激第一次呈现时就被激活，表明海马参与信息的接受。海马更显著的功能是信息编码，将短时记忆转换为长时记忆。海马本身不存储信息，而是将记忆信息传送到相关脑区。海马也与各个记忆脑区保持联系，参与信息的提取过程。

海马跟皮层、下丘脑、杏仁核及其他脑区间存在大量连接。杏仁核 – 海马的交互系统被公认是情绪和记忆交互作用的基本神经机制。杏仁核影响海马对情绪信息的记忆编码，而海马则形成情绪刺激和事件的记忆，并进一步影响情绪刺激出现时的杏仁核反应。杏仁核和海马间的交互不仅对情绪记忆的编码和巩固非常必要，而且对情绪记忆的提取也是必需的。海马在提取恐惧记忆过程中，记忆内容能够加强、抑制，甚至独立引发压力应激状态，由此带来焦虑、抑郁等负性情绪。在慢性压力的影响下，海马可能会受到损伤。最近的研究表明，当动物在提取恐惧记忆时，杏仁核和海马会同步活动；而且，当人类被试在提取恐惧记忆时，也会出现杏仁核和海马之间的同步活动。

三、前额叶眶回

前额叶腹侧前 1/3 处称作眶额回皮质，位于眼睛与额头位置，是情绪信息的高级整合中心。眶额皮层接受来自背内侧丘脑、颞叶、腹侧被盖区、嗅觉系统和杏仁核的直接神经传入。它发送传出神经至大脑多个区域，包括扣带回、海马、颞叶、下丘脑外侧和杏仁核。它与前额叶的其他区域也有联系。这样，它的传出纤维使它能够对行为和生理反应施加影响。

眶额皮层的损伤会导致严重的情绪失控，最著名的病例是美国建筑工人盖奇。他在一次施工过程中意外引爆了炸药，钢钎穿透了他的头颅，从颧骨下面进入，从眉骨上方出去，在空中飞行 30 多米落在他身后的地上。立即赶来的工友发现他虽然头上有个洞，但话语如常，思维清晰，而且没有疼痛的感觉。他活下来了，但行为和性格发生了巨大改变。受伤前的盖奇刻苦努力、负责任、有心计，他善于坚持自己的计划，执行能力很强。受伤后他变得躁动，无礼、冲动，喜怒无常，情绪不受控制地爆发，有时用最肮脏的语言咒骂医生和好友。盖奇的人格也发生了明显变化，例如，他不能坚持遵循行动计划，而是一口气说出一大串主意，但又立即放弃。受伤后他再也不能从事以前的工作。

为何眶额受损会出现伴随情绪活动紊乱的人格障碍呢？近期的研究显示，

眶额皮质是情绪和认知的枢纽，它能很好地通过反事实归因机制来控制情绪体验，在情绪和奖励中发挥着作用。有些动物研究表明，在猴子学会在两个物体中选择一个物体可以得到奖励后，当刺激和奖励间的关系发生倒转时，前额叶眶回受损的猴子不能抑制对先前得到奖励的刺激的反应。可见，前额叶眶回对于强化刺激对行为的常规控制是必要的。前额叶眶回受损会产生不同寻常的缺失模式，这种病人虽具有完整的认知能力，但是日常生活中的决策能力受损。研究也表明，前额叶眶回受损的病人在遭遇损失后，不能改变他们的选择以避免损失。研究者指出，前额叶眶回根据奖励结果，整合多个信息源以得到一个价值分数，然后外侧前额叶进行计划和组织，去获取奖励结果，最后所有的活动和努力在内侧前额叶得到评估。

四、前扣带皮质

前扣带皮质是扣带回的前半部分，包括 BA24、BA25、BA32、BA33 区，属于边缘系统的一部分，早期的研究认为它在抑郁和情绪性障碍中具有重要作用。基于脑结构的影像学研究表明，精神分裂症、心境障碍和强迫症等精神类疾病都发现 ACC 体积缩小的症状。ACC 受到损害时，会产生许多临床症状，包括淡漠、注意力不集中、运动不能性缄默、情绪不稳定等。最近 30 多年的大量神经成像研究表明，前扣带皮质还参与诸如注意、决策等多个认知过程。

布什将 ACC 划分为背部认知区域（dorsal–ACC cognitive division，ACcd）和喙 – 腹部情绪区域（rostral–ACC affective division，ACad）两个不同的子区。背部认知区是分布式注意网络的一部分，其与顶叶、背外侧前额叶皮层、辅助运动区有密切相互联系，参与多种功能：通过影响感觉或反应选择来调节注意或执行功能、竞争监视、复杂运动控制、动机、错误监测以及工作记忆等。喙 – 腹部情绪区与眶额皮层、杏仁核、伏隔核、下丘脑、海马等有密切联系，与自主神经活动、内脏运动和内分泌活动密切相关，参与对某些本能反应的调节，包括情绪事件、情绪表达、对应激性行为和社会行为等的自动反应。加工竞争性的信息或者调节认知或情绪的冲突会激活 ACcd，说明前扣带皮质的认知部分可能具有评估的功能。此外，ACcd 在评价潜在冲突的出现中也起着重要作用。因此，前扣带皮质与诸如强迫症（OCD）、创伤后应激障碍（PTSD）和单纯恐怖症等不同的焦虑症关系密切。

五、小脑

研究发现小脑除了具有传统运动协调功能外，还广泛参与情绪调节功能。来自神经解剖学的证据表明，小脑与大脑情感调节区有双向联系，小脑与皮质联络区（情感的认知程序）、网状系统、边缘系统（情感体验与表达）有密切关系。研究发现小脑损伤的患者存在异常行为。有学者对 20 例小脑损伤患者进行长期随访研究发现，多数表现出情感与行为异常，其中 15 例有明显行为异常和（或）人格改变，如情感低沉、夸张和冲动行为、不当言论，甚至有退化或儿童样行为。特别是当小脑蚓部和小脑蚓旁区有损伤时，情感异常更为明显。

对重度抑郁症患者的研究发现，患者的双侧小脑灰质密度下降。小脑损伤会导致执行功能、学习和记忆、注意等认知功能的损害，小脑灰质密度的下降可能是抑郁症患者情绪障碍和认知功能损害的神经病理基础之一。采用 PET 技术对小脑中风的病人进行研究发现，尽管加工其他情绪刺激的认知绩效正常，但是会对诱发快乐的刺激表现出较弱的快乐体验；而且，尽管病人对恐惧刺激具有与正常被试相似的体验，但是会伴随着右腹侧和左背侧前额叶、扣带后回、杏仁核和丘脑的活动显著降低。由此可见，小脑参与了人类认知与情绪活动。

（张小聪）

第六章　情志与认知

第一节　心神感知论

现代心身医学认为感觉和知觉都是人脑对客观事物的反映。对客观事物的感觉和知觉就是感知，这是人类认识客观世界的初级阶段。感觉是一切认识的开端，是感知器官在与客观事物接触交往的过程中所感受到的事物个别属性的反映，而知觉则是在感觉基础上反映出的客观事物整体的心理过程，二者既有区别又有联系——没有感觉便没有知觉，感知觉是同时产生的，二者有质的区别但又不可割裂。在现代心理学理论中，感知活动是人类最基本的心理过程之一，中医则将其归入人身之神范畴。中医学认为，人对客观世界的感知是在心神的主导下进行的，因此，感知活动作为这个过程的初级阶段，自然也属于心主神明的范畴。中医理论认为，人的感知主要是通过目、耳、鼻、舌、身等感知觉器官来进行的。

眼睛是负责对客观世界进行观察的视觉器官，耳朵则是听觉器官。《黄帝内经》中说："五官者，五脏之阅也。""心神感知论"强调：虽然眼睛、耳朵与肝、肾等脏腑密切相关，但对外界的感知活动是由"心神"所主导的。正所谓看就要"细心"观察，听就要"用心"倾听，能"看"并不仅仅是眼睛这一"肝之官窍"的单独作用，更重要的是心神对眼睛所看到的外部客观世界映像的正确感知。神志正常的个体能迅速准确地感知视力所及的外部客观世界的映像，反之，那些心神失常的人也不能正常发挥视觉的应有作用与效果，即使肝目无病。所以，《黄帝内经》上又说："目者，心之使也。"听觉的产生也如此，是耳朵将所接受的外界声音刺激作用于心神并产生一系列的反应。如若"心神不明，神气不行"，则可能导致耳聋、耳鸣等听觉异常。因此，听觉异常并不仅限于肾的病变，更应重视心神的变化。所以《黄帝内经》除指出"耳者，肾之官"外，在《素问·金匮真言论》中又强调了"入通于心，开窍于耳"。

鼻不仅是呼吸的通道，也是辨臊、焦、香、腥、腐"五臭"的嗅觉器官。鼻虽属肺之官，但与心关系密切，故《黄帝内经》云："五气入鼻，藏于心肺，心肺有病而鼻为之不利也。"李东垣也进一步阐释了心神对嗅觉的主导作用，他说："鼻乃肺之窍，此体也；其闻香臭者，用也。心主五臭舍于鼻……故知鼻为心之所用而闻香臭也。"心神感知论明确指出嗅觉实质是鼻将接受的气味刺激反映到心，而由心神做出香臭的判断。因为肺主气，司呼吸，而开窍于鼻，所以在一般情况下，肺和则鼻窍利而能知香臭。倘若肺和鼻窍利而嗅觉失常者，则应从"心神失用"或"神气不使"方面来考虑。除嗅觉外，对饮食五味的感知则是味觉的作用。舌是味觉器官，五味对舌的刺激必须反映至心，才能做出正确的判断。我们都有这样的生活经验：对美味佳肴只有用心品尝，才能得其美味，若心不在焉则也是食之无味。所以心神感知论认为心神主导了对五味的感知。《黄帝内经》说："心气通于舌，心和则舌能知五味矣。"心藏神为君主之官，"主明则下安"，故"心和"则心神正常而舌能知五味，若心神失常，舌虽正常，也不能正确地辨知五味。临床所见某些神志失常的癫狂病人，常有饮食不分香腐臭秽的表现。

痛觉、触觉、温度觉等也是身体对相关刺激所进行的感知活动。因为这些感觉往往都是通过皮肤接受外界相应刺激而产生的，所以有时又称为皮肤觉或机体觉。外界的相关刺激作用于皮肤感受器而传导至心，心神感知后便能做出相应的疼痛、轻重、冷热等反应。若营血不运，肌肤失养，或局部损伤导致皮肤的感觉功能失常，不能接受外界的相关刺激，也就不可能反映于心神而产生相应的感觉，故不知寒热痛痒。正如《类经》所说："人之身体在外，五志在内，虽肌肉如故而神气失守，则外虽有形而中已无主，若彼此不相有也。"至于因"心神内闭"而神识不清，在伴随其他感觉功能丧失的同时，而有不同程度的痛、触、温觉丧失者，临床不乏其人。痛觉除了可以被浅表的皮肤感觉到之外，还可以被机体本身感觉到，如发生在肌肉、骨骼、内脏等人体内部或深处的痛。这些深部痛觉的致痛性刺激主要是来自于肌体本身，由肌体因素所产生的疼痛，属于肌体的病理变化。《黄帝内经》较全面地阐述了痛症的病理机制，认为疼痛或因邪气阻塞经络，或因脉络拘急牵引，或因经络空虚，营血枯涩等，但其病理变化的结果都是"气血不通"，也就是《类经·疾病类》所谓的"通则不痛，痛则不通"。经络是运行气血的通路，肌体内的致痛性刺激必然要刺激经脉血络而传导于心，于是心应而神动。心神发挥其调节内环境的职能，加强心气的宣通与"邪"（气血不通的原因）相争，是所谓正邪相搏于病所，痛觉因之由心而生。故江之兰说"邪正相搏则痛"，吴鞠通亦说"邪正不争不痛"。所以这类疼痛实质是"正邪相争"、正气抗邪的一种保护性反应，也是一种有机体正在被有害刺激物侵犯的警告信息。

另一方面，心神对疼痛感知的主导作用，还表现在心神状态对肌体耐痛性的影响上。一般说来，心神稳定的人较之于心神易动者对痛更耐受，故王冰说"心寂则痛微，心躁则痛甚扩"，这对提高临床诊疗效果具有一定的指导意义。

第二节　情志与认知的关系

一、情志与认知的概念

1.关于情志

中医情志学说的理论基础源于情志与五脏的归属关系。情志是指在心神的主导作用下，以五脏精气作为物质基础，以相互协调的脏腑功能活动为内在条件，在外界环境的刺激和影响下对客观事物能否满足自己欲望而产生的一种内在体验，进而表现于外。《黄帝内经》中以五行理论为纲，归纳与整理了情志与五脏的关系，现代医家在此基础上对情志的五行五脏归属进行了详细分析：喜——因其活泼而表现于外，故有火之机动、活泼、炎上之象，属火而配属于心；怒——因其忽发忽止颇具木之象，故属木而配属于肝；哀——象如秋风扫落叶之凄凉，毫无生机，气机内敛，故属金而主于肺；思——是其他情志活动的基础，其与怒、喜、悲、恐等情志的关系与脾居中属土、灌溉四脏的特点相应，故属土归于脾；恐——由于其发自于内且常引起气机下陷，而属水主于肾。这种五行——五脏——五志模式，不仅说明了情志与人体脏腑生理的关系，指出五志源于五脏精气，是五脏功能活动的体现，还用五行相克关系来阐述五志之间的复杂关系。正如《素问·阴阳应象大论》所言："悲胜怒，恐胜喜，怒胜思，喜胜忧，思胜恐。"为后世临床以情胜情法治疗因情志异常而导致的疾病提供了理论依据。另外，虽然情志活动分归五脏所属，但其实质终归属神，由心所主。在情志活动的全过程中，心神起着决定性的作用。《黄帝内经》中强调："美其食，任其服，乐其俗，高下不相慕……"这是指为避免情志损伤所应保持的处世、处物的态度，是基于道德观念、信念、追求等形成的对事物态度的体验，类似于情感所指。《黄帝内经》另一方面还强调："怒则气上，喜则气缓，悲则气消，恐则气下，思则气结。"就是指那些基于需要而被以不同方式激起的不同的生理、心理乃至行为反应和体验，类似于情绪。由此可见，情志这个中医所特有的概念包含了现代心理学所涉及的情绪和情感的内容与含义，但又不能完全等同于感情。

2. 关于认知

《说文解字》中说道，"知，识词也"，也就是认识和知道的事物，也有知觉、感到、察觉的意思；"思，容也，从心"，是思考和考虑的意思。古人认为，思源于心和脑。也有观点认为，"思"虽然列入七情，但却是思维的意思。在汉语中，思并不是仅仅有思维的含义，还是一种态度，有思念、期待、怀疑、不肯定的含义，也是一种情感、情绪。《黄帝内经》中既有把思与属于情感、情绪的喜、怒、悲、恐并列的论述，又有把思和属于意识、认知活动的意、志、智、虑并列的论述。这表明了《黄帝内经》是基于整体观念而形成的把人的情感、情绪与人的意识、认知活动统一起来认识的理论特点。"七情"的思还是一种不安的情绪状态，是个体情志发生变化的一个原因。在30多年前，就有学者尝试解释七情说中所蕴含的认知观点，并认为"思"可能就是其认知因素。经过后续的不断深入探讨与研究，并对知、思的词源进行梳理，兼与现代心理学的认知观进行比对，我们可以认为情志与知、思的关系也可以理解为情志与认知的关系。

现代心理学认为，人的心理活动分为心理过程和个性心理两大类，而心理过程则包括认知、情绪和意志 3 个方面。认知心理学家奈塞尔指出："认知是一种信息加工的过程，是从感觉输入转换、简化、加工、储存、提取和使用的全部过程。"信息广泛存在于各种主客观事物和现象中，人们通过感觉器官获得外部输入的各种信息，经过一系列的大脑处理过程转化为自己内部的观念或概念——即一些能代表外部事物的符号或模式，并储存于记忆中，将内部的观念或概念转化为语言或其他行为。认知包括感觉、知觉、记忆、思维、想象、语言等内容，其中感觉是对事物个别属性和特性的认识；知觉是对事物的整体及其联系的认识；记忆是人将通过感知觉所获得的知识经验保留在头脑中，并在需要的时候回忆再现；人不仅能直接感知个别、具体的事物，认识事物的表面关系，还能运用头脑中已有的知识和经验去间接、概括地认识事物，探究事物的本质及其内在的联系和规律，形成对事物的概念，进行推理和判断，解决面临的各种问题，这就是思维。同时人们在加工外界输入的海量信息时，不仅能认识客观事物的属性、特性及其关系，还会对事物产生诸如喜爱、满意、厌恶、憎恨等各种主观上的体验，这就是情绪情感。情绪情感是在认知的基础上产生的，它们源于对人和事的真切、深刻的了解；反过来情绪情感又会对认知产生巨大的影响，成为调节和控制认知活动的一种重要内在因素。正所谓积极的情感能激发人们认识的积极性，使人不断进取；消极的情感会使人消沉沮丧，熄灭人们认识的热情。情绪情感是一种极其复杂的心理现象，自 19 世纪以来，心理学家们就对其进行了长期而深入的研究，对其实质提出了各种不同的观点，但仍未得到一致的结论。目前比较认同的一种看法是：情绪情感是人对客观事物的态度体验及相应的行为反应。

3. 关于情绪

心理学家普拉切克（Plutchik，R）根据相关研究提出了 8 种基本情绪：恐惧、惊讶、悲痛、厌恶、愤怒、期待、快乐和接受。每一种基本情绪都有其各自的神经生理机制、内部体验与外部表现，并且每一种基本情绪都可以根据强度上的差异而进一步细分。《黄帝内经》中情志的喜、怒、悲、恐、惊、忧也大致可与这8种基本情绪相对应：喜——快乐和接受；怒——愤怒；悲——悲痛；恐——恐惧；惊——惊讶；忧——是担心某种不利于己的外界事件将要发生而又无力控制时，所形成的一种焦虑、沉郁的情绪状态。关于思，如前所述，包含两种意思：一方面，思是一种情绪，与悲哀忧愁等消极情绪相通，是悲哀忧愁等多方面、多层次的复杂情绪反应，从这方面看，思与现代心理学的情绪、情感范畴相对应；另一方面，思指思考、思虑，是情志活动的基础，人的喜、怒、悲、忧、惊、恐均是思之而后产生的。而情绪是在人认识、评价外界事物的基础上而产生的，这种评价也正是思维的过程。没有思维的过程，人就无法对外界事物做出有益或有害于己的评价，各种情绪也就无从产生。故从这方面来看，思与现代心理学的认知、思维范畴相应。而《黄帝内经》将"思"列于五志之中，由脾所主，其与怒、喜、悲、恐等情志的关系，正与脾居中属土、灌溉四脏、为四脏之本的特点相应，体现了中医的整体观。由以上所述可以看出，尽管认识的方法和角度有所差异，但从其产生、主要特征及基本分类等方面来看，《黄帝内经》的情志理论与现代心理学的情绪情感在内涵上是基本相同的，且思涵盖了现代心理学的认知思维过程，体现出中医特有的强调整体把握的宏观思想。

二、对认知过程的理解与阐释

1. 先秦诸子百家对认知过程的阐释

先秦诸子百家思想中蕴含着丰富的认知心理学思想，这也是《黄帝内经》中认知思想的主要渊源。先秦哲学把认知过程划分为知与虑——即感知与思维两个阶段，其论述也多鉴于此。

《尚书·洪范》曰："五事：一曰貌，二曰言，三曰视，四曰听，五曰思；貌曰恭，言曰从，视曰明，听曰聪，思曰睿。"这里的目明耳聪属于感知觉，而睿思属于思维。我国古代的心理学思想把认知过程划分为感知与思维两个阶段就是从这个时候开始的。《尚书·洪范》的"五事"说体现了中国古代心理学思想对认知过程基本性质的初步认识。

墨子认为认知过程可以分为4个部分，即"知材""知接""虑求"和"智明"。"知材""知接"属感知阶段，"虑求""智明"属思维阶段。《墨子》曰："知，材也。""知，接也。"这说明人们要感知外物，首先必须有各种感知器官，如耳、目等"五路"；同时要产生正常的感知，除具备"五路"外，还必须与外物相接。"知材"与"知接"反映了感知需要五官与外物交互作用的过程，是认知的初级阶段。《墨子》曰："智，明也。"这是指通过思维所获得的高级认识，有思考、推理、类比等意思，感知是思维活动的基础，"循所闻而得其意，心之察也"，思维要通过感知而获得所需的信息。

《孟子·告子上》曰："耳目之官不思，而蔽于物，物交物，则引之而已矣。心之官则思，思则约之，不思则不约也。此天之所与我者，先立乎其大者，则其小者不能夺也。此为大人而已矣。"孟子认为人的耳目虽然不是思维的器官，但是它们在与外物接触的过程中产生感知，感知只能反映事物的表面现象，具有很大的局限性甚至欺骗性，并且提出"心之官则思"，通过思维来支配感知。

《荀子·正名》曰："心有征知。征知，则缘耳而知声可也，缘目而知形可也。然而征知必将待天官之当簿其类然后可也。五官簿之而不知，心征之而无说，则人莫不谓之不和。"意思是说心有验证、辨别的能力，于是凭耳朵就能辨别声音，凭眼睛就能辨别形状。然而心还必须依靠感官接触外物才能发挥验证作用；反之，如果心没有验证能力，心不参加到"天官簿其类"的过程中去，那么就缘耳不知其声，缘目不知其形。一言以蔽之，人的思维有赖于感知，即所谓"征知必待天官之当簿其类"；与此同时，人的感知又有赖于思维的积极参与，没有思维的参与就不可能获得真正的感知。可以说，思维与感知是统一的。这种思想与现代心理学对认知过程的认识基本是一致的，也充分体现了我国古代先哲的智慧。

2.《黄帝内经》对认知过程的论述

《黄帝内经》对认知过程的阐释集中在《灵枢·本神》篇，提出"天之在我者德也，地之在我者气也，德流气薄而生者也。故生之来谓之精，两精相搏谓之神，随神往来者谓之魂，并精而出入者谓之魄，所以任物者谓之心，心有所忆谓之意，意之所存谓之志，因志而存变谓之思，因思而远慕谓之虑，因虑而处物谓之智"。客观事物首先通过"任物"活动反映于心神，所接受的信息受到注意而进入记忆系统（意），记忆信息被保存成为巩固的记忆（志），在记忆基础上对已有材料进行分析综合、抽象概括（思）等思维过程，上升为理性认识，并可对眼前未及的事物进行判断推理（虑），通过思维把握客观规律，从而按客观规律行事（智）。《黄帝内经》把认知这一环环相扣过程的每个环节加以论述，而每个环节都是心神的机能，均需要有脏腑和调作为生理基础，均以气血精液为物质基础。

三、情志的体验

1. 情志体验的概念

较之于情志外在的表现和与之相对应的外显行为，情志的体验属于个体内在的主观意识范畴，是一种主观上感受到的、体验到的或意识到的情绪状态。结合情绪体验的相关内容与经验，在此我们认为：情志体验首先是个体的一种主观经验感受，是个体的各自情志所带来的心理体验，如喜欢——厌恶、欢乐——悲伤、爱——恨等。喜欢、欢乐、爱等积极情志体验会给我们带来轻松、愉悦、开心、幸福等积极的感受，而厌恶、悲伤、恨等消极情志体验则会带来痛苦、压抑、悔恨等消极感受。因此，先对情志体验的属性进行阐释是必需的。其次，情志体验是主观的、非理性的。情志天生具有复杂性，一种情志体验往往包含着多种情志成分，并且情志的先天遗传性以及情志体验的主观经验性都决定了情志体验只能是属于个体主观的、非理性的、笼统的、难于言表的知觉印象。再次，情志体验有强弱之分。明显的、深刻的情志活动能产生较为明显的情志体验，而一般状态或心境则只产生较弱的情志体验或者处于个体能够感知的阈限之下。

2. 情志体验的性质

情志体验是大脑的感觉状态。从进化论的角度来说，物种在趋利避害的进化过程中所获得的适应性会在大脑里留下"痕迹",这种记忆或图式经过长期的遗传和变异作用,就会成为一种可以代代遗传的程序化模式。"在神经系统进化到产生中枢神经系统阶段之后,来自外界的神经刺激进入脑的核心部位与高级中枢,在脑内留下痕迹,就具有感觉的性质。这种感觉不是特异神经通路的感觉,而是非特异神经通路的感受。情绪感受从脑的中心环路与皮层和外周神经上下连接,从而把环境信息与生命活动联系起来,影响有机体的目标定向和选择行为,这一过程引发的情绪感受状态,在人类身上达到意识水平,成为体验"。从根本上说,情绪体验离不开脑的感受,并随着个体年龄的增长与知觉水平的提升而不断发展。

情志体验具有恒常性。对于每种具体的情志来说,其在主观上可以被感受到的性质是恒定的——因为每种情绪的外显形式与内在体验形式之间的联系是固定的,是不随年龄、性别、国家、种族等因素的差异而改变的。这种恒定源于进化过程——只有保持情志的恒定性,才能使用与情志相符的外显表情向同种属、同文化的成员传递各种信息。这种不变性是情绪与情感进行人际交流和产生感情共鸣的基础。例如,尚不能言语的婴儿就用欢快的面容或笑声来表达舒适或高兴,而用啼哭来表示饥饿或不适感。但随着人们神经结构、认知、语言、社会适应能力等不断发展变化,情感体验与外显行为之间的固有联系也会变得更为复杂——表情更具有人为的性质,可以被修饰、伪装或夸大。这种不一致性是人类后天习得与社会化共同作用的结果,是感情与认知相互作用所导致,与情志体验的恒常性并不矛盾。

3. 情志体验的功能

生理学家普利布兰(Pribram,K)认为情绪自身具有一种特殊的监测功能,这种功能来自情绪神经机制的特殊性所导致的感受过程,并对整个心理活动进行监测。情绪的监测功能首先体现在对情绪本身的监测。例如,愤怒和厌恶会产生敌意,痛苦可以产生愤怒,被压抑的痛苦可导致抑郁。情绪之间可以相互转化、整合、叠加或抑制,产生复杂的主观体验和相互影响。其次,情绪的监测功能还体现在对人类活动的影响和支配上。对于情绪来说,由于其从进化中获得的适应性，使得情绪成为深受环境反应影响的活跃因素并起着主导作用。如果情绪带来切合现实与自身情况的认知，则会产生良好的适应结果；如果带来不符合实际与自身情况的认知，则会加重认知负担并导致负性情绪反应以及适应不良。情绪的过度激活、压抑、紧张都会导致许多心身疾病与情志病症。

四、情志与认知

1. 认知与情志

（1）情志中的认知思想

邢玉瑞认为，七情是通过对人体内外环境信息的摄取、分析、加工、整合所产生的内心体验，表达了对客观事物好恶的不同态度。这种情绪情感体验或自我感受，或通过五官及肢体活动表达于外，其中喜、怒、忧、思、恐属情绪情感反应，思有认知的内涵。所以，情志本身就含有认知的思想，把思放在喜、怒、忧、思、悲、恐、惊"七情"的中间，有认知中心的意味。传统理论的认识包含如下几方面：首先，"喜、怒、忧、思、悲、恐、惊"七情排列顺序"思"居中，就是说各种情志需要思才能组配，如思而担心为忧，思而肯定为喜，不及思索为惊等；其次，思属脾土，脾土居中央主四旁，诸种情绪之归宿，如忧而得解，应思之豁达，惊而平之，须知惊惧之原因等；再次，思可以理解为思维、心理活动，包括情绪发生发展，应以思维为中心。

（2）认知对情志的调节

情志中不仅蕴含有认知的思想，认知也对情志有一定的调节作用，"情志之属，唯心所统"。心神有统摄、调节情志的作用。心神调节情志的途径主要是通过认知活动，"所以任物者谓之心"，心接受魂魄传来的内外刺激，经过思维分析，做出判断，其应对反应可以是情志的，也可以是综合的行为。

2. 认知与情绪

（1）认知在情绪发生中的作用

在古希腊时期，西方已出现关于情绪与理智（类似现在的认知）之间的关系探讨。柏拉图认为人的灵魂由理性、激情和欲望组成，只有三者和谐才能使人处于最佳的心理状态。其中理性处于支配地位，对理性的理解相当于现代的认知。亚里士多德作为现代情绪认知理论之父，提出一种情绪区别于另一种情绪的标准不在于感官与生理唤醒程度的差异，而在于信念（相当于现代的认知评价）的不同，强调在情绪产生过程中认知所起的重要作用。

20 世纪 60 年代到 80 年代初，国内围绕情绪和认知产生过一场激烈的辩论，有学者提出了与上述情绪理论不同的观点——"情感首因论"，认为情绪并不一定要有认知的参与。它的理论基础是：情感反应体现出种系发生上和个体发生上的首因；情感和认知有独立的神经解剖的结构，情绪反应可能属于右侧大脑的控制，而认知则是左脑占优势的活动；认知评价和情绪情感常常是不相关和独立的；没有认知评价的参与，新的情感反应也能建立；情感状态能由非情感成分的伴随，面部肌肉活动产生可辨别自主性系统的反应。而拉扎鲁斯（Larzarus，R）对上述观点进行了反驳，他指出："认知评价是所有情绪状态的构成基础和组成特征。"所有情绪反应的 3 个方面——躯体过程、外在行为表现和主观个体经验，都需要认知评价作为一个必要的先决条件，认知活动是情绪产生的必要前提条件。

多数心理学家也认为认知是情绪产生的基础。如美国著名心理学家阿诺德（Arnold，M）认为，刺激情境并不直接决定情绪的性质，必须通过认知的参与才能引发一定情绪。美国心理学家沙赫特和辛格通过实验证明了对生理状态变化的认知性解释与评估是产生情绪的主要原因，韦纳在归因理论中也认为认知是情绪的必要前提，对人所获得结果的认知（归因）和对不同结果的认知（思维）都会导致情绪的产生。

随着近年来认知神经科学与情绪研究的发展，人们对情绪与认知之间的关系有了更深的认识。长期以来，前额叶皮层（PFC）一直被认为是使心理活动得以表征的神经回路的重要组成部分，但 Jeremy 等人使用功能性核磁共振成像技术研究证明，有些情绪信息加工与一些我们已知的特殊认知加工发生在 PFC 的相同区域，因此 PFC 可能是一个认知信息加工与情绪信息加工的重要集中脑区。LaDoux 认为情绪刺激是从丘脑同时传送到杏仁核和大脑皮质的。在此基础上，他提出焦虑这一反应存在两条不同的情绪回路：一条是丘脑 – 大脑皮质 – 杏仁核这一慢回路，它负责对感觉信息进行详细分析；另一条是丘脑 – 杏仁核这一快回路，它负责对刺激的简单特征（如刺激强度）进行加工。来自丘脑的信号对杏仁核的激活与扎容克（Zajonc，M）提出的情感优先假说是一致的，即情绪加工可以发生在前意识水平而且是发生在认知加工之前的。虽然这种观点认为情绪不一定非要经过大脑皮层详细加工才能发生，但对刺激的初级简单加工还是存在的，也不能由此而否认认知在情绪发生中的作用。因为一直被奉为大脑"中央情绪处理器"的杏仁核也被发现具有认知的功能。Power 和 Dalgeish 提出图式系统和联想系统理论来阐释情绪与认知的关系。在图式系统中，来自命题系统的事实与来自个体近期目标的有关信息结合在一起，生成一个针对情景的内部模型，从而引起情绪反应。联想系统的工作原理是"如果同一个事件在图式水平以相同的方式不断地被加工，那么一个联想表征就会形成。当往后经历同一事件时，个体的相关情绪就会被自动引发出来"。在这种理论下，认知系统是组成图式和联想系统的基本构架，也是引发情绪反应的基础。

情绪加工可以在缺乏任何有意识加工的情况下发生。但是当不涉及有意识的认知加工时，潜意识水平的认知加工通常发生在情感反应之前。人的心理活动可以分为两部分：一部分是有意识的，一部分是无意识的。在认知加工过程中，脑内所进行的计算过程多半是无意识的，而能被意识到的是这些计算的结果。所以，情绪的产生无不渗透认知评价的作用，通过熟悉所获得的知识或直接的感觉意识和描述所获得的知识或对感觉信息的认知解释，仅仅是认知方式上的差异。因此，我们认为，即使我们有理由相信有部分情绪是可以不经过任何认知评价而直接产生的，仍不能否认认知在情绪产生中的重要作用。

（2）情绪对认知的影响

情绪也影响着人们的认知活动，情绪是思维过程中必不可少的部分，它影响人与智力系统的相互作用。情绪影响认知的不同方面有记忆的感知觉和组织系统，归类和偏向，目标生成、评价和制定计划，制定策略，注意力的集中，动机和执行，意图，交往，学习等。

心境一致记忆观点认为个体经历一种特殊的心境后，当他们有选择地接触、阐述、学习那些与情感基调类似的材料时，就会倾向于以一种相同的心境来解释这种经验。通过先前的情绪联想，这些材料被纳入已有的情感图式中，这种偏好加工被称作心境一致记忆——即积极的情绪有利于积极信息的加工和回忆，消极的情绪易于消极信息的加工和回忆。而心境依存记忆关注的是在明确情绪状态中的记忆效果，指在编码阶段个体的某种情绪状态与记忆事件相联系。当提取记忆信息时，在这种情绪状态下的成绩最好——当一种过去事件的记忆处在一种与当前加工阶段相类似的心境中时，回忆效果提高。总之，情绪对认知的影响具有双重作用，既会影响信息效应，又会影响加工效应，积极情绪通常会带来快速的、简单的、启发式的、浅表的加工，而消极情绪则会导致缓慢的、系统的、分析的、警觉的加工。

第三节　认知与情志致病的相关性

认知是对客观刺激进行信息加工的过程，包括对自我的认知和对社会的认知这两个方面。认知受多方面因素的影响，决定于一个人的性格和思维方式，又受到后天的经历、知识、环境等各种因素的影响。《荀子·正名》中说："情然而心为之择。"有什么样的情绪反应是由"心"对事物的认知所决定的。对同一外界刺激，不同的认识产生不同的情志反应，也就是说当个体感知某种外界刺激时，在情志反应之前有一个对情景或刺激的评价定位，这个评价定位会直接影响情志反应的性质、趋向和强度。情志发生的强度、频率和持续时间等均与个体对外界刺激的认知有密切的关系，认知是导致情志异常进而致病的重要因素。

一、认知是产生异常情志的原因之一

异常情志是指非正常生理情况下产生的或是对身体有危害的情志。情志在正常生理条件情况下不会诱发疾病，有时反而是身体启动自我保护功能的一种

方式，当情志的异常表达或是身体在病理情况下产生的异常情志才是情志致病的因素，而机体对外界刺激的认知正是产生这种异常情志的原因之一。

现代研究也表明了这种认识的科学性。威尔斯（Wells，A）根据担忧的认知特点，假设存在两种担忧：Ⅰ型担忧和Ⅱ型担忧，前者是人类普遍存在的一种情绪思维现象，是正常的不会损伤肌体的担忧，它能够使个体产生动力及必要的生理激活，所关注的对象也是外部问题和内部的非认知性问题——如社会和健康问题；后者是个体对自身认知事件和认知过程的担忧，是对自身思维的检测和评价，其本质是对担忧的担忧——即"元担忧"，而元担忧才是真正导致患者产生病理性担忧的原因。

二、认知图式影响情志的反应

"图式"这个概念最早是由心理学家巴特莱特提出的，他将图式界定为"关于过去反应或以往经历的一种主动组织"；鲁梅尔哈特则将图式定义为"表征某些刺激领域的有组织的知识体系或心理结构"；桑代克则将图式定义为"表征一类程序、物体、知识为一个可以示例化或者用被表征对象的特征加以填空的概念提供了框架结构"。尽管每位心理学家对图式的界定各不相同，但都认为图式是用以表征客观事物及其关系的知识结构或心理结构。正如艾伦所说：无论是图式、脚本、框架，还是网络，基本的内涵都是一致的，即图式是个体的知识结构，它对输入的新信息进行选择、组织，并将其整合到一个有意义的框架中，以促进对信息的理解。认知活动的各种过程和所有环节都需要激活相应的图式群，图式要在认知活动中变化和重构。图式的核心所保存的知识可以为分析和理解过程提供预期，引导加工过程。

认知图式理论由贝克提出。图式理论认为人们从童年开始通过生活经验建立起来的认知结构或图式，是一种比较稳定的心理特征，形成了人们对自己和世界的假设，用于对信息进行过滤、区分、评估和编码，指导对新信息的知觉、对旧信息进行回忆以及借助图式进行判断与推理，支配和评估行为。认知图式实际上是对认知系统的一种模拟描述，认知系统在个体生活经历中不断地进行着更新和发展。皮亚杰将人类认知视为复杂有机体之于复杂环境的一种具体的生物适应形式,他用"同化"和"顺应"这两个术语来描述认知系统与环境之间的相互作用方式,以及认知系统在这种相互作用中所经历的发展变化。认知系统不仅仅是对所经历的事物进行简单的心理复制,而是在与环境的交互作用中创造了关于现实世界的心理结构。与环境世界的每一次认知冲突常常具有两个方面,即同化和顺应。同化是按照个体已有的认知系统对外来刺激进行解释或分析,经过认知系统的加工,从而与认知系统已拥有的知识和思考方式相一致;顺应则是通过认知系统的改变,以适应外来刺激的结构。在不断地进行同化和顺应的过程中,认知系统本身的内在结构也发生着从简单到复杂的变化。这就是认知发展的过程,也是认知系统或认知图式不断发展和完善的过程。

认知的主要器官人脑与计算机"相似"。外界刺激经五官的感知而输入大脑,大脑经过信息加工后输出,而认知图式相当于计算机的程序,同样的刺激输入经过不同的程序加工后所输出的结果也是千差万别的。认知图式的形成与先天有关,"人之生,先成精,精成而脑髓生",脑作为主要的认知生成的器官,具有一定的生物基础,是由遗传决定的,来自于父母之精化气而成形。物质结构的不同导致器官结构的差异,细微的功能上也会有所区别。认知图式也与后天的身体素质有关,身体在不同的生理时期,其状态有所不同,例如女性的月经期和产后易发生抑郁,认知图式也会倾向于抑郁模式;认知图式也不是一成不变的,人出生后到成年,随着生活阅历的增加,知识信息的积累,认知图式不断地经过同化和顺应进行补充和完善,所以一个生活阅历丰富的人往往会处变不惊。认知图式还与人的文化背景和风俗习惯有关。在一定的文化背景下,形成了对事物的约定俗成的看法和理解方式,也就是一定的认知图式,而正是这种认知图式的差异也会影响情志的反应。

简单地理解,认知图式就是我们认识世界和自身的一些类别和方式。《黄帝内经》中已经蕴含有认知图式的认识,如《素问·上古天真论》曰:"恬淡虚无,真气从之,精神内守,病安从来。是以志闲而少欲,形劳而不倦,气从以顺,各从其欲,皆得所愿。"每个人想做到这一切就一定能做到吗?显然不是,或者至少需要一个过程，要在生活中逐渐修身养性。其实"恬淡虚无"本身就是一种认知图式，与人的先天性格等各个方面有关，又需要在后天生活中经同化和顺应而逐渐形成。有了这样的认知图式，在遇到外界刺激时才能做到"恬淡虚无"。不同的认知图式对情志形成有不同影响，《黄帝内经》中提到的"恬淡虚无"和"嗜欲无穷"就是两种截然不同的例子，因而在遇到同样的刺激，经过认知评价的输出不同，从而形成不同的情志反应。如《类经·情志九气》曰："有曰心之变动为忧，有曰心小则易伤以忧者，盖忧则神伤。""心小"即认识问题时候心胸狭窄的认知图式，具有这种认知图式的人，在受到外界刺激后容易忧虑神伤。

三、认知偏向引起情志异常

情志致病的中心环节是由于外界刺激而引起的情志异常，那为什么同样的刺激有的人会发生情志异常而有的人却不表现？从认知的角度分析，究其原因是人本身存在某种认知偏向，这种偏向会反应在编码、理解和信息提取过程中。《类经·祝由》曰："凡人之七情生于好恶，好恶偏用则气有偏并。"好恶偏用其实就是指平素有所好所恶形成的既定图式而引起的认知加工偏向，即对图式一致性或情绪一致性信息加工更受欢迎——如拥有焦虑相关图式的个性易于加工威胁性信息，而拥有抑郁相关图式的个体则更倾向于选择加工负性情绪信息。这就是说，同样的半瓶水，为什么有人看到的是空着的一半，而有人关注的则是有水的一半。这种基础的图式并不是先天固有和一成不变的，而是通过后天的实践形成的，其产生是由以往生活经验信息提取和加工的积累，与个人的生活经历和个性特征密切相关，具有相对稳定性。所以，某些人比其他人具有更高的易感素质，更易于感染某种特定的情绪。当外界因素刺激时，体内已形成的且相对稳定的图式被激活，这些图式对外界的刺激信息进行有选择偏向的加工，形成某些负性情绪，即中医所谓的"情志异常"。这种病理性认知图式的产生与身体的状态有密切关系，此时抑郁症患者对信息加工具有病理性加工偏向，同样的信息刺激，理解的方式会与先前有所不同，容易从坏的方面考虑事情，所以容易激惹，产生抑郁、愤怒等情绪。

四、认知失调是情志致病之因

认知失调论（cognitive dissonance theory）是由美国社会心理学家费斯汀格（Festinger，L）在其《认知失调理论》一书中提出的一项重要理论。他认为每个人的心理空间或认知结构是由各种各样的认知元素构成的，人的心理空间或认知结构的状态取决于这些认知元素之间的关系。在费斯汀格看来，因认知元素各自具有相对的独立性，认知元素之间的相互矛盾产生认知失调，所谓认知失调是指两个认知元素之间不相一致，它偏重的是心理意义上的矛盾。认知失调是认知元素之间的相互矛盾，如有关吸烟的认知"我喜欢抽烟"和"吸烟有害健康"就相互矛盾，在心智处理这些矛盾时个体会产生心理紧张，心理紧张状态的产生则容易使身心敏感导致易激惹状态，使人对情志异常反应的阈值降低。同样一种外界刺激，在认知协调的状态下不产生不良情志反应，而在认知不协调的状态下却容易导致不良反应。例如，当人们从事一项不愉快的活动以获得想要的结果时，就会产生认知失调。从认知的角度来说，活动令人不愉快，那么个体就不愿意参加，不愉快的活动与个体的参与之间就产生矛盾冲突，由此失调就产生了；继而引起相应的心理冲突，当外界刺激时就会产生不适当的情志反应；久而久之，导致身心疾病的发生。

（范　琪）

第七章 情绪与行为

第一节 中医情志行为

情志作为中医学对情绪的称谓，是机体内外变化所引起的复杂的生理心理反应，它除了有特殊的内心体验外，还伴随有一系列的外显行为变化。例如，当人开心的时候会手舞足蹈、捧腹大笑、合不拢嘴；当人惊恐的时候会全身颤抖、目瞪口呆甚至大小便失禁；当人愤怒的时候会紧握拳头、咬牙切齿、青筋暴出。这些外在行为和表现为有机体之间的信息传递和互动提供了社会化媒介，同时也为我们了解个体的内心状态提供了客观依据。中医学在临床实践基础上发展出了一整套经典理论，其以整体观为指导，认为人体内在的变化必定会从外表反映出来，正如《黄帝内经》所说"视其外应，以知其内者，当以观外乎诊于外者，斯以知其内，盖有诸内者，必形诸外"。中医将人的情绪分为5种：喜、怒、哀、思、恐，每种情志都有其典型的情志反应，例如有人在暴怒之时，会突然"中风"倒地；有人在突受惊吓时，会导致心脏病发作。情绪作为人体的正常情志活动"人皆有之"，但如果情绪过激，超过了人体所能承受的生理限度，则会产生系列不良行为从而危害身体健康。

一、情志行为的概念

行为（Behavior）是有机体对内外环境刺激所做出的复杂反应，它由一系列反应动作和活动构成。生活中有的行为很简单，只包含个别或少数几种反应成分，如光线刺激眼睛引起眼睑关闭；有的行为则很复杂，包含了较复杂的反应成分，如劳动、娱乐等。由于行为表现出人们的心理活动，因此，心理学家通过观察和分析行为来研究个体的心理活动这一"黑箱子"，从外部行为推测内部心理过程，是心理学研究的一条基本法则。

情绪是一种行为倾向，或者，情绪是一种建立、保持或破坏个体和外界环境关系的一种行为倾向，脱离了行为功能的情绪就如同空中楼阁。达尔文提出的情绪行为三原则的第一个就是表现功能，他认为所有的情绪都会引起行为，它们的作用是引起行为来改变个体和环境的关系：去除不喜欢的东西，获得想要的东西。因此，这些行为被称为是相互关系行为（relation behavior）。情绪的第 2 个作用不是简单的趋近或逃避某些事物，而是引起其他人的反应。后者被称为是相互作用表情，其中言语表情是一个最明显的例子。除了这两种情绪行为以外，还有一些行为，如高兴时的跳跃、无目的的行为、不安、做鬼脸等，达尔文称之为第 3 原则，是神经系统的直接行为（direct action of the nervous system）。史宾生（Spencer）认为每一种情绪状态都会有全部而又扩散的运动效果，它们取决于情绪状态的程度，但和高兴和不高兴没有关系。

中医学与心理学"不谋而合"。中医常常通过对患者外显症状的"望、闻、问、切"来评估其内在情志状态与发展趋势，进而治疗各类情志疾病，例如郁证、脏躁、不寐、癫狂等。我们把由情志所引起的外部行为与表现称为情志行为，例如悲伤时的泪流满面，惊恐时的尖叫不断，害怕后的仓皇而逃等。尽管中医并未对情志行为进行明确界定与系统研究，但其中却蕴含着大量情志行为的现象描述，这些都是传统中医留给我们的宝贵财富，值得我们当代中医学者继续挖掘与整理。

关于情志行为的论述最早可追溯至《黄帝内经》。在《黄帝内经》中有许多关于情志所致异常行为的介绍，例如《灵枢·本神》曾这样记载："恐惧而不解则伤精，精伤则骨酸痿厥，精时自下。""愁忧而不解则伤意，意伤则悗乱，四肢不举，毛悴色夭。"《黄帝内经》对"薄厥""女子不月""风消""狂""癫""失精"等由情志所致的异常行为进行了详细描述，例如《素问·生气通气论》指出："大怒则形气绝，而血菀于上，使人薄厥。"又如《灵枢·癫狂》对躁狂行为的生动描写："狂始发，少卧不饥，自高贤也，自辩智也，自尊贵也。""弃衣而走，登高而歌，或至不食数日，逾垣上屋。所上之处，皆非其所能也。"此外，《景岳全书·小儿则》还对儿童惊恐后的行为进行了阐述："小儿气血未充，神气脆弱，卒遇大惊恐吓，每易损及心、胆之气，恐则气下或气乱，使气血失调，而出现面赤、大便青、多烦、多哭、睡卧惊惕易醒、振动不宁。"

二、情志与行为的关系

"有诸内必形诸外"是历代中医学家所遵循的"金科玉律"，也就是说人的内部情志与其外部行为存在一定的必然联系。一方面，情志会导致人的行为发生改变，例如《清代名医医案精华》中曾记载：一士人，官场失意，情志未遂，悒悒而归，终日无语，数日不眠。说明官场失意，情志压抑使得该人话语减少、多日失眠。另一方面，通过对行为的控制与改变也可以引起情志的变化，其中，中医行为疗法就是典型代表。

1. 情志影响行为

中医学认为，情志对行为的影响主要表现在情志致病方面。《黄帝内经》认为"喜伤心，怒伤肝，忧伤肺，思伤脾，恐伤肾"，例如有人受到突然的惊吓会小便失禁，原因是恐惧情绪影响到肾所司的泌尿系统；有人因为思虑而吃不下饭，原因是脾脏与人的消化系统密切相关。对于喜、怒、哀、思、恐不同情绪所引起的各种异常行为，明代医学家刘纯曾作过系统论述。

"怒气所至，为呕血，为飧泄，为煎厥，为薄厥，为阳厥，为胸满胁痛，食则气逆而不下，为喘渴烦心，为消瘅，为肥气，为目暴盲，耳暴闭，筋缓，发于外为痈疽。喜气所至，为笑不休，为毛革焦，为内病，为阳气不收，甚则为狂。悲气所至，为阴缩，为筋挛，为肌痹，为脉痿，男为数溲血，女为血崩，为酸鼻辛，为目昏，为少气不能报息，为泣则臂麻。恐气所至，为骨酸痿厥，为暴下绿水，为面热肤急，为阴痿，为惧而脱颐。惊气所至，为潮涎，为目寰，为口呿，为痴痫，为不省人，为僵仆，久则为痛痹。思气所至，为不眠，为嗜卧，为昏瞀，为中痞，三焦闭塞，为咽嗌不利，为胆瘅呕苦，为筋痿，为白淫，

为得后与气，快然如衰，为不嗜食"。(《玉机微义》)

综合中医学关于"5种基本情绪"和异常行为表现的描述，我们将两者的对应关系大致总结如下。

表 7-1 "五情"及其行为表现

情志	（过）喜	（过）怒	（过）哀	（过）思	（过）恐
行为表现	失眠、狂乱、癫痫、昏厥、突然死亡	握拳捶胸、呕血、拳打脚踢、四肢发抖、毁坏器物	泪涌抽泣、胸闷气短、食欲减退、咳嗽	唉声叹气、食欲不振、咳嗽、呕吐、阳痿、便秘、头晕	大小便失禁、惊厥、遗精阳痿、滑泄、痉挛、痴呆

2. 行为反作用于情志

行为对情志的反作用可以通过中医行为治疗中的"习见习闻法"加以阐述，习见习闻法类似于现代行为治疗中的系统脱敏法，即将个体逐渐暴露在某种刺激之下使其逐渐习惯，从而恢复常态的一种方法。其中张从正巧治惊证的经典案例就是利用了该方法。

"卫德新之妻，旅中宿于楼上，夜值盗劫人烧舍，惊堕床下，自后每闻有响，则惊倒不知人，家人辈蹑足而行，莫敢冒触有声，岁余不痊。诸医作心病治之，人参、珍珠及定志丸皆无效。张见而断之曰：惊者为阳从外入也，恐者为阴从内出也。惊者谓自不知故也，恐者自知也。足少阳胆经属肝木，胆者敢也，惊怕则胆伤矣。乃命二侍女执其两手，按高椅之上，当面前置一小几。张曰：娘子当视此，一木猛击之，其妇大惊。张曰：我以木击几，何以惊乎？伺少定击之，惊又缓。又斯须连击三五次，又以杖击门，又遣人画背后之窗，徐徐惊定而笑，曰：是何治法？张曰：《内经》云，惊者平之。平者，常也。平常见之，必无惊。是夜使人击门窗，自夕达曙。夫惊者神上越，从下击几，使其下视，所以收神也。一二日虽闻雷亦不惊"。(《儒门事亲·内伤形》)

该案例中的患者因突然遭遇刺激而导致惊恐发作，张从正采用如下方法将其治愈：首先在患者面前放置一小茶几，并用木棒击打茶几，患者受惊后张从正便会对其进行安抚，待其稳定后再次击打茶几，后患者惊恐稍有缓解。如此连续击打茶几三五次后，又用木杖击打门窗，最后患者即使听到雷声也不再害怕。以上案例就是通过对行为的控制与改变进而达到改善情志状态的有效例证。

三、情志行为的典型案例

《素问·气交变大论》指出："有喜有怒，有忧有丧，有泽有燥，此象之常也。"意思是说，一个人有时高兴有时发怒，有时忧伤有时沮丧，就像自然界中有时下雨有时干燥一样，是一种正常现象。但是当情志强度过大，持续时间过久，超出人的正常生理限度时，就可能导致人体阴阳失衡、气血失和、脏腑功能失调而发生种种病变行为。古今中外有许多家喻户晓的经典案例均与人的情志活动密切相关。

1. 喜所引起的情志行为

喜是一种身心愉悦的状态，适度的喜悦对健康大有裨益，俗话说"笑一笑，十年少"，喜悦对人的积极影响可见一斑。同时，人在高兴状态下会变得精力旺盛，工作效率会大幅度提高。但是如果喜事来得太突然，超过了人体的正常承受能力，则"喜"就有可能转化为"悲"。

《素问》有云："多喜为癫。"其中最有代表性，流传最广泛的莫过于《儒林外史》中范进中举的故事。年迈的范进，晚年乡试终于中了举人，当他见到报贴时，把两手拍了一下，笑了一声说："噫！好了！我中了！"接着往后一跤跌倒，牙关咬紧，不省人事。等人将其灌醒后，他又拍着手大笑道："噫！好！我中了！"不由分说就往门外飞跑，大家知道："原来新贵人欢喜疯了。"集市上的范进正在一个庙门口站着，散着头发，满脸污泥，鞋都跑掉了一只，兀自拍着掌，口里叫道："中了！中了！"范进母亲，一位贫困一世的老太太，范进中举后，有许多人来奉承她：有送田产、送店房的、有投身为仆图荫庇的。范老太太是穷惯了，当知道这些都归自己后，老太太"不觉欢喜，痰迷心窍，昏绝于地，一命归西"。

2. 怒所引起的情志行为

怒是一个人的意愿或活动遭到挫折而产生的一种情绪状态。因程度不同，怒可以分为不满、生气、愤怒、大怒和狂怒。人在大怒情况下会捶胸顿足、拍桌大骂，甚至会损坏器物、伤人。尽管适度、短时间的发怒不会对人的身体造成危害，但是暴怒或长时间的愤怒则会影响人的正常行为与健康，《黄帝内经》记载："怒则气逆，甚至呕血。"严重者甚至会丧命。

我国古典名著《三国演义》曾记载有这样一段故事：诸葛亮平定南方后，领30万精兵出祁山伐魏，魏王曹睿派曹真、王朗率20万人马迎敌。两军对阵，王朗打算用言语劝说蜀军退兵，孔明听罢仰天大笑，痛斥王朗"罪恶深重，天地不容！天下之人，愿食汝肉……汝既为谄谀之人，只可潜身缩首，苟图衣食；安敢在行伍之前，妄称天数耶！皓首匹夫，苍髯老贼！汝即日将归于九泉之下，何面目见二十四帝乎！老贼速退！可教反臣与吾共决胜负"！结果使王朗恼羞成怒，自感颜面尽失，无地自容，于是"气满胸膛，大叫一声，撞死于马下"。后人有诗赞孔明曰：兵马出西秦，雄才敌万人。轻摇三寸舌，骂死老奸臣。可见，愤怒也可杀人。

3.（悲）哀所引起的情志行为

悲是指悲哀、悲伤、悲痛。早年丧母、青年丧父、中年丧妻、老年丧子被称为人生"四大悲"。悲则气消，是指过度忧悲可使肺气抑郁，意志消沉，肺气耗伤。《素问·举痛论》说："悲则心气急，肺布叶举，而上焦不通，营卫不散，热气在中，故气消矣。"《医醇賸义·劳伤》又说："悲则气逆，膹郁不舒，积久伤肺。"可见，过悲与疾病有莫大关系，临床表现多为心情沉重、闷闷不乐、精神不振、胸闷、气短等。悲痛欲绝还可引起昏厥或突然死亡。

苏轼与其妻子王弗二人情深意笃，恩爱有加。王弗聪明沉静，知书达礼，每当苏轼读书时，她便陪伴在侧。王弗去世后，苏轼悲伤难过，便写下了著名的《江城子》："十年生死两茫茫。不思量，自难忘。千里孤坟，无处话凄凉。纵使相逢应不识，尘满面，鬓如霜……相顾无言，唯有泪千行。料得年年肠断处，明月夜，短松冈。"其中"泪千行""肠断处"等词句表达了苏轼其妻子王弗的深切思念，情真意切，哀婉欲绝，读之催人泪下。

4.（忧）思所引起的情志行为

思是指一个人思虑过度，例如朝思暮想的事情得不到满足而心情不畅；隐瞒着可怕的事情而导致内心剧烈的思想矛盾；经常有许多脱离现实的空想、幻想或猜想等。如果一个人多愁善感，总是在考虑问题，往往会不思饮食，或饮食不和，容易出现食欲不振、腹胀便溏、头晕目眩、怔忡心悸、失眠多梦、健忘等多种病变。中医认为"思则气结"，忧思过度，可导致脾气郁结，运化失常，容易使神经系统功能失调，消化液分泌减少，出现纳呆食少、形容憔悴、气短、神疲力乏、郁闷不舒等。思虑过度不但伤脾，还会导致睡眠不佳，日久则气结不畅，百病随之而起。例如《红楼梦》中的林黛玉性情孤僻，多愁善感，稍有不适，就暗自哭泣流泪，久病缠身，最后终于在贾宝玉与薛宝钗成亲之时，忧思而死。

春秋末期，楚平王昏庸无知，轻信谗言，无辜杀害了敢向他提意见的大臣伍奢，并通令追捕伍奢的儿子伍子胥。伍子胥闻知连夜出逃，可在出城时，追兵已紧卡关口，伍子胥躲进朋友家中，焦虑不安地思考出城方法，一夜没合眼。待到第2天，他一照镜子大吃一惊：一夜间，头发胡子都变白了。后来，伍子胥也就靠这一头白发而瞒过了守城的士兵，成功地逃跑了。所以，民间常说："愁一愁，白了头。"忧思对人的影响之大可见一斑。

5.（惊）恐所引起的情志行为

恐是指恐惧不安，心中害怕的一种状态。人在受到恐吓后会面色苍白、冷汗淋漓、心慌不已、周身颤抖，严重者甚至会大小便失禁、四肢发软、精神恍惚。《灵枢·本神》说："恐惧不解则伤精，精伤则骨酸痿软，精时自下"。因此，一个人如果受到过于强烈的恐吓或者长时间处于恐惧状态中，会对身体产生危害，严重者甚至会因惊恐过度而死亡。《三国演义》第42回长坂坡之战中，夏侯杰就被张飞三声巨吼吓得"肝胆俱裂"，落马而死。

俗话说"人吓人，吓死人"。曾经有人对死刑犯做过这样一个实验：死刑执行者用一枚注射针头刺进死囚的静脉，使他目睹自己血液滴在一个可以发出响声的斜置浅盆上，并告诉他15滴血为1mL，待血放到1000 mL时便必死无疑。

然后将他捆绑在床上，用黑布蒙住他的双眼，再悄悄地将与抽血针头连接着的皮管夹紧，同时开放自来水管，让自来水按照滴血的速度继续滴在同样发生声响的浅盆里。两个小时后，罪犯气绝身亡，而他流出来的血还不足 50 mL。

四、不良情志行为及其治疗

由情志刺激所引起的各类不良行为被称为不良情志行为，中医中常见的不良情志行为主要有眩晕、呕吐、不寐、健忘、郁症、癫狂等。下面我们将以不寐为例具体分析不良情志行为的形成原因及治疗方法。

不寐亦称失眠，是由心神失常或不安而引起的不能正常睡眠为特征的一类疾病，轻者入睡困难或易醒，重者彻夜不眠。临床上，不寐患者还常常伴有眩晕、头痛、多梦、记忆力下降等现象。关于不寐的病因，中医认为主要有如下几种：①思虑耗血，心神失养。《类证治裁·不寐论治》指出："思虑伤脾，脾血亏损，经年不寐。"②气郁化火，扰动心神。喜笑无度，心神激动，暴怒伤肝，气郁化火均可导致不寐。③心虚胆怯。《沈氏尊生书·不寐》指出："心胆俱怯，触事易惊，梦多不详，虚烦不眠。"④痰热内扰。《景岳全书·不寐》记载："痰火扰乱，心神不宁，思想过分，火炽痰郁，而致不眠者多矣。"⑤瘀血内停。怒无所泄，气滞血瘀，阻滞经脉，出现不寐。

对不寐的治疗，中医主要有药物治疗、心理治疗、气功治疗、针灸治疗等多种方法。①药物治疗：根据疾病的轻重表现有针对性地选用养血安神、疏肝解郁、交通心神、镇静宁志的药物。②心理治疗：利用语言疏导法帮助患者缓解焦虑症状，减轻精神负担；利用行为疗法帮助患者纠正不良的睡眠习惯与饮食习惯，并督促加强体育锻炼。③气功治疗：练习放松功，通过呼吸、意念等达到身心放松状态。④针灸治疗：主穴有神庭、百会、神门。

第二节　情绪与行为的关系

情绪作为人体的一个基本动机系统，能够驱使个体针对不同的刺激事件产生灵活自如的适应性行为，并调节或保持个体与环境间的关系。例如，人在缺水或缺氧的情况下，血液成分会发生变化，从而产生补充水分或氧气的生理需要。然而这种生理驱力本身并没有足够的力量去激起行动，此时人体所产生的恐慌感和急迫感起着放大和增强内驱力信号的作用，并与生理驱力进行合并成为驱策人行动的强大动机。因此情绪的动机作用会激发某些行为反应的产生。那么情绪与行为之间的对应关系到底是怎样的呢？日常生活中，我们经常有如下经验：当儿童痛苦、难过时，他们会哭泣流泪、乱喊乱叫，情绪与行为趋于一致。但当高度社会化的成人痛苦难过时，他们的外部表现会更为内隐甚至会出现情绪与行为的不一致（如内心痛苦但仍面带微笑）。因此，情绪与行为表达之间的关系比较复杂，两者既有先天遗传性的关系，又有后天社会化的关系。

一、先天遗传视野下的情绪与行为关系

情绪作为一种包含认知、生理、体验和行为等多种成分的全身性心理活动，是有机体力求应对和控制生存环境的心理衍生物，是为增强有机体的生存能力而出现的。从先天遗传角度来看，情绪与行为表达之间存在着一定的对应关系，其本质是对外界环境的适应。

1. 情绪行为表达的适应性本质

普拉契克（Plutchik）认为，情绪是进化的产物，是适应生存的心理工具。当有机体遇到危险时，情绪首先被激发，进而通过外显行为进行信息传递或互助。的确，人类情绪的外在行为表达确实带有某种原始的具有生存价值的遗传模式。例如，当人准备打架时，身体各部分就会出现人类祖先准备格斗时的系列变化：昂首挺胸，头发竖起，尽可能扩展自己的身体以恐吓对方；双眼圆瞪，以便尽可能地注意到对方的一举一动；鼻孔张大，呼吸加快，吸进更多氧气以做准备；咬牙切齿，以便随时准备用牙齿撕咬对方；心跳加快，血液流动加快，以便为身体提供更多能量等。

达尔文在其著作《人类和动物的情绪表达》中，用进化论的观点对人的情绪与行为表达的对应关系及其本质进行了详细阐述，认为人的情绪行为表达是

从动物中演化而来的，由于其适应价值通过自然选择而被保留下来。发展过程中原来某些与特定活动有关的行为方式逐渐变成了下意识的习惯，当人们产生情绪活动时，脑中与之相连的先天动作模式就会被释放出来。例如，厌恶或拒绝的情绪表达方式是基于有机体想试着除去本身已经消化的某种令人不舒服的东西。达尔文曾说（1892年）："'厌恶'这个词，就其最简单的意义是：某种令人讨厌的味道。但因为讨厌也会引起烦恼，他通常伴随着皱眉，也常出现像要推开或摆出要防止讨厌的东西侵袭的姿势。极端厌恶的表达是嘴巴周围的动作好像准备呕吐。嘴巴张得大大的，上唇强烈地收缩，眼睛半闭，转开眼睛或全部身体，像是极度的不屑。这些动作似乎表明讨厌的人不值得一看或令人生厌。吐口水似乎是全球共同的轻蔑或厌恶的表示，而吐口水很显眼表达了嘴巴对任何作呕东西的拒绝。"

2. 实证研究

情绪与行为表达的先天关系研究主要集中在人的表情研究方面。表情是个体情绪的外在表现，是人类心理活动的晴雨表。研究表明，人的基本表情具有跨地区、跨文化的普遍性，即不论在哪个国家、属于哪种文化，人们对高兴、愤怒、恐惧、惊讶、厌恶、轻蔑、悲伤等情绪的外在表现均一致，两者具有高度的对应关系。关于这方面的证据主要来自于一系列跨文化研究。艾克曼（Ekman）和伊扎德（Izard）等人研究了西方文化与非西方文化中被试的表情识别，要求被试选择相应的情绪词汇用来匹配6种表情图片（愤怒、高兴、悲伤、恐惧、厌恶、惊讶），结果表明人类表情的确具有高度的跨文化一致性。艾克曼还研究过新几内亚偏远地区部落族人的表情识别，尽管他们并未接触过西方文化，但还是表现出了对西方人情绪表达的较高识别度。另外，对于新生婴儿的研究进一步证明了人类情绪与行为表达之间的遗传性关系。研究者让母亲与出生10周的婴儿进行愉快与不愉快的交流，婴儿表现出了愉快、感兴趣、悲伤、发怒等情绪表情。

马修莫托等人（Matsumoto）对23个国家的先天的、非先天的盲人柔道运动员自发的情绪表情进行研究，发现所有被试的自发表情存在高相关，没有显著差异。汤姆金斯（Tomkins）假定人存在 8 种原始情绪，分别为兴趣、愉快、惊奇、悲痛、恐惧、羞愧、轻蔑、愤怒，每种情绪都是在某种先天性皮层下神经的控制下出现特定的面部反应模式，情绪与其行为表达的对应关系如表 7-2 所示。

表 7-2 情绪及其面部反应模式

情绪	面部反应模式
兴趣	眉眼朝下、眼睛追踪着看、倾听
愉快	笑、嘴唇朝外朝上扩展、眼笑（环形皱纹）
惊奇	眉眼朝上、眨眼
悲痛	哭、眼眉拱起、嘴朝下、有泪、有韵律地啜泣
恐惧	眼发愣、脸色苍白、出汗发抖、毛发竖立
羞愧——羞辱	眼朝下、头低垂
轻蔑——厌恶	冷笑、嘴唇朝上
愤怒	皱眉、眼睛变狭窄、咬紧牙关、面部发红

二、社会文化视野下的情绪与行为关系

情绪与行为表达具有先天遗传性的观点受到了一些心理学家与人类学家的反对，他们认为人类的情绪行为并非"生而有之"而是由社会文化决定的。例如，尽管某些跨文化研究表明人类对外部表情识别分数显著高于随机水平，但是识别的正确率却因文化的不同呈现出差异。对于西方人的表情照片而言，西方文化中的被试正确识别率最高（这被称为"组内优势"），其次是非西方文化中的被试，最后是偏远孤立文化中的被试。"脸上所呈现的都是由文化书写上去的"这句话是社会文化论支持者对他们观点的最好概括。他们指出，不同的群体生活在不同的社会文化环境中，不同的文化有不同的社会表达规则，因而个体的情绪体验及其行为自然"不尽相同"。从社会文化角度来看，情绪与行为之间的关系并非一一对应，而是受到社会规则、后天学习等因素的影响。

1. 社会规则对情绪行为表达的影响

个体的情绪表达受到社会文化的影响，不同的文化规定了不同的情绪表达规则。相同文化下的个体因为具有相同的生活方式、风俗习惯、宗教信仰等从而形成了共同的情绪体验及相应的行为方式。西方文化重视个体的自主性与独立性，强调自我的直接表达，鼓励个体积极表达自己的各种情绪，哪怕是生气、厌恶等消极情绪；而东方文化则强调集体利益与社会和谐，鼓励个体考虑他人需要以保持融洽的人际关系，因此集体主义文化下人们不被允许表达消极情绪。马修莫托的研究正好验证了以上观点，他们对美国人和日本人在社交情景下的情绪表达进行评定后发现，美国人在团体内会更多地表达消极情绪，而日本人认为在团体外表达消极情绪更为合适。Heine 等人还发现，日本学生更倾向于参与那些可能提升自我批评的情景（这些情景通常会使其体验失败），而美国学生则更倾向于参与那些可能提升自我积极情绪的情景（这些情景通常使其体验成功）。

因为价值观的差异，即使同属于西方文化的美国人与德国人在情绪表达上也不一样。库普曼（Koopman-Holm）等人的研究显示，美国人比德国人更赞同表达轻蔑和厌恶，德国人比美国人更赞同表达生气和悲伤，而厌恶、生气、悲伤的表达规则可以被价值观所调节。

社会规则对情绪行为的影响还在于，在不同文化中相同的情绪行为代表不同的含义。海德特（Haidt）等人的研究表明，咬舌头的行为对于印度人而言意味着害羞与内疚，但美国人认为是在娱乐；在印度人眼中是轻蔑的情绪行为，却被美国人理解为反感；美国人幸福的情绪行为常与个人成功、物质获得的情景相联系，而印度人幸福的情绪行为更多的是与家庭、朋友建立良好的关系。

2. 后天学习对情绪行为表达的影响

情绪行为表达的社会性还表现在后天的学习过程中。后天的学习可以使我们的情绪表现得更细腻、更丰富、更随意，也更符合社会的要求。一项研究表明，中国 11 个月大的婴儿比与他们同年龄的日本、美国婴儿情绪表达偏少，这说明文化很早就会对婴儿的情绪反应产生影响。儿童的情绪行为从纯生理状态

（如早期泛化的、大面积的笑）发展到心理社会状态（各种各样精细化的笑），是通过与家庭成员、同伴等他人的不断互动学习而来的。儿童大多数情绪行为是通过条件作用完成的，例如抚养者通过采用愉快的反馈方式鼓励儿童逐渐建立起与社会文化相适宜的情绪行为，通过否定的反馈方式减少儿童不良的情绪行为。随着生理的发展和交往的扩大，个体逐渐学习和掌握了各种情绪行为间的细微差异以及表达技巧，懂得各种情绪什么时候被表达以及如何被表达。

综上所述，受社会文化的影响，人类的情绪与行为之间出现了不一致的现象，即相同的情绪在不同人群中显示了不同的行为，相同的行为在不同地区表现出了不同的情绪。

三、多元整合视野下的情绪与行为关系

情绪与行为之间的关系是先天遗传的抑或后天社会的？这两种观点曾在理论界引起过激烈的讨论，但现在心理学家已将两种观点结合起来，认为生物因素、社会因素、学习因素等均对人类情绪与行为之间的关系有影响。一些情绪与行为（如原始情绪及其行为）有很强的遗传成分，另一些情绪与行为（如复合情绪及其行为）则更多受到社会规则、文化教育的影响。

艾克曼提出的神经——文化理论试图解释人类表情的普遍性与社会差异性。该理论认为人类表情之所以具有跨文化一致性是因为每个人都有一个一致的"面部情感系统"，这个系统指明了面部肌肉运动和特定情绪之间的关系。另外，面部表情还具有文化差异性，原因在于文化所产生的表达规则有所不同。由于神经——文化理论难以明确指出组内优势是受理论的哪一部分所影响，艾芬贝恩（Effenbein）等人在以往理论基础之上提出了包含"普遍情感系统"与"特殊情感系统"的方言理论。

第三节 情绪的行为研究模型

对情绪行为感兴趣的心理学家尤其强调情绪研究的客观性，他们认为研究

可观察的情绪行为要比研究主观的情绪体验更为"科学",因此情绪研究应该集中于可以观察和测量的外显行为上。此类观点的典型代表要首推行为主义心理学家,他们坚信心理学就是研究行为的科学,只有行为才是看得见、摸得着的,才是科学研究的对象。在行为主义心理学家眼里,情绪就是有机体对特定刺激(或情境)所做出的系列反应,他们的研究任务就是确定这些系列反应以及引起这些反应的特定刺激(情境),用公式表示即为:S(刺激)→R(反应)。行为主义心理学创始人华生根据对儿童的研究将人类的基本情绪分为 3 种,分别为恐惧、愤怒和爱,每种情绪如表 7-3 所示。华生认为人类各种复杂的情绪都是在条件作用和泛化作用基础上由这 3 种最基本的情绪发展而来。

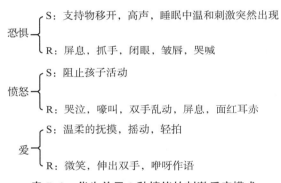

表 7-3　华生关于 3 种情绪的刺激反应模式

　　尽管行为主义因忽视了人的情绪体验与认知因素而受到其他心理学理论流派的批评,但是其科学的研究思路与严谨的研究方法一直为后人所沿袭。行为主义坚持情绪研究的客观性与可验证性,推动了情绪研究向自然科学方向靠拢,尤其是他们设计的许多精巧的实验为后来的情绪行为研究奠定了基础。如赫尔的大白鼠旷场实验,就是把白鼠放在空旷的地方,通过记录其单位时间内的排便、排尿量来测量白鼠恐惧情绪的高低。因为动物行为模型具有资源易获得、操作性强、伦理问题少等优点,再加上理想的动物模型能够很好地模拟人类情绪,能够进行整体、细胞、分子和基因各水平的干预和研究。因此,情绪行为研究的动物模型已经成为目前心理学、精神卫生学、医学工作者在临床和科研中不可缺少的工具。下面我们将分别阐述几种常用的情绪研究的行为模型。

一、抑郁行为模型

抑郁是一种以情绪低落、兴趣减退、动机减退等为主要特征的情绪状态，严重者可发展成抑郁症。在行为上，常常表现为睡眠减少、活动减少、食欲下降等现象。研究表明不可控制的应激是导致机体产生抑郁的重要原因，因此抑郁行为模型常用应激诱导的方式来建立。常用的抑郁行为模式主要有行为绝望模式、习得性无助模式以及慢性温和应激 3 种。

1. 行为绝望模式

将实验大鼠放入一定深度的容器内游泳，开始阶段大鼠会拼命挣扎，经过一定时间的挣扎如不能摆脱困境后，大鼠会逐渐放弃努力而进入漂浮状态或相对静止状态，这种状态被认为行为绝望（behavioral despair）。行为绝望显示了个体对应激事件已经丧失了主动应对的能力，成为反应抑郁状态的有效指标。但是也有研究者质疑这种解释，他们认为动物的漂浮既可以是抑郁的表现，也可以是一种适应机制，即动物采用漂浮的方式来节省体力以便维持更长时间的存活。行为绝望模式在临床实验上主要用于抑郁药物的筛选。

2. 习得性无助模式

给予动物连续的、不可控制的、令其厌恶的应激刺激（如电击），经过多次尝试不能逃脱后，动物便开始被动接受，随后再将其置于可逃避的环境中（如穿梭逃避、压杆逃避），此时动物完全不能或极其缓慢的逃避行为或操作行为被称为习得性无助（learned helplessness）。习得性无助表现出的抑郁行为主要有行为缓慢、食欲下降等。然而有研究者认为，习得性无助模式的刺激强度较大，更适合作为创伤后应激障碍的行为模型。

3. 慢性温和应激模式

慢性温和应激模式采用一系列强度较小的应激刺激来干预动物的生存环境，例如不定期的禁水、禁食、电击、噪音、强光照射、游泳等，由此引起动物对奖励刺激（如糖水、食物、成瘾药物）的偏爱降低。慢性温和应激模式下所导致的动物快感缺失，是抑郁的重要表现。因为该模型能够更真实地模拟人类现实生活中的各种状况，且具有良好的预测效度、结构效度，它已成为目前国内外文献中广泛使用的模型。例如，有研究者曾采用慢性应激的大鼠模型来研究中药的抗抑郁效果，其研究表明柴胡加龙骨牡蛎汤大小剂量均能明显缩短大鼠强迫游泳的不动时间。另有研究者发现加味四逆散、逍遥散、丹栀逍遥散均能缩短大鼠悬尾不动时间，表明 3 种方剂均有较好的抗抑郁作用。

二、焦虑行为模式

焦虑是由即将发生的应激性事件所引起的一种预期反应，主要表现为担心、紧张、恐惧等情绪状态，其核心症状为担忧。人在焦虑状态下可出现警觉性提高、逃避现实、易激惹等一系列行为反应。研究发现这类反应同样可以在焦虑的动物身上发现，例如当把动物放在陌生的环境面前时，它们会出现探究行为的抑制、呆滞、逃走、排尿量增加等行为。因此，人们普遍认为动物和人类具有相同的焦虑情绪状态，这些反应都可看作是面临危险情景时防御反应系统的激活。常用的焦虑行为模型主要包括非条件反射模型与条件反射模型。

1. 非条件反射模型

非条件反射模型根据其行为特点又分为探究行为模型和社会行为模型。前者主要包括经典的高架十字迷宫实验和旷场实验，后者包括天敌暴露、分离模型等。

高架十字迷宫模型，首先将动物放于迷宫中央，然后观察动物进入开臂区域和闭臂区域的时间和次数。因为开臂区域与外界相通，对动物来说带有一定的新奇性同时又具有一定的威胁性，动物在产生探究好奇心的同时也会产生焦虑反应。如果焦虑水平升高，动物就会退缩到闭臂区域中，反之则会在开臂区域停留更多时间，对开臂区域的探究次数也会增多。有研究者利用该模型证明了养心开郁片的抗焦虑作用。在旷场实验中，中心区域对动物来说具有潜在威胁，而外周区则相对安全，因此，如果动物的焦虑水平高则倾向于停留在外周区，反之，对中央区的探究次数及时间就会增加。

天敌暴露模型，顾名思义就是将动物暴露在对其生命具有巨大威胁的另一个动物面前，例如将大鼠暴露在猫面前，从而造成大鼠焦虑水平的提高。此时大鼠表现出明显的焦虑样行为，如四处逃窜或行动减少、蹲伏、动作僵硬、排泄二便显著增多等现象。因这种模型会造成躯体创伤，后来研究者更多的是将天敌的排泄物暴露在动物面前，也起到了同样的作用。分离模型是将出生不久的动物单独饲养，由此表现出焦虑不安、恐惧、易激惹和攻击性强等特点。

2. 条件反射模型

条件反射模型主要有饮水冲突模型、条件性电击模型、空瓶应激模型等。饮水冲突模型是将动物的饮水行为和不确定的电击结合起来，当动物想要满足饮水需要时就可能会受到电击的创伤，由此造成动物在饮水和避免电击之间的趋避冲突，产生焦虑反应。而条件性电击模型则是将某种信号和不确定的电击结合起来，由此造成动物的焦虑反应。以上两种模型在模拟人类的焦虑反应、预测抗焦虑药物方面是非常有效的，但其中的电击设置使得动物产生躯体创伤是其主要缺陷。相比之下，林文娟等人最近建立的空瓶应激模型创伤较小，而且也已证明是一种有效的焦虑应激模型。经过几次固定时间的饮水学习之后，在饮水时间给予动物空瓶，能够诱发动物出现攻击、撕咬瓶子和笼子、频繁修饰等焦虑反应，同时还伴有焦虑的生理反应，较好地模拟了人类焦虑的行为。有人采用这种模型研究发现服用温胆片后的大鼠攻击行为降低，从而证明了温胆片的抗焦虑作用。

三、条件恐惧行为模型

恐惧是一种有机体企图摆脱、逃避某种情景而又无能为力的情绪体验。近年来，地震、泥石流等灾害频发，受灾人员常出现急性恐惧反应，恐惧心理应激研究逐渐被人们所重视。条件恐惧是指一个原本不具备引发个体情绪的中性刺激，多次伴随一个恐怖或者厌恶刺激的出现，个体就逐渐习得了对这个中性刺激的条件恐惧反应。条件恐惧模型下的动物会出现一系列的防御性行为反应，包括呆立反应、心率增快、惊跳反应、逃避反应等。常见的条件恐惧模型包括情景性条件恐惧、线索性条件恐惧、情景与线索相结合的条件性恐惧。

1.情境性条件恐惧

情境性条件恐惧是指在没有声音、灯光等其他刺激线索参与条件下，对某一情景内的动物进行电击从而形成恐惧状态的模式。动物在恐惧状况下一般会出现木僵的本能反应，即不动、不食、大小便潴留、对刺激缺乏反应的现象。为了确认恐惧反应是由情景而非其他线索所引起的，一般会将动物放入另一个与训练场景完全一致的环境中，如果动物出现了同样的恐惧反应则说明是由情景引起，反之则是由其他线索引起。

2.线索性条件恐惧

线索性条件恐惧是指在声音、灯光等其他刺激线索的参与下对动物进行电击进而形成恐惧状态的模式。这种模式一般要对线索与情景进行区分，因此要么在训练前让动物先适应情景环境，要么在训练中变换情景环境，两种方式均可帮助动物区分线索与情景。训练中通过测量动物对条件性线索的反应来确定恐惧状态，例如木僵或惊跳反应。惊跳反应是动物对刺激线索（声音、灯光等）的过度反应。

3.线索与情景相结合的条件恐惧

线索与情景相结合的条件恐惧是指在线索（声音、灯光等）与情景共同作用下导致的恐惧反应。该模式需要满足两个条件：一是意识到实验情景对它们不利；二是意识到刺激线索的出现预示着它们要遭受电击。一般将动物放入训练场景后，呈现条件刺激（蜂鸣声、灯光等），条件刺激结束或即将结束时对动物进行电击。多次训练后，动物会形成线索与情景结合的条件性恐惧反应。

四、愤怒行为模型

愤怒是当人们的愿望不能实现或达到目的的行动受到挫折时所引起的一种紧张而不愉快的情绪。怒作为"七情"之一，是日常生活中一种常见的消极情绪，一般伴随有不良的行为反应，如言语攻击、人身攻击等。愤怒是人类的一种原始情绪，它在动物身上则是与求生、争夺食物等行为相联系。愤怒行为模型主要有夹尾模型、居住入侵模型等。

夹尾模型一般将雄性大鼠多只饲养，用纱布包裹尖端的止血钳夹大鼠尾巴，从而激怒其与其他大鼠打斗，通过记录打斗次数等测量动物的愤怒状态。但这种模式因其物理性应激成分较多而受诟病，最近有研究者在以往模式基础上采用居住入侵模式进行实验（张红梅等人），研究者首先将大鼠单独进行饲养，然后放入入侵鼠，记录大鼠的行为变化，如搏斗次数（大鼠撕咬、脚蹬入侵者等动作）、威吓次数（大鼠做出佯攻、前扑、尖叫等姿势）、攀压次数（大鼠将入侵者打倒并压制在其身上）、胜利次数（大鼠压在入侵者上面，入侵者长时间仰躺、呆滞）、失败次数（大鼠被入侵者打倒、压制）等。该模型中的大鼠长期孤独饲养而具有一定攻击性，能够本能地对侵入者发起攻击从而保卫自己的领地，从而产生愤怒的心理和行为。同时实验表明，该模式下大鼠的愤怒表现与人类的愤怒情绪较为接近，例如敏感性增强、易激惹、探究活动增多、认知能力减退、紧张程度增高、适应能力差等。这说明此模型能够有效模拟人类愤怒情绪，是理想的愤怒心理应激模型。

第四节　情绪的外显行为——表情

《毛诗大序》有云"情动与中，而形与外"。当人产生喜怒哀乐等情绪体验时，人的面部肌肉、身体姿势、语音语调等都会发生一系列外显变化，如眉飞色舞、张牙舞爪、语无伦次等。这些变化因其可直接被观察，往往成为情绪活动的表征，即表情。所谓表情就是个体情绪、情感的外部表现，主要分为面部表情、姿态表情与言语表情 3 种。在日常生活中，我们往往根据他人的表情来判断其内心的情绪感受，因此表情作为人类情绪的晴雨表，是人际交往的重要工具，也是研究情绪活动的客观指标。

一、面部表情

面部表情（facial expression）是指面部的表情动作，主要通过眼部肌肉、颜面肌肉和口部肌肉的变化来表现各种情绪状态。当面部肌肉松弛时表明个体心情舒畅、放松，面部肌肉紧张时表明个体心情严肃或痛苦。一般来说，人们的情绪状态能够很明显地通过面部表情进行传递，因此它在人际交流过程中起着至关重要的作用，是情绪表达的主要通道。关于面部表情，我国传统的中医学早就有所记载。

（一）中医学对面部表情的认识

中医经典中存在大量关于面部表情的描述，其主要集中在面部表情的生理刻画以及对疾病的诊断与治疗。

《灵枢·论勇》中说："夫怯士之不忍痛者，见难与痛，目转面盼，恐不能言，失气惊，颜色变化，乍死乍生。"这表达的是怯懦又不能耐受疼痛的人在遇到危难和疼痛时的面部表情，其中"目转面盼""恐不能言""失气惊""颜色变化"等描述生动地刻画了怯士在疼痛面前表现的难过表情。《灵枢·通天》中的五态人"凡五人者，其态不同，其筋骨气血各不等"，即5种人所表现的状态各不相同，并对其进行了详细介绍。例如"太阳之人，其状轩轩储储"，太阳之人一派洋洋得意、骄傲自满的样子；"阴阳和平之人，其状委委然，随随然，颙颙然，愉愉然，暶暶然"，阴阳平和之人严肃又温和，面容和颜悦色，目光慈祥和善；"太阴之人，其状黮黮然黑色，念然意下"，太阴之人面色好像桑葚一般色黑阴沉，少见笑容，好像总在思考问题。《素问·解精微论》有云："夫泣不出者，哭不悲也。不泣者，神不慈也，神不慈则志不悲。"意思是说哭泣但没有眼泪，说明内心不悲伤，可见通过外部行为能够识别人的内部情绪。

中医学关于面部表情在疾病中各种表现的记载比较丰富，比较经典的是《望诊遵经·变色望法相参》中关于望五色察七情的论述"……怒则肝气逆，故悖悖然目张毛起而面苍；愧则心气怯，故赧赧然颜惭汗出而面赤。思则气结于脾，故睑定而色黄以涩；喜则气发于外，故颐解而色红且散。悲则气消于内，故五脏皆摇，色泽减而声憔以杀；忧则气并于中，故两眉双锁，色沉滞而气郁以塞。恐惧者，精神荡惮而不收，故色脱而面白；惊怖者，血气分离而乖乱，故气促而面青"。以上按五行归类，分别将面部五色变化对应于七情五脏，即苍——怒、赤——喜（愧羞）、黄——思、白——悲（惊恐）、黑——惊恐（乍黑乍白）。《石室秘录》又云："看病必察神色，察色必须观面……其间之更妙者，在察五色之有神无神而已。色暗而神存，虽重病亦生；色明而神夺，虽无病亦死。"有神的面色，含蓄明亮，此为健康之色，即使生病也并不严重；无神的面色，暴露晦涩，这是病态的颜色。正如《素问·脉要精微论》所云："赤欲如白裹朱，不欲如赭；白欲如鹅羽，不欲如盐；青欲如苍璧之泽，不欲如蓝；黄欲如罗裹雄黄，不欲如黄土；黑欲如重漆色，不欲如地苍。"

由此可见，我国传统中医典籍中蕴含着大量关于面部表情的精彩论述，但限于当时的局限性，对面部表情的论述多为现象描述，缺乏系统深入的研究。近代国内外学者对面部表情的特征、测量以及相关理论进行了更为系统、全面的研究。

（二）面部表情的现代研究

1. 面部表情介绍

早在 19 世纪，达尔文《人类和动物的表情》就详细阐述了人的面部表情和动物的面部表情之间的联系和区别。随后艾克曼等人研究了人类的 6 种基本表情（图 7-1）：高兴、愤怒、悲伤、惊讶、厌恶和恐惧，并系统地建立了上千幅不同的人脸表情图像库。研究发现，眼睛、眉毛、嘴巴、鼻子、额头等部位最能表达一个人的情绪状态，例如高兴时我们"眉开眼笑"，即眉毛舒展、眼睛闪亮；惊讶时我们"目瞪口呆"，即嘴巴张开不动、瞪眼；难过时我们"愁眉苦脸"，即嘴角下拉、眉毛皱在一起。高文等人给出了 6 种基本表情的具体面部表现，如表 7-4 所示。另外，眼睛、嘴巴、额头等不同部位具有不同的表情作用。例如，口部最能表达快乐与厌恶，眼睛对表达忧伤最重要，前额能够提供惊奇的信号，眼睛、嘴巴、前额等能够很好地表达愤怒情绪。

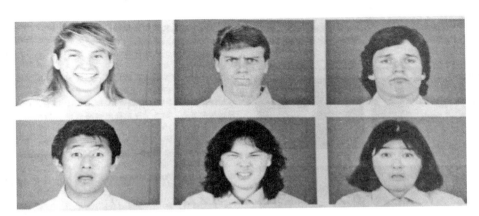

图 7-1 面部表情图片

表 7-4 面部表情特征

表情	额头、眉毛	眼睛	脸的下半部
喜悦	眉毛稍微下弯	下眼睑下边可能有皱纹，可能鼓起，但并不紧张 鱼尾纹从外眼角向外扩张	唇角向后并抬高 嘴可能被张大，牙齿可能露出 一道皱纹从鼻子一直延伸到嘴角外部 脸颊被抬起
愤怒	眉毛皱在一起，压低 在眉宇间出现竖直皱纹	下眼皮拉紧，抬起或不抬起 上眼皮拉紧，眉毛压低 眼睛瞪大，可能鼓起	唇有两种基本的位置，闭紧，唇角拉直，或向下；张开，仿佛要喊 鼻孔可能张大
哀伤	眉毛内角皱在一起，抬高，带动眉毛下的皮肤	眼内角的上眼皮抬高	嘴角下拉 嘴角可能颤抖
惊讶	眉毛抬起，变高变弯 眉毛下的皮肤被拉伸 皱纹可能横跨额头	眼睛睁大，上眼皮抬高，下眼皮下落 眼白可能在瞳孔的上边和/或下边露出来	下颌下落，嘴张开，唇和齿分开，但嘴部不紧张，也不拉伸

续表

表情	额头、眉毛	眼睛	脸的下半部
厌恶	眉毛压低，并压低上眼睑	在下眼皮下部出现横纹，脸颊推动其向上，但并不紧张	上唇抬起 下唇与上唇紧闭，推动上唇向上，嘴角下拉，唇轻微凸起 鼻子皱起 脸颊抬起
恐惧	眉毛抬起并皱在一起额头的皱纹只集中在中部，而不横跨整个额头	上眼睑抬起，下眼皮拉紧	嘴张开，嘴唇或轻微紧张，向后拉；或拉长，同时向后拉

2. 面部表情的测量

心理学关于面部表情的客观测量真正开始于艾克曼和伊扎德的研究。艾克曼开发了面部情感计分技术（FAST）和面部活动编码系统（FACS）。伊扎德开发了最大限度辨别面部肌肉运动编码系统（MAX）和表情整体辨别判断系统（AFFEX）。

艾克曼的面部情感计分技术（FAST）是一个与具体情绪相联系的面部运动设计，它将面部分为额——眉区域、眼——睑区域、鼻颊——口唇区域，可以分别测量人类 6 种基本情绪（高兴、愤怒、悲伤、惊讶、厌恶和恐惧）。观察者需要将某表情与面部情感计分技术图册上的样式进行对比，获得相应分数，最后将所得分数相加后的总分即是表情所要表达的情绪。面部活动编码系统（FACS）是艾克曼在 FAST 基础之上创建的，其目的是想最大限度地区分所有可以观察到的面部行为。FACS 的制定是艾克曼等人在自己面孔上进行测量的结果，其依赖于产生表情的很细小的面部肌肉活动。该编码系统包含 44 个面部活动单元（AU），这些活动单元或单独或合并起来解释所有可以观察到的面部肌肉活动。下面描述其中几种常见表情。

恐惧的表情：在恐惧的时候，人们会表现出闭眼或捂眼睛、皱眉头、低头、缩肩膀、弯曲身体或屈腿。动物在受到惊吓时也表现出类似的表情，只是加上耳朵下垂。这些表现可以解释为逃走前的准备，也可以解释为保护脆弱器官，并减少与外界刺激的联系，比如闭眼睛。因此，恐惧的表情表示可以理解为保护和退缩。

愤怒的表情：人类愤怒的表情有许多表现。其中最大的特点是怒视，即集中地注视，眼睛睁大，眉毛紧锁。肌肉紧张力增强，经常攥拳头。双唇紧闭，咬紧牙关。面部表情和要做某种大力气的行为类似。总之，愤怒的表情显示主动姿态，肌肉的强力和注意力集中。愤怒有时候也会内敛，如表现为安静、闭嘴，但情绪仍非常强烈，直到爆发或放弃。这意味着暂时退缩等待时机。

悲伤的表情：悲伤的表情也有多种，最明显的面部表情是嘴角下垂，肌肉张力下降。这意味着活动减弱，没有兴趣。有时候，悲伤和抑郁也会表现出躁动不安，表示无力寻找失去的事物。

喜悦的表情：喜悦的行为只是部分与环境关系有关，主要目的是引起他人互动。兴奋和高兴的表情行为最大的特点是行为过度，即高频率地转换无目的的行为的方向、乱蹦乱跳、雀跃、吹口哨、唱歌。尽管毫无目的，但这些多余的行为表示运动的自由性，即没有担忧，没有需求。这些多余的行为特像舞蹈症，这可能是由于兴奋时多巴胺分泌引起的。

伊扎德在前人研究基础上，制订了两个相互补充的面部表情测量系统：一个是微观分析系统，又称为最大限度辨别面部肌肉运动编码系统（MAX），它与FACS都是以面部肌肉运动为记录单位，用于精确测量区域性的面部肌肉运动；另一个是宏观分析系统，又称为表情整体辨别判断系统（AFFEX），该系统可以提供关于面部表情模式的总面貌。最大限度辨别面部肌肉运动编码系统（MAX）将面部分为额眉——鼻根区、眼——鼻——颊区域、口唇——下巴区域，3个区域共分出29个面部运动单元，每个运动单元均编上号码，每个号码都代表面部某一区域的一种活动，每种活动均有照片图例供使用者对照选择。面部表情就是由这3个区域的肌肉运动的各种组合而形成。例如图7-2所示，享乐——愉快的表情是由编号0+33/38+52组合而成，编号0是指光滑的额头，眉毛位置正常；编号33指眼睛眯起呈半闭状，编号38指颊部抬起；编号52指嘴角或嘴三角向后向上牵拉。

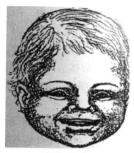 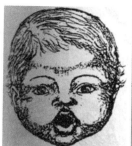 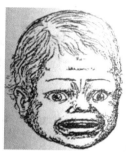

享乐-愉快	惊讶-惊奇	恐惧-惊骇
（0，33/38，52）	（20，30，50）	（22，31，53）

图 7-2　MAX 图例式样

伊扎德的表情整体辨别判断系统（AFFEX）较 MAX 更为高效，它为我们提供了一个相当可信而且有时间效益的表情识别系统。AFFEX 使用的编码来自于 MAX，但是它对情绪的识别是从面部整体来进行辨认。表 7-5 展示了 AFFEX 情绪的部分分类。

表 7-5　面部表情整体辨别判断系统（AFFEX）部分分类

	额/眉/鼻根	眼/鼻/颊	口/唇/颌
兴趣 IE	眉上抬，正常形状；前额凸起、变厚或出现水平长纹；鼻根变窄（20A） 眉聚拢，可能轻度向下；眉间凸出或起竖纹（24） 前额平滑；眉处于静止位置（0）	眼区外观扩大，变宽或成椭圆形（可见上眼部起皱），上眼睑和眉之间组织伸展但上眼睑不上抬（30） 眼变窄或眯起，眉侧部可能下降而且颊上抬（33） 眼正常睁着（0） 颊上抬（38）	嘴张开，放松（51） 嘴张开，放松，舌向前（超过牙床线），可移动（59A） 唇收缩（65） 嘴闭着，放松（0）
快乐 EJ 38+52b	前额平滑（0）	颊上抬，可见眼下起纹（38）	嘴角后收并上拉（52）
惊奇 SA 20+30+50	眉上抬，眉下皮肤绷紧（20） 前额凸起、成块状纹或有水平长纹（20） 鼻根变窄（20）	眼区外观扩大，变宽或成椭圆形（可见上眼部起纹）（30） 上眼睑和眉之间组织拉紧，但上眼睑不上抬（30）	嘴张开，卵圆形或圆形（54）

3. 面部表情的反馈假说

已有许多研究表明，人为地表现出某种面部表情，能够导致与其相对应的情绪体验的产生或增强。这种认为人为表现的面部表情对情绪体验具有反馈效果的观点，被称为"面部反馈假设"（Facial Feedback Hypothesis），其代表人物有汤姆金斯、伊扎德、扎荣茨等。面部反馈假设说认为面孔不仅表达情绪，还可以诱发或改变情绪体验，即情绪体验部分是由我们的面部表情所决定的。该理论主要有两种观点：

一是面部表情会引发情绪的产生，即我们的面部表情在没有任何诱发刺激情况下可以引发相应的情绪体验。例如，在一项研究中，研究者要求被试根据指令机械地收缩面部肌肉，以摆出惊讶、恐惧、愤怒、高兴、厌恶等面部表情，并保持 10 秒钟，结果发现被试同时体验到了相应的情绪体验。另外一项有趣的实验，要求被试要么用牙齿夹笔要么用嘴唇夹笔，然后评估卡通片的有趣性。因为齿夹笔会强迫脸部呈现微笑而唇夹笔会让人笑不出来，结果齿夹笔的被试评价卡通片更有趣。

另一种观点认为面部表情影响由刺激所诱发的情绪体验，即与情绪体验一致的表情会增强情绪体验，而与情绪体验不一致的表情会削弱相应的情绪体验。例如，当你难过时，如果你紧皱眉头，你会更难过；相反，如果你能舒展眉头，摆出高兴的面部表情，你的难过情绪会降低。研究者让被试观看中等积极或消极情绪的幻灯片时收缩特定的面部肌肉，使其表现出愤怒——皱眉的表情（眉毛向下聚在一起，并咬紧牙齿收缩颌角）或者开心——微笑表情（将嘴角上扬）。结果发现当被试的表情与幻灯片的情绪一致时会提高自我报告的情绪体验，即摆出愤怒——皱眉表情的被试看到消极情绪的幻灯片时感觉更生气，摆出开心——微笑表情的被试看到积极情绪的幻灯片时感受到了更多的开心情绪。

二、姿态表情

人的姿态表情是丰富多样的，我们的情感状态、性格特征等均可以通过姿态表情有意识或无意识地表达出来。当人处于强烈的兴奋、紧张、恐惧、愤怒等情感状态时，往往抑制不住身体姿态的表情变化。如心情愉快时，我们会手舞足蹈，步伐矫捷；焦虑烦躁时，我们会手足无措，坐立不安；愤怒懊恼时，我们会双手握拳，捶胸顿足。

（一）中医学关于姿态表情的认识

中医学关于姿态表情早在《黄帝内经》中就有记载。《素问·阴阳应象大论》对于喜、怒、哀、思、恐五情相应列出笑、呼、哭、歌、呻五声以及忧、握、咳、哕、栗5种变动，其中五种变动可以看作是姿态表情。另外，《灵枢·通天》对于五态人身体姿态的描述详细且生动。"少阳之人，其状立则好仰，行则好摇，其两臂两肘则常出于背"说明少阳之人站立时头仰得高高的，行走时习惯于摇摇摆摆，常常喜欢倒背着手，显出一派洋洋得意的样子，此类人心情喜悦少有烦恼与不快；"少阴之人，其状清然窃然，固以阴贼，立而躁崄，行而似伏"，少阴之人行动多喜隐蔽，不愿在人面前张扬，站立在人面前时局促不安，行走时也悄然似伏，避开别人，这类人警惕性高，有嫉妒心；"阴阳和平之人，其状委委然，随随然，颙颙然，愉愉然，暶暶然，豆豆然"，其中"豆豆然"指阴阳和平之人举止大方，井然不乱，此类人喜怒不形于色，从容不乱；"太阳之人，其状轩轩储储，反身折腘"，意思指太阳之人行走时昂首挺胸，凸腹挺腰，这类人暴躁易怒，傲慢冲动；"太阴之人，其状……临临然长大，膕然未偻"，太阴之人因为处事谨慎，即使身材高大，也总是一副卑躬屈膝的样子。

中医还通过观察人的姿态表情来识别情绪并帮助诊断各类疾病。例如，中医认为：喜动者，人格多属阳，情绪易冲动，多喜多怒，易兴奋；喜静者，人格多属阴，情绪内藏，喜怒不形于色，易产生抑郁、伤感、疑虑、忧思等情绪。另外通过观察人的行为姿态可以诊断狂证、郁证等情志疾病，例如中医认为狂证，躁动不安，登高而歌，弃衣而走，打人骂詈；癫证，手舞足蹈，无故喜笑，语无伦次；气厥，突然昏迷，手足强直；郁证，时时啼哭，打打闹闹。

（二）姿态表情的现代研究

1.姿态表情介绍

姿态表情（gesture expression）可以分为身体表情与手势表情，是指面部表情之外的身体其他部位的表情动作。身体表情是表达情绪的重要方式之一。人在不同的情绪状态下，身体姿态会发生不同的变化，典型表现有开心时的"捧腹大笑"，紧张时的"坐立不安"，害怕时的"双腿发抖"等。经验告诉我们，人在一种情绪状态下会同时伴随多种身体表情，例如当人心情沉重时，经常步履迟缓，哈腰驼背，双臂无精打采地挂在两边，感觉整个身体都萎缩一般；但是当人心情舒畅时，则会步履矫健，胸挺腰直，两臂有节奏地摆动，整个人都显得精神抖擞。不同姿势的组合形成了千变万化的情绪状态，图7-3展现了日常生活中常见的姿势表情。哑剧就是演员利用姿态表情来反映人类情绪和思想的艺术形式。

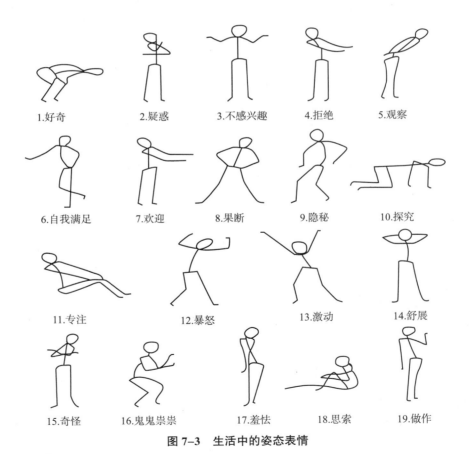

图7-3 生活中的姿态表情

手势也是表达情绪的一种重要形式。手作为人体器官中最灵敏的部位之一，不仅活动范围大，而且灵活自如，既可以传情达意，也可以摹形状物；既可以单独用来表达情绪、思想或做出指示，也可以协同或补充言语内容的情绪信息。"振臂高呼""双手一摊""手舞足蹈"等手势分别表达了个人的激愤、无可奈何、高兴等情绪。另外，心理学家还研究了手势的活动范围（上、中、下3个区域）及其所表达的不同情绪，上区主要指肩部以上区域，手势在这个位置多表示理想的、宏大的、张扬的内容和激昂的情绪；中区指肩部至腹部的区域，手势在这个位置多表示记叙事物和说明道理，一般情绪比较平静；下区指腹部以下的区域，手势在这个位置多表示不愉快、瞧不起、不耐烦等情绪。

2. 姿态表情的识别

姿态表情受不同社会文化的影响较大，其跨文化一致性较低。研究表明人类的手势表情多是后天学习获得的，同一手势在不同文化中往往表示不同的意义。例如将大拇指和食指圈成一个圈，在北美洲表示"一切顺利""同意""很好"，在法国和比利时意思是"你一钱不值"，在意大利南部理解为"你像头蠢驴"，而在更多的文化中，这种手势并没有特殊的意义。因此，对姿态表情的识别需要放在特定的文化中进行。

姿态表情相比其他表情掩饰性更低，较为容易被识别。弗洛伊德曾说："凡人皆无法隐藏私情，尽管他的嘴可以保持缄默，但他的手却会多嘴多舌。"由此可见，人的姿态表情常会暴露出个体的真正意图，艾克曼等人的研究恰好说明了这一点。他们让被试观看一部不愉快的影片，然后要求其中一部分被试在交谈中假装看了一部愉快的影片，同时录制被试交谈时的表情（面部和姿态），最后要求另外的人判断录像中的人哪些是诚实的，哪些是假装的。结果发现，观察姿势表情比观察面部表情更能准确判断出被试的真假。姿态表情掩饰性低的原因可能是人们在日常生活中更多地注意和学习面部表情的控制，而较少注意到腿和脚的控制。

研究者对不同姿态表情的识别进行了实证研究，结果发现生气、恐惧、高兴、悲伤4种姿态表情都能很好地被识别，但是生气和恐惧的识别率显著低于悲伤的识别率，其中恐惧的姿态表情最难识别。另外，大量研究还发现面部表情与社会情景会影响人类姿态表情的识别。

三、言语表情

判断一个人说话的意图和情绪时，不仅要听他说些什么，还要听他怎样说，即从他说话声音的高低、强弱、起伏、节奏、音域、转折、速度、腔调和口误中领会其"言外之意"。言语表情是情绪在言语的音调、节奏和速度等方面的表现。有时候同样一句话，由于说话者的音调、节奏、速度、语气等不同，其含义会完全不同。

（一）中医学关于言语表情的认识

中医学认为，人的声音变化（笑、呼、哭、歌、呻五声）与五脏情志（喜、怒、哀、思、恐）密切相关，即木在声为呼，在志为怒，在脏为肝；火在声为笑，在志为喜，在脏为心；土在声为歌，在志为思，在脏为脾；金在声为哭，在志为忧，在脏为肺；水在声为呻，在志为恐，在脏为肾。《医宗金鉴·四诊心法要诀》曰："喜之所感，忻散之声；怒心所感，忿厉之声；哀心所感，悲嘶之声；乐心所感，舒缓之声；敬心所感，正肃之声；爱心所感，温和之声。"这充分阐述了人的言语表情与情绪的关系。

中医"望、闻、问、切"中的"闻"就包含对人类言语表情的关注，正所谓"闻而知之谓之圣"。言语表情所反映出来的心理状况是直接而明显的，所以耳闻在情志病证和心身疾病的诊断中非常重要。闻诊中要注意辨别病人语音气息的高低、强弱、缓急等变化，要仔细倾听言语内容的常变，注意诊察叹息、哭笑及其他特异性声调。例如，中医通过分辨人的各种类型的哭、笑来诊断人的情志病证：哭，可见大声哭泣，此因极度悲伤，多见于太阳之人；若低声哭泣，多为精神创伤；若无端哭闹，或癫狂或郁证。笑，可见欢喜大笑，此因情绪兴奋，多见于太阳之人；低声欢笑，流露喜悦之情，多见少阳之人；时而微笑者，性格乐观豁达，心安而顺，多见阴阳和平之人；若无端傻笑，多为癫证；无端狂笑，多为狂证。《幼科心法要诀》记载了大量关于儿童疾病中言语表情的变化：五声相应五脏病，五声不合五脏情。心病声急多言笑，肺病声悲音不清，肝病声呼多狂叫，脾病声歌音颤轻，肾病声呻长且细，五音昭著证分明。啼而不哭知腹痛，哭而不啼将作惊，煎不安心烦热，嗄声声重感寒风。

（二）言语表情的现代研究

1. 言语表情介绍

言语表情（speech expression）是指在情绪活动中，人们说话时声音的高低、起伏、节奏、音域、转折、速度以及腔调和口误等方面的变化，它是辅助言语的工具，是人类表达情绪的重要方式之一。例如，当人激动时，说话声音高而尖，语速快，音域高低起伏较大，带有颤音；喜悦时，语调高昂，语速较快，音域高低差别明显；悲伤时，语调低沉，节奏缓慢，言语断断续续，音域高低差别小；紧张时，音调有突然变化，节奏前后不一，常常发生言语中断与明显口误。

言语表情的重要性并不低于面部表情与姿态表情。人们可以在完全没有视觉信息的情况下，仅仅凭借言语表情来理解他人的喜怒哀乐、悲欢离合。同样一句话或一个词，因不同的语音语调就能产生完全不一样的情绪，例如"别说了"这句话，如果用低沉、缓慢的语气来表示则表达了对方悲伤的情绪；但如果用强硬、快速的语调则表达了对方极度愤怒的情绪。

2. 言语表情的识别

通过分析人们说话的声音来识别对方所处的情绪状态，一直是情绪心理学家的重要测量方法之一。近年来有人研制出一种声音分析器，可以根据说话者说话时微颤音的变化判断其心理上的紧张程度。因为当人处于紧张状态时，正常微颤音的颤动情况会有所变化，图7-4显示的是人在松弛状态下与紧张状态下的语音颤动情况。

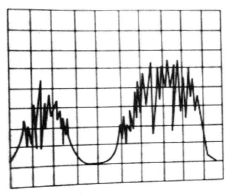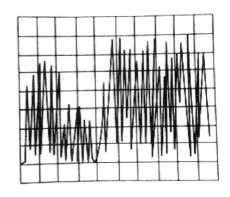

A 松弛状态下的语音颤动   B 紧张状态下的语音颤动

图 7-4   语音颤动分析比较

与姿态表情识别不同的是，研究表明言语表情的识别具有跨文化的一致性。费勒等人（Ferrer，1975 年）给 6 ～ 11 岁加拿大和墨西哥儿童各 10 人随机呈现由加拿大本土语言和墨西哥本土语言录制的愉快、悲伤、爱和愤怒 4 种词汇情绪材料，结果发现识别率均超过随机水平。另外，有研究选取中国和意大利的大学生，请他们大声朗读表达不同情绪的故事，其中包括 8 种情绪（骄傲、高兴、害羞、内疚、生气、悲伤、恐惧、鄙视），随后分析他们朗读故事时的言语表情，结果说明在中国和意大利两种不同文化中，实验中的 8 种情绪均可以通过改变声调来表达。

（赵玉晶）

第八章 情绪与人格体质

人格的概念来源于现代心理学。在 Jerry M. Burger 著的《人格心理学》一书中，将人格定义为"稳定的行为方式和发生在个体身上的人际过程"。根据这一定义，在中医中很难找到相应的内容。但究其本质，如同 Allport 所述，"人的鲜明的特征是他个人的东西。从来不曾有一个人和他一样，也永远不会再有这样一个人"。因此，人格心理学在研究内容上侧重于人的心理差异，在研究策略上强调人格的整体统合性，在研究特征上注重人的内部稳定性。以此为立足点，可以看出，中医的理论体系中虽然没有人格的概念，但由于中医强调因人而异与心身合一，也就意味着中医学关注与人格类似的内容，那中医理论的"人格"究竟是什么？

第一节 中医的人格与情绪

一、人格的形成与发展

中医学认为，人的一切心理活动都是以人体为基础的，人格也是如此。具有生命活动的人体是以母亲的阴血作为基础，以父亲的阳精作为护卫，二者结合而产生的。当气血调和，营卫运行通利，五脏形态已经长成，神气就会舍藏于心中，魂魄都具备了，这样才形成了具有生命活动的人。由此可见，父精母血的相互结合形成胚胎，进而达到气血调和、营卫通利、五脏生成、神气舍心、魂魄具备之时，具有生命活动的人体才能诞生。根据不同的父精母血而生成不同的人体，从而形成不同的人格。

伴随着人体的形成，内在的脏腑气血不断充盈，逐渐旺盛再渐至衰减，一方面表现于形体的变化，同时也会表现为人格的形成与发展。以 10 岁为一个阶段，表现出人体生长壮老已的生命规律。在每一个阶段，由于内在的五脏六腑功能和气血盛衰的基础不同，其外在的表现特征亦有不同。再加上个体所生活的客观环境等因素的影响，从而形成相应的气质和性格。

个体 10 岁以前，五脏还很脆弱，10 岁开始，变得成熟、稳定，气血运行开始旺盛，喜欢跑且跑得快；20 岁，气血逐渐充盛，肌肉也长得丰满起来了，走起来步伐很快；30 岁，身体发育都很完整了，肌肉坚固，血脉盛满，更愿意走；40 岁，五脏六腑和十二经脉都已达到最盛，腠理开始疏松了，面部不似年轻时滋润、漂亮，开始颓落衰老，双鬓开始斑白，气血不足，肾气衰，开始走下坡路了，但性情、事业、工作相对稳定，不同于之前的跑、快走和走，现在更喜欢坐着；50 岁开始，按肝、心、脾、肺、肾的顺序，五脏开始衰退，而与之相关的六腑、五官、五体等也同样变得衰弱，肝气衰了，肝叶薄了，胆汁也减少，肝开窍于目，肝藏血变少，故而眼睛也开始花了；60 岁，心气虚弱，容易产生情绪上的变化，表现为忧愁、悲伤的情志，气血也开始不足了，动作变得缓慢，容易疲劳，喜欢躺着；70 岁，脾气虚弱，肌肉减少，皮肤松弛，体力不支；80 岁，肺气衰弱，气魄不足，精力不济，说出的话和心里想的不一致，容易说错话；90 岁，肾气肾精枯竭，肝、心、肺、肾四脏的经脉都要空虚，脾胃之气还在维持；到百岁，肝、心、脾、肺、肾五脏皆虚，不能藏神了，神气皆去，就独留个形骸，最后死亡。

基于中医学形神合一的一贯思想，在论述心理学领域的人格概念时，往往结合生理和病理学领域的体质因素一起讨论。这种视角，可以从中医的临床特性的角度来分析，中医学所包含的浩瀚的理论、技术与方法归根到底是要为临床而服务的。

二、中医传统的人格理论

受中国古代哲学、中医学理论以及中国传统文化的影响，中医学对人格的分类主要有阴阳五态人、阴阳二十五人的观点。

1. 阴阳五态人

《灵枢·通天》基于阴阳而把人格分为五型，即太阴之人、少阴之人、太阳之人、少阳之人与阴阳和平之人。因为"凡五人者，其态不同"，故又称"阴阳五态人"。所谓的"态"虽然是以阴阳的多少来划分，但在描述上却涉及了个性、行为、体态、气血及治疗的特征（表8-1）。

表8-1 中医的阴阳五态人分类

	生理特点	个性心理特征	行为表现	治则
太阴之人	多阴而无阳。阴血浓浊，卫气滞涩，阴阳不能调和，筋缓而皮厚	贪而不仁，表面谦虚，假装正经，内心险恶，好得恶失，喜怒不形于色，不识时务，只知利己，行动上惯用后发制人的手段	面色阴沉黯黑，假意谦虚，身体高大，卑躬屈膝，故作姿态	疾泻其阴
少阴之人	多阴少阳。胃小而受纳水谷少，阳气化源不足；肠大而传化水谷快，而阳气不得蓄积，致六腑不和	喜贪小利，暗藏贼心，幸灾乐祸，好搞破坏来伤害人，心怀妒忌，对人毫无恩情	貌似清高，行为鬼祟，偷偷摸摸，身怀阴险害人之贼心，站立时躁动不安，走路时习惯伏身向前	易出现气血脱失，需详察阴阳盛衰调治
太阳之人	多阳少（无）阴	爱表现，洋洋自得，好说大话但并无能力，言过其实，好高骛远，作风草率，不顾是非，常意气用事，过于自信，虽遭到失败，也不知悔改	高傲自满，仰腰挺腹，好像身躯向后反张，两腘曲折	泻其阳而避免泻之太过。若阳气过度损伤，就会导致阳气外脱而发狂。如果阴阳都脱失就会突然昏倒不省人事
少阳之人	多阳少阴，多阳则络脉大，少阴则经脉小，血脉深在里，气络浅在表	做事精审，很有自尊心，稍有小小的政治地位，就过高得自我宣传，善于对外交际，不愿意默默无闻、埋头苦干	站立时习惯于把头扬得很高，行走时习惯于摇摆身体，常常反挽其双手于背后，喜欢把两臂两肘露出于外	充实其阴经，而只泻其阳络，就可以恢复健康了

续表

	生理特点	个性心理特征	行为表现	治则
阴阳平和之人	阴阳之气协调，血脉和顺	生活安静自处，不介意个人名利，心境安定而无所畏惧，寡欲而无过分的喜悦，顺从事物发展的自然规律，与世无争，善于适应形势的变化，地位虽高却很谦虚，以理服人，而不是用压服的方法来制裁别人，具有极好的治理才能	从容稳重，举止大方，性格和顺，善于适应环境，态度严肃，品行端正，待人和蔼，目光慈祥，作风光明磊落，举止有度，处理事物条理分明，为众人所尊敬和夸赞	谨慎地诊察阴阳的盛衰、邪正的虚实，并端详其面容的表现，以判断脏腑、经脉、气血有余或不足，然后进行调治

相关的原文可以查询《灵枢·通天》的记载，这里仅介绍被学界公认的译文。

太阴之人，贪心而无仁爱，仪表谦恭整齐，只进不出，内心琢磨而不外现，不爱出风头，追随潮流之后；外貌为浅黑色，意念不扬，貌似恭顺，服饰上等考究，频频弯腰鞠躬；多阴而无阳，无阳而气少，阴血混浊，卫气涩滞，阴阳不和，气少行之不畅而缓筋，阴浊体重而厚皮，针刺时必须用疾泻的方法才能改变。

少阴之人，贪小便宜而内心残忍，见别人有所失，常觉自己有所得，喜欢伤害他人，见人有所光彩，心中即生愠怒，心存嫉妒，从不助人；外貌冷淡清高，谈吐仁义道德，动作鬼鬼祟祟，内心残忍刚愎，站立时烦躁不安，走路时好像伏地而行，不易察觉，出没五常；多阴而少阳，胃小而肠大，六腑不调，其足阳明胃经脉小（藏贮少则气必微），手太阳小肠经脉大（传递速度快则气不能蓄积），所以必须谨慎小心地调理。又因为胃气少摄血亦少，容易造成血脱，加剧气的消退。

太阳之人，知足常乐，喜欢谈论大事，多说自己无法做到的事，什么事都想做，做起来从不瞻前顾后，想怎么做就怎么做，失败后也不后悔；外貌表现为高傲自满，仰腰挺腹，身躯好像向后反张和两膝关节曲折的样子；多阳而无阴，必须谨慎调理，为不脱其阴，则以泻阳的方法调理。由于阴不足者阳亦无根，泻阳太过则造成脱阳，阳脱者易狂；如果阴阳皆脱，任何人都将暴死。

少阳之人，谨小慎微，自以为聪明能干，有小小官则自高自大，喜欢应酬外交而不安于内；外形站立时喜欢仰身，行走时喜欢摇摆，两臂两肘挥动的幅度常常超出背部；多阳少阴，经脉深属阴，络脉浅属阳，少阴则经小，多阳则络大。血脉在中，气络在外，采用实阴而虚阳的方法，即实其阴经而泻其阳络的方法，就可以强身。但由于少阳之人以气为主，若泻太过，造成气脱就产生疾病，中气不足，病很难好。

阴阳和平之人，心平气和，没有什么可以令他恐惧，也没有什么可以诱惑他，待人接物随和平心，不争名夺利，根据宇宙规律而应变，位置越高而行为越谦虚，高谈阔论而无所谓，即所谓的最高作为；外貌雍容自得，落落大方；随遇而安，顺和而不逆；相貌尊严，知足常乐；目光和悦，与人为善；有品而不乱，动作有条不紊；光明磊落，是大家公认的君子；其阴阳之气和，血脉调，仔细诊查其阴阳，看他的邪正，观察他的容仪，辨别是有余还是不足，盛则泻之，虚则补之；如果不盛也不虚，根据其各经是否存在邪正不调而判断治疗方法。

由上可见，《灵枢·通天》根据人的先天禀赋、体质类型以及性格特征等不同，以阴阳的多寡为维度进行人格类型的分类，并以此为基础对临床的诊治（特指针刺）提出指导性建议。这一分类，不仅在当时具有临床意义，也十分符合当下的现代医学的医学模式。但是，对于阴阳五态人的个性特征的描述，除了作为君子的阴阳和平之人，其他4种类型均是偏于负性的描述。如果从中医的角度来解读，倒是在情理之中，毕竟阴阳的协调与平和才是最佳的状态，无论是属于身的体质还是属于心的人格，而阴阳的偏颇无疑是非常态的身体状态与人格状态。

2. 阴阳二十五人

在另一篇《灵枢·阴阳二十五人》中，古代医家运用五行学说的理论将人格总分为五型，称为"五形人"，但又细分为二十五型，各有其不同的性格与体型（表8-2）。下仅列出译文予以介绍。

表 8-2 中医的阴阳二十五人分类

五行	地区	体态	个性特征	时令	基本特征	五形之偏	各自特性
木形上角	东方	面呈青色,头小面长,肩部宽大,背部挺直,手足纤小	有才智,好用心机,体力不强,多忧于事	耐春夏,不耐秋冬	雍容柔美	大角	谦和优柔
						左角	随和顺从
						钛角	努力进取
						判角	刚直不阿
火形上徵	南方	皮肤赤色,齿根宽露,颜面瘦小,肩背髀腹匀称,手足小,行路快,性急,走路时肩背摇晃,肩背肌肉丰满	有气魄,轻财,不轻信,多忧虑,对事物判断力强,面色好,性情急躁,不能享长寿,多暴死	耐春夏,不耐秋冬	通明豁达	质徵	浮躁肤浅
						少徵	多疑善虑
						右徵	勇猛活跃
						判徵	乐观怡然
土形上宫	中央	皮肤黄色,面圆头大,肩背丰满,腹大,下肢健壮,手足小,肌肉丰满,体态匀称,步履稳重	做事足以取信于人,性情安静,不急躁,好帮助别人,不喜争逐权势,善于结交人	耐秋冬,不耐春夏	忠厚诚恳	大宫	婉转和顺
						加宫	乐观快活
						少宫	圆滑灵活
						左宫	极有主见
金形上商	西方	面方,皮肤白色,头小,肩背小,腹小,手足小,足跟坚壮,行动轻快	清白廉洁,性情急躁,行动猛悍,有管理才能	耐秋冬,不耐春夏	坚韧刚毅	钛商	洁身自好
						右商	潇洒舒缓
						大商	明察是非
						少商	威严庄重
水形上羽	北方	皮肤黑色,面多皱纹,大头,面颊宽大,两肩窄小,腹大,手足喜动,行走时摇摆身体,尻骨、脊背较长	待人不卑不亢,善于欺诈,多因戮力劳伤而死	耐秋冬,不耐春夏	人格卑下	大羽	洋洋自得
						少羽	郁闷内向
						众羽	文静廉洁
						桎羽	安然自得

　　木形之人,说话的声音属于上角,形象类似于苍帝,皮肤是苍色的,小头,

长脸，大肩背，直身，小手足，富有才华，劳心，少气力，心忧万事，操劳忙碌；适应春夏的季节而不适应秋冬，秋冬季节容易受邪气影响而生病，足厥阴肝经如木之形的筋柔迟重之状；特征是柔美而稳重，是禀受木气最充分的人。木形之人均配合木音（角），根据木气偏盛的不同，又可以分为左右上下4种类型。左之上方，在木音中属于大角一类的人，类属于左足少阳经之上，他的形体特征是修长而美丽。右之下方，在木音中属于左角一类的人，类属于右足少阳经之下，他的性格特征是性情随和而顺从。右之上方，在木音中属于钛角一类的人，类属于右足少阳经之上，这一类型人的特征是努力向前进取。左之下方，在木音中属于判角一类的人，类属于左足少阳经之下，这一类型人的特征是正直不阿。

火形之人，说话的声音属于上徵，形象类似于赤帝，皮肤是赤色的，齿龈外露，脸面上小下大，小头，肩背髀腹结实粗壮，小手足，身形稳，行走快步摇动，肩背肉满，慷慨激昂，豪爽轻财，少信用，多疑虑，判断准确，气色轩亮，心急，不寿暴死；适应春夏的季节而不适应秋冬，秋冬季节容易受邪气影响而生病，手少阴经如火不得散而结聚之状，是禀受火气最充分的人；做事情讲究实效，对事物的认识非常深刻。火形之人均配合火音（徵），根据火气偏盛的不同，又可以分为左右上下4种类型。左之上方，在火音中属于质徵一类的人，类属于左手太阳之上，这一类型人的特征是光明正大而明白事理。右之下方，在火音中属于少徵一类的人，类属于右手太阳之下，这一类型人的特征是多疑。右之上方，在火音中属于右徵一类的人，类属于右手太阳之上，这一类型人的特征是勇猛而不甘落后。左之下方，在火音中属于质判一类的人，类属于左手太阳之下，这一类型人的特征是乐观、怡然自得而无忧愁和烦恼。

土形之人，说话的声音属于上宫，形象类似于上古黄帝，皮肤是黄色的，圆面，大头，美肩背，大腹，美股胫，小手足，多肉，上下相称，行走安稳，举足浮，心地安静，喜欢帮助他人，不喜权势，宽容他人；适应的秋冬季节而不适应春夏，春夏季节容易受邪气影响而生病，足太阴经如土形重实之状，是禀受土气最充分的人；待人诚恳而忠厚。土形之人均配合土音（宫），根据土气偏盛的不同，又可以分为左右上下 4 种类型。左之上方，在土音中属于大宫一类的人，类属于左足阳明经之上，这一类型人的特征是平和而柔顺。左之下方，在土音中属于加宫一类的人，类属于左足阳明经之下，这一类型人的特征是神情喜悦快活。右之上方，在土音中属于少宫一类的人，类属于右足阳明经之下，这一类型人的特征是神情表现威严而有主见。

金形之人，说话的声音属于上商，形象类似于白帝，皮肤是白色的，方面，小头，小肩背，小腹，小手足，足跟结实，其骨如生在足踵外面一样，行动轻快，禀性廉洁，性急，能动能静，动之则猛悍异常，很有为官管理才能；适应秋冬季节而不适应春夏，春夏季节容易受邪气影响而生病，手太阴肺经如金形敦然坚实之状，是禀受金气最充分的人，峭薄寡恩。金形之人均配合金音（商），根据金气偏盛的不同，又可以分为左右上下 4 种类型。左之上方，在金音中属于钛商一类的人，类属于左手阳明经之上，这一类型人的特征是廉洁自重。左之下方，在金音中属于右商一类的人，类属于左手阳明之下，这一类型人的特征是英俊而潇洒。右之上方，在金音中属于大商一类的人，类属于右手阳明经之上，这一类型人的特征是善于明察是非。右之下方，在金音中属于少商一类的人，类属于右手阳明之下，这一类型人的特征是有威严而庄重。

水形之人，说话的声音属于上羽，形象类似于黑帝，皮肤是黑色的，面不平多皱纹，大头，颧高颊瘦，两肩小，腹部大，手足好动，走路时摇摆身体，脊背宽大，对人的态度既不恭敬又无畏惧，善于欺诈，常有杀戮致死；适应秋冬季节而不适应春夏，春夏季节容易受邪气影响而生病，足少阴肾经如水濡湿滑润之状，是禀受水气最充分的人，主要特征是人格卑下。水形之人均配合水音（羽），根据禀受水气偏盛的不同，又可以分为左右上下 4 种类型。右之上方，在水音中属于大羽一类的人，类属于右足太阳经之上，这一类型之人的特征是神情洋洋自得。左之下方，在水音中属于少羽一类的人，类属于左足太阳经之下，这一类型人的特征是心情经常郁闷而不舒畅。右之下方，在水音中属于中羽一类的人，类属于右足太阳经之下，这种人的特征是性情很文静，就像水一样清澈。左之上方，在水音中属于桎羽一类的人，类属于左足太阳之上，这种人的特征是行为举止安定，好像身体被桎梏而不能随便活动一样。

《灵枢·阴阳二十五人》根据人的先天禀赋而决定的体质不同，分述了木、火、土、金、水5种形态的人的不同特性，将五行之人又分为25种不同类型，每一行中有一种是禀受本气最全的，还有4种是禀受本气有偏颇的。指出了他们的肤色、体形、性格以及对季节时令适应方面的差异，并根据其不同特点而提出了不同的治疗原则。虽然相关的描述并不符合当代中医心理学界对人格的理解，但也能有效地说明古人在描述个体人格差异时竭尽所能地从生理——心理——社会各个维度的全面关注。

三、对人格分类的现阶段研究

我国学者薛崇成观察到人的气质与针刺感觉间存在一定关系。之后，通过一系列的对比研究，薛崇成、杨秋莉等根据《黄帝内经》中对"阴阳五态人"的描述，在中科院心理研究所与北大心理学系学者们的关注、全国63个单位的合作下，和北京师范大学心理学系协作，编制了"五态性格测验表"（后修订改为《五态人格测量表》），有全国总体、男女性别、不同年龄阶段、不同文化水平、不同职业和各地区总体的各类常模。1987年通过中西专家鉴定，成为我国通用心理测验工具之一，结束了我国人格测验只用引进西方国家量表的局面。

薛、杨等人通过研究指出，在《五态人格测量表》中各类型的特征都是正常人所具有的，从其内涵考虑，为5个维度，太阳可用于测查人对事物反应的强度，太阴测趋近性，少阳测灵活性，少阴测持久性，阴阳和平测平衡性。除此5型外，还有一个测掩饰性的量表。

"五态"的五型作为5个维度，各维度得分的高低不是非此即彼，而是在两者间移行，在正常情况下都在一定的范围内。在测定时，可能偏高或偏低，但并不过甚时，则只是一种倾向；若得分特别高或特别低时，则要考虑其属于异常。若不止一个维度特别高或特别低，要从它们间的相互关系进行分析。研究发现：①如太阳与太阴得分都高，而少阳与少阴得分都低，即对事物的反应强度大，但趋近性、灵活性、持久性都不好。类似艾森克问卷中的不稳定型。

②如太阳与太阴得分太高，少阳与少阴得分太低，则可能患神经症。③如太阳与太阴得分特高、少阳与少阴得分特低者，可能患精神病或犯罪。这点已在对精神分裂症与罪犯的测试中得到验证。④如太阳与少阳得分高，太阴与少阴得分低，即对事物的反应强度大，很灵活，趋近性也好。做事有魄力、冲动、有进取心、开朗、好交际、易变、健谈等，但缺乏深思熟虑、不稳重、可靠性差。如太阴和少阴得分高，太阳和少阳得分低，则所具个性特征相反。⑤若在太阳、少阳、太阴、少阴4个维度中出现明显的偏向，即说明平衡性不好。即使阴阳和平得分高，只表明受试者有这种素质，但不能认为其是阴阳和平之人。⑥对任何一型的判断，只有在其他4型的得分正常或接近正常而本型得分突出时，才能判断。5个维度，只是一种典型，没有纯粹的某一型人，《黄帝内经》中也提到"五态之人，尤不合于众者也。"

中医五态人格的测量，可以视作是当代中医心理学研究者对中医传统人格理论与现代人格心理研究的结合，是具有中国传统医学特色的当代中国人格心理的研究。

四、中医人格分类的情绪特点及意义

无论是"阴阳五态人"，还是"阴阳二十五人"，都是中医学用来进行人格划分的一种方案，其最终的目的是为了指导临床的诊疗。将前述内容进行归纳，可以看出中医在进行人格分类时，是按照从生理到心理，再到行为，从而引发出治疗原则的思路进行的。这对于当时的中医临床实践具有不可替代的重大的指导意义，尤其是它强调了在诊疗活动中要重视心理和情绪因素。那么，如今我们是否可以以此作为依据来了解不同人格的情绪特点呢？

对于没有中医学背景的学习者，我们并不建议如此。一是由于中医的理论体系过于庞杂，相关的人格理论是建立在阴阳五行的基础之上，并需要相应的临床望闻问切的诊察技术，方可有效地进行识别与分类。二是该理论的创立是服务于临床治疗的，其分类的目的也在于此。三是囿于中医心理学研究的局限，对于这部分内容尚缺乏有效的实验室研究，未能从现代心理学的视角对其进行验证。

五、现代心理学的人格理论对情绪的描述

人格心理学的特质流派认为，尽管每个人经历着范围极广的积极和消极情绪，但还是能区分出相对比较稳定的情绪模式，以此作为区分一个人与其他人的依据。相关研究证实，作为一种相对的固定的人格特征至少有 3 种考察情绪的方法。

1. 情绪的情感性

情绪的情感性是指个体在体验到的积极情绪和消极情绪的广度方面有差异。有研究者（Watson&Tellegen，1985；Watson&Clark，1991）通过自陈量表、词汇应用、面部表情和他人评价等方法获得情绪指数，再使用因素分析的方法考察了各种情绪之间的关系。最终发现某些特定情绪具有共同的东西，如易怒的人倾向于悲伤，而乐观的人倾向于热情。并且，情感是由两个基本维度构成的，一端是积极情感，另一端是消极情感，每个人都可以在这两个维度上找到自己的位置，且作为一种特质，这种倾向在时间上也是比较固定的。

大量相关研究围绕着情绪的情感性个体差异而展开，而最具有意义的发现是积极情感和消极情感是彼此相互独立的两种成分，两者的得分相关很低。而在行为的预测上发现积极情感与社交行为有关，而消极情感与心理压力有关，即在积极情感特质上得分高的人倾向于参与更多的社交活动，而在消极情感特质上行分高的人更容易受到各种情绪问题的困扰。

2. 情绪的强度

情绪的强度是指人们体验到某种情绪的力度或程度，强调人们在情绪体验强度上存在个体差异。无论是积极情感还是消极情感，高强度的人不仅体验着强烈的情绪，还表现出大幅度的变化的倾向；而低强度的人总是做出比较温和的反应。并且，这与他们在日常生活中经历的生活事件的强度无关，他们的不同之处在于他们对各种事件的反应不同。

有意思的是，高低情绪强度的个体在测量快乐和幸福时的得分是一样，它

们只是情绪体验的不同，并没有好坏之分。

3. 情绪的表达

情绪表达是指个体情绪的外在表现，表明人们在表达自己的情绪方面存在稳定的个体差异。在这一维度上，相比于高情绪表达的人，另一端的人几乎没有任何外显的有关内心感受的信号。研究发现，情绪表达是有利于心理健康的，通常女性比男性更富于表达，情绪表达得越多，在人际沟通中遇到的问题就越少。

第二节　中医的体质与情绪

体质是中医特有的概念，强调机体在先天遗传和后天获得的基础上，所形成的功能和形态上相对稳定的固有形态。体质禀受于先天，受后天的影响，是在生长发育过程中所形成的与自然、社会环境相适应的人体形态结构、生理功能和心理因素的相对稳定的固有特征。在中医心理学的领域中，常常将体质与人格一并讨论，反映出中医形神合一的一贯思想。可以说，中医的人格理论是包含了体质的人格，这一视角，正如西方心理学者也曾从体质差异的角度来强调人的身体特征与人格的关系一样。

一、现代心理学有关体质差异的研究

德国精神医学家克瑞奇米尔以精神病人为研究对象，将体型分为 4 种，并发现它们表现出来的不同气质：健壮型具有固执、认真、冲动的特征，表现为癫痫性气质；肥胖型具有活泼、友善、合群的特征，表现为躁狂性气质；瘦长型具有孤僻、沉默、严肃、神经质、多虑的特征，表现为精神分裂性气质；畸异型则是身体不协调的体型。但是，由于研究对象是不同于常人的精神病人，最终他的理论没有得到推广。

美国心理学家谢尔顿则以正常的 18 ~ 21 岁的男性大学生作为研究对象，通过对身体 17 个部位进行测定分析，将体型分为内胚叶型、中胚叶型和外胚叶型，而将气质类型划分为内脏紧张型、肌肉紧张型和头脑紧张型，并求得了两

者之间的相关性很大。具体的人格类型模式如下表。

表 8-3 谢尔顿的体质人格类型

类型	体型特征	气质特征	心理特征
内胚叶型	矮而胖	内脏紧张型	喜欢舒适生活，善交际，为人随和，镇静，倾向于求助他人
中胚叶型	强壮有力	肌肉紧张型	自信，积极主动，好斗，武断，冒险，精力充沛，好支配，渴望权力，喜好变化，有竞争性
外胚叶型	高而瘦	头脑紧张型	思维敏捷，富理解力，好自省，反应迅速，负责，不善交际，好独处，情感压抑，对疼痛敏感，易慢性疲劳

随着人格心理学的发展，学者们对这类体质学说普遍质疑，因为越来越多的证据表明年龄、营养、遗传等因素都会影响到人的体型，而决定个体心理特征的因素远远不止体质这一点，因此，在以心理的差异性为主要研究现象的当代的人格心理学领域并未接纳体质学说。而在拥有古老中医传承的中国，以人体的差异性为主要研究对象的中医领域，体质学说以及相应的情绪表现却被保留了下来。

二、中医对体质的观点

"体质"一词最初见于清代的医书中，但体质的相关观点早在《黄帝内经》中就有相关的记载。《素问·上古天真论》分别描述了男子以八、女子以七为周期的两性在生、长、壮、老、已的生命过程中生理性体质的差异。除了性别因素，体质也与先天禀赋有重要关系，体质的差异与生俱来，体现在性情、脏腑、形体和寒热偏性上。

中医界普遍认可的体质定义是指在人的生命过程中，在先天禀赋和后天获得的基础上逐渐形成的，在形态结构、生理功能、物质代谢和性格心理方面综合的、固有的一些特质，主要是说明生命活动的差异性或者特殊性。

体质由形态结构、生理功能、物质代谢和性格心理4个方面组成，简单地概括为形和神两个方面。其中形主要指形态结构，如肌肉、骨髓、五脏、五官、皮肤、毛发、血脉等人体看得见、摸得着的有形态结构的物质部分；而神包括功能活动、物质代谢过程、性格心理精神等，如心跳，呼吸，吸收，消化，排泄，水谷营养在体内被吸收利用、转化排泄，性格特点，精神活动，情绪反应和睡眠等。人体健康就是形神的和谐统一，而疾病的发生就是形神的不和。

人是天地万物的一部分，天地在化生万物的时候很少会把阴阳五行之气完全均匀地分配到每一个个体，于是出现了体质的偏颇。在所有的体质类型中，阴阳平和是最为理想的，但这样的机会非常少。大多数人或是有余，或是不足，体质中存在着某种"偏"性。正是这种偏性，决定着我们的身体最容易罹患何种病证。

三、中医体质的分类判定标准

中华中医药学会于2009年4月9日正式发布了《中医体质分类与判定》标准。作为我国第一部指导和规范中医体质研究及应用的文件，旨在为体质辨识及与中医体质相关疾病的防治、养生保健、健康管理提供依据，使体质分类科学化、规范化。该标准将体质分为平和质、气虚质、阳虚质、阴虚质、痰湿质、湿热质、血瘀质、气郁质、特禀质9个类型。

1. 平和质（A型）

总体特征：阴阳气血调和，以体态适中、面色红润、精力充沛等为主要特征。

形体特征：体形匀称健壮。

常见表现：面色、肤色润泽，头发稠密有光泽，目光有神，鼻色明润，嗅觉通利，唇色红润，不易疲劳，精力充沛，耐受寒热，睡眠良好，胃纳佳，二便正常，舌色淡红，苔薄白，脉和缓有力。

心理特征：性格随和开朗。

发病倾向：平素患病较少。

对外界环境适应能力：对自然环境和社会环境适应能力较强。

2. 气虚质（B 型）

总体特征：元气不足，以疲乏、气短、自汗等气虚表现为主要特征。

形体特征：肌肉松软不实。

常见表现：平素语音低弱，气短懒言，容易疲乏，精神不振，易出汗，舌淡红，舌边有齿痕，脉弱。

心理特征：性格内向，不喜冒险。

发病倾向：易患感冒、内脏下垂等病，病后康复缓慢。

对外界环境适应能力：不耐受风、寒、暑、湿邪。

3. 阳虚质（C 型）

总体特征：阳气不足，以畏寒怕冷、手足不温等虚寒表现为主要特征。

形体特征：肌肉松软不实。

常见表现：平素畏冷，手足不温，喜热饮食，精神不振，舌淡胖嫩，脉沉迟。

心理特征：性格多沉静、内向。

发病倾向：易患痰饮、肿胀、泄泻等病，感邪易从寒化。

对外界环境适应能力：耐夏不耐冬，易感风、寒、湿邪。

4. 阴虚质（D 型）

总体特征：阴液亏少，以口燥咽干、手足心热等虚热表现为主要特征。

形体特征：体形偏瘦。

常见表现：手足心热，口燥咽干，鼻微干，喜冷饮，大便干燥，舌红少津，脉细数。

心理特征：性情急躁，外向好动，活泼。

发病倾向：易患虚劳、失精、不寐等病，感邪易从热化。

对外界环境适应能力：耐冬不耐夏，不耐受暑、热、燥邪。

5. 痰湿质（E 型）

总体特征：痰湿凝聚，以形体肥胖、腹部肥满、口黏苔腻等痰湿表现为主要特征。

形体特征：体形肥胖，腹部肥满松软。

常见表现：面部皮肤油脂较多，多汗且黏，胸闷，痰多，口黏腻或甜，喜食肥甘甜黏，苔腻，脉滑。

心理特征：性格偏温和、稳重，多善于忍耐。

发病倾向：易患消渴、中风、胸痹等病。

对外界环境适应能力：对梅雨季节及湿重环境适应能力差。

6. 湿热质（F 型）

总体特征：湿热内蕴，以面垢油光、口苦、苔黄腻等湿热表现为主要特征。

形体特征：形体中等或偏瘦。

常见表现：面垢油光，易生痤疮，口苦口干，身重困倦，大便黏滞不畅或燥结，小便短黄，男性易阴囊潮湿，女性易带下增多，舌质偏红，苔黄腻，脉滑数。

心理特征：容易心烦急躁。

发病倾向：易患疮疖、黄疸、热淋等病。

对外界环境适应能力：对夏末秋初湿热气候、湿重或气温偏高环境较难适应。

7. 血瘀质（G 型）

总体特征：血行不畅，以肤色晦暗、舌质紫暗等血瘀表现为主要特征。

形体特征：胖瘦均见。

常见表现：肤色晦暗，色素沉着，容易出现瘀斑，口唇暗淡，舌暗或有瘀点，舌下络脉紫黯或增粗，脉涩。

心理特征：易烦，健忘。

发病倾向：易患癥瘕及痛证、血证等。

对外界环境适应能力：不耐受寒邪。

8. 气郁质（H 型）

总体特征：气机郁滞，以神情抑郁、忧虑脆弱等气郁表现为主要特征。

形体特征：形体瘦者为多。

常见表现：神情抑郁，情感脆弱，烦闷不乐，舌淡红，苔薄白，脉弦。

心理特征：性格内向不稳定、敏感多虑。

发病倾向：易患脏躁、梅核气、百合病及郁证等。

对外界环境适应能力：对精神刺激适应能力较差，不适应阴雨天气。

9. 特禀质（I型）

总体特征：先天失常，以生理缺陷、过敏反应等为主要特征。

形体特征：过敏体质者一般无特殊；先天禀赋异常者或有畸形，或有生理缺陷。

常见表现：过敏体质者常见哮喘、风团、咽痒、鼻塞、喷嚏等；患遗传性疾病者有垂直遗传、先天性、家族性特征；患胎传性疾病者具有母体影响胎儿个体生长发育及相关疾病特征。

心理特征：随禀质不同情况各异。

发病倾向：过敏体质者易患哮喘、荨麻疹、花粉症及药物过敏等；遗传性疾病如血友病、先天愚型等；胎传性疾病如五迟（立迟、行迟、发迟、齿迟和语迟）、五软（头软、项软、手足软、肌肉软、口软）、解颅、胎惊等。

对外界环境适应能力：适应能力差，如过敏体质者对易致过敏季节适应能力差，易引发宿疾。

四、中医体质的情绪特点与意义

在上述九种体质的描述中都分别罗列了各自的心理特征，具体如下表所示：

表 8-4 九种体质的心理特征

体质	心理特征
平和质	性格随和开朗
气虚质	性格内向，不喜冒险
阳虚质	性格多沉静、内向

体质	心理特征
阴虚质	性情急躁，外向好动，活泼
痰湿质	性格偏温和、稳重，多善于忍耐
湿热质	容易心烦急躁
血瘀质	易烦，健忘
气郁质	性格内向不稳定、敏感多虑
特禀质	随禀质不同情况各异

这些心理特征的描述多从性格角度入手，因此，有关的情绪特点多表现为情绪特质。由于中医对情绪的解读多从气机的变化着手，因此，在上述 9 种体质类型中，大凡影响到气机运动的体质偏颇都会相应地引发情绪的不及或太过。不同于现代心理学对情绪的研究，中医的体质学说更多的是从先天禀赋与后天养成的角度来解释个体体质差异的各种表现，其中情绪的差异只是表现之一，并且隐没在性格的文字描述之下，不甚清晰，但仍然具有相当的临床意义。

一方面，中医的体质学说提醒我们，当我们关注个体的体质差异时，不能忽略个体的心理（情绪）特征；另一方面，体质学说也给现代心理学的情绪调节提供了借鉴。中医倡导体质养生以纠正体质的偏颇，这意味着可以通过中医的方法来调节个体的情绪状态。如平和质宜饮食有节制，不要常吃过冷过热或不干净的食物，粗细粮食要合理搭配；气虚质宜多食用具有益气健脾作用的食物，如黄豆、白扁豆、鸡肉等，少食空心菜、生萝卜等；阳虚质宜平时可多食牛肉、羊肉等温阳之品，少食梨、西瓜、荸荠等生冷寒凉食物，少饮绿茶；阴虚质宜多食瘦猪肉、鸭肉、绿豆、冬瓜等甘凉滋润之品，少食羊肉、韭菜、辣椒、葵花子等性温燥烈之品，适合太极拳、太极剑、气功等运动；血瘀质宜多食山楂、醋、玫瑰花等，少食肥肉等滋腻之品，可参加各种舞蹈、步行健身法、徒手健身操等；痰湿质宜饮食以清淡为主，可多食冬瓜等，因体形肥胖，易于困倦，故应根据自己的具体情况循序渐进，长期坚持运动锻炼；湿热质宜饮食以清淡为主，可多食赤小豆、绿豆、芹菜、黄瓜、藕等甘寒的食物，适合中长跑、游泳、爬山、各种球类、武术等；气郁质宜多食黄花菜、海带、山楂、玫瑰花等具有行气、解郁、消食、醒神作用的食物，不要总待在家里，要多参加群众性的体育运动项目；特禀质宜多食益气固表的食物，少食荞麦（含致敏物质荞麦荧光素）、蚕豆等，居室宜通风良好，保持室内清洁，被褥、床单要经常洗晒，可防止对尘螨过敏。

由上可见，中医的体质养生更加强调除药物之外的饮食、起居、运动等容易被普通大众接受的手段方法，而这些手段在调节情绪方面的效用也日益成为现代心理学研究的一个方面。

五、体质在情绪形成中的重要作用

现代情绪心理学将情绪定义为多成分组成、多维量结构、多水平整合，并为有机体生存适应和人际交往而同认知交互作用的心理活动过程和心理动机力量，认为情绪是生理和心理多水平整合的产物。从生理层面分析，情绪是脑的功能，在脑进化的低级阶段发生，与调节和维持生命的神经部位相联系。而在中医理论中，体质作为生理功能的代表之一，在情绪的形成中也起到巨大的作用。有中医学者（匡调元）将情绪的形成表述如图8-1。

中医学认为，情志活动是以脏腑生理为基础的，因此，一方面体质是情绪形成过程中的重要的生理结构，另一方面情志也会影响到个体的体质表现。以气虚体质为例，气虚则能量不足，因而在肢体上表现为不喜欢运动，心理上表现为对外界事物缺乏兴趣，不喜欢冒险，不喜欢热闹的环境，懒于说话，喜欢安静；与此同时，长期喜怒无常、忧愁恐惧、情绪不稳定超过了脏腑正常的调控能力，就会耗伤脏腑气血，表现为气虚体质。

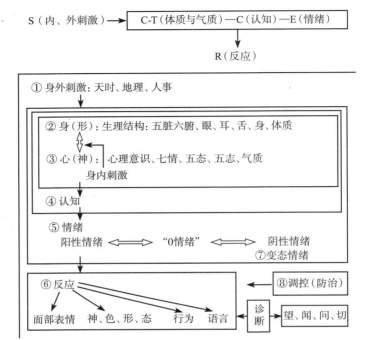

图 8-1　匡调元情绪产生图解

（王　蓓）

第九章 情绪与健康

我们在日常生活和学习中，无论做什么事都带有情感色彩：当考试取得好成绩时，会感到喜悦；失去珍贵的东西时，会感到惋惜；如果愿望一再受阻碍而达不到时，则会失望甚至愤怒；当在一个陌生的环境时，会感到局促不安甚或产生恐惧等。这些喜悦、悲哀、愤怒、恐惧等情绪活动都会引起身体一系列的生理变化。情绪是心理活动的核心，对身心健康有重大的影响。因此，学会自觉地调节和控制情绪是心理保健的重要内容。

心理学界关于情绪与疾病关系问题的研究主要集中在心理应激领域。心理社会因素之所以成为致病的原因之一，就在于它引起了人的情绪反应，如果情绪反应过于强烈，或者持续时间过长，则会进一步引发心理的或躯体的疾病。生活事件是最早被注意到的影响健康的心理因素之一，也叫心理应激源，是指个人生活和社会生活中所发生的变化。由于生活事件对个体的意义不同，因此，可以分为正性生活事件和负性生活事件。正性生活事件是指对个人有积极意义的事件，可以引发愉快的情绪；负性生活事件是指有消极作用的令人不愉快的事件。研究证明，负性生活事件与疾病的相关性明显高于正性生活事件。但对生活事件的性质的评定则是一个主观性很强的问题。

据研究，积极健康的情绪，如愉快、欢乐、适度的紧张对人体均有好处，它可以引起心脏输出量增加，促进血液循环，使人精神振作，大脑工作能力增强。而伤心、悲痛、愤怒、焦虑等消极情绪引起的生理变化对人的身体是不利的。如果个体长期处于这些不良情绪的影响下，往往会引起多种疾病的发生，如高血压、胃溃疡及心理障碍等。因此，我们应该懂得情绪在保护心理健康中所起的重要作用，并学会自我调节和控制情绪。早在中国古代，人们就已经意识到情绪对健康的重要性，如儒家提出"中庸之道"，道家主张"虚静""去欲""无为",佛教则宣扬"四大皆空""六根清净"。积极、良好的情绪有助于发挥人的主观能动性,改善人际关系,提高工作效率,增强生活质量,有效地促进人的心身健康;消极、不良的情绪则使人厌烦、消沉,妨碍工作和学习,会损害人的心身健康。人的情志与内脏息息相关,不同的情志变化对内脏有不同的影响。精神愉悦,人体气血通畅,正气内存,脏腑功能也正常;相应地,内脏活动健康也是情绪良好、精力充沛的基础。中医历来重视情绪对疾病的影响,把它列为重要的致病因素,并总结出"情志过度百病生"的说法,认为人的情志如果发生过度的变化就会引起阴阳失调、气血不和、经脉阻塞、气机紊乱,即"情志内伤"。另外,"情志养生"也是中医养生学里极为重要的内容之一,需要在中医"形神一体"观的指导下,根据个人的形神气质类型,综合运用各种调养精神的方法,保持人体心身处于健康状态。当代社会,人们已进入"情绪负重的非常时代",由情志因素引起的心身疾患已成为多发病和流行病。因此,中医学中的心理保健思想逐渐引起人们的重视,而情志养生也越来越受到人们的推崇。

第一节　情绪与健康

健康是在身体、精神和社会等方面都处于完全良好的一种状态。传统的健康观念是"无病即健康",即被简单定义为"机体处于正常运作状态,没有疾病"。现代的健康含义并不仅是传统所指的身体没有疾病而已,1946 年联合国世界卫生组织(WHO)提出的健康定义是:不仅仅是没有疾病和虚弱的状态,而是一种在身体上、心理上和社会适应上的和谐、完好的状态(Health is a state of complete physical, mental and social well-being and not merely the absence of disease or infirmity)。也就是说,健康的人要具有强壮的体魄(身体健康)、乐观向上的精神面貌和良好的心理素质(心理健康),并且能与其所处的社会及自然环境保持协调关系(社会适应功能良好)。因此,现代人的健康内容应该包括躯体健康、心理健康、心灵健康、智力健康、道德健康、社会健康等,是一种整体的健康观。

现代健康的含义是广泛的、多元的，包括身体、心理和社会适应性3个方面，而其中社会适应性归根结底取决于现代人的身体和心理状况。身体健康是心理健康的物质基础，而心理健康则是身体健康的精神支柱。身体健康出现问题会带来相应的心理问题，身体疾病、生理缺陷往往会使人产生烦恼、焦虑、抑郁等不良情绪，导致各种不正常的心理状态。良好的心理状态也可以使身体处在最佳状态从而促进身体健康，反之，心理处于不健康的状态时，会降低或破坏某些生理功能而导致身体疾病的发生。俗话说："笑一笑，十年少；愁一愁，白了头。"由此可见，身体健康和心理健康是紧密相依、相互促进的两个方面，心身统一、和谐才能获得健康。

心身健康和谐原本是人类的本能，也是中华民族的优势专长。有关心身关系，早在两千多年前的中医典籍中就曾有过大量记载。中国古代医者、养生者、道家、佛家等都非常关注心身关系，注重心理健康对身体健康的影响。"调身必先调心"，才能产生由内而外的变化。

在快速发展的现代社会中，人们越来越重视心理健康。心理健康的人不仅仅是没有心理障碍，而应该是在心理上具有一个最佳状态。而在心理健康的研究中，又以情绪对健康产生的影响最为重要。

一、情绪与健康的关系

健康学家胡夫兰德在《人生长寿法》一书中指出："在一切对人不利的影响中，最使人短命夭亡的是不好的情绪和恶劣的心境，如忧虑、颓废、惧怕、贪求、怯懦、嫉妒、憎恨……"巴甫洛夫也指出："一切顽固、沉重的忧悒和焦虑足以给各种疾病大开方便之门。"外科学家皮罗戈夫也观察到"胜利者的伤口比失败者的伤口要愈合得快、愈合得好"。一般来说，积极、良好的情绪有助于发挥人的主观能动性，改善人际关系，提高工作效率，增强生活质量，有效地促进人的心身健康；消极、不良的情绪使人厌烦、消沉，妨碍工作和学习，会损害人的心身健康。

　　情绪与健康的关系是医学心理学中的重要问题，许多心理学家对此进行了大量的研究工作。社会心理学家的深入探讨促进了情绪与健康关系的研究，对情绪影响健康的机制的了解也更加深入。Scheier 和 Carver 提出了人对好与坏结果的预期的测量工具，即生活倾向性测验（life orientation test，LOT）。Maroto 等提出性情乐观的人更可能从事健康保护行为，他们的研究显示在 LOT 中获得高分的心血管病患者更可能倾向于食用维生素、低脂肪的食物和参加健康计划、增强锻炼的生活。Kamen 等人的心理免疫学研究发现存在悲观倾向的人会出现低水平的 T 细胞增殖，这表明乐观情绪与免疫功能有关，而乐观对健康的影响可能以免疫系统为中介。身心医学之父 Franz Alexander 于 1939 年曾提出：压抑愤怒的情绪会引发慢性高血压。由于敌意、愤怒的情绪与心率加快、血压升高、应激激素释放有关，而易怒的人对外界人或事往往处于警戒的状态，从而导致心血管的慢性病变；并且充满敌意的人更有可能选择不健康的生活方式。美国心理学家 William James 提出抑制情感表现可能对健康有不良影响，被抑制的情绪可能通过导致生理疾病的方式来表现。研究表明，压抑情绪与应激释放、免疫系统功能降低相关联，而且可以导致人在面临不良健康信息时会延迟寻求治疗。Pennebaker 认为抑制思想、情感能够产生健康问题，而将创伤经历转变为语言表达则会改善健康。他的大量研究表明倾吐创伤在生理和心理方面都存在益处，那些能够谈论自身创伤经历的人比那些抑制自己情绪的人更健康，同时他也发现倾吐创伤与免疫功能提高有关。

　　早在中国古代，人们就已经意识到情绪对健康的重要性，如儒家提出"中庸之道"，道家主张"虚静""去欲""无为"，佛教则宣扬"四大皆空""六根清净"。而两千多年前的我国古代医学家们就发现"喜、怒、忧、思、悲、恐、惊"等"情志"是疾病发生的致病因素，并总结出"情志过度百病生"的说法，即认为情志如果发生过度的变化，就会引起阴阳失调、气血不和、经脉阻塞、气机紊乱。《黄帝内经》特别强调"心者，五脏六腑之主也，故悲哀忧愁则心动，心动则五脏六腑皆摇"。就是人一旦受到过度的情志刺激，就会产生强烈而持久的情绪波动，进一步通过神经系统和内分泌系统对全身各大系统和器官造成影响。如《战国策·楚策一》中楚王曰："寡人卧不安席，食不甘味，心摇摇如悬旌，而无所终薄。"这就是因为受到情绪影响而使人体机能发生心跳加快、血压升高、肠胃功能紊乱等改变。

二、情绪对健康的影响

情绪对于身心健康的重要性越来越为人们所关注，而医学心理学家关于情绪与身心健康关系的研究也取得了新进展，使我们的认识从"现象描述"深入到"生物－心理－社会"机制。他们的研究成果显示情绪可以通过生物、心理和社会等多种途径或方式与身心健康相联系，并且可以通过改变信息到达大脑时的舒适感影响人们对身体症状的认知、对健康行为的选择以及对所患疾病的适应。

现代医学研究证明，情绪的强烈波动会扰乱人的大脑功能，引起机体内环境的失调，从而损害人体健康。18 世纪，英国医生曾对 250 名癌症患者进行调查，发现有 62% 的患者在发病之前曾受过强烈的精神刺激。进一步研究发现，不少癌症患者在患病前曾有过长期负性情绪刺激或遭受过巨大情绪打击，从而得出"不良情绪是癌症细胞的催化剂"这一结论。对 1400 对"夫妻癌"患者的调查发现，其中一方患癌症可引起另一方因过度焦虑和悲伤而罹患癌症。美国新奥尔良奥施纳诊所曾做过统计，发现 500 名连续求诊入院的肠胃病患者中，由心理因素、情绪状态引起的竟高达 74%；美国耶鲁大学医学院门诊部统计，求诊患者中因情绪紧张而致病的也高达 76%。中国心理学工作者对高血压病人进行调查，结果表明患者病前的不良情绪在高血压的病因中所占比例亦高达 74%。以上均说明了情绪因素对人体的健康起着至关重要的作用。当情绪的刺激超过一定的限度时，就有可能引起中枢神经系统功能紊乱，引起体内神经对所支配器官的调节障碍，从而出现一系列的机体功能失调及代谢功能变化，包括呼吸系统、消化系统、心血管系统、内分泌系统等出现异常。

医学心理学家早已提出经常处于消极情绪状态的人更易患病，特别是心血管疾病，但对其致病机制一直缺乏实证性的验证。通过研究者们的不断努力，终于发现情绪状态及其所伴随的生理反应能够直接影响免疫系统的功能：积极情绪能够增强免疫系统的功能，而消极情绪则会减弱免疫系统的功能，这为情绪对身心健康的影响提供了一种具体机制。这也解释了为什么情绪因素与癌症的发生发展具有这么密切的关系：正常情况下健康人体的免疫系统可以有效抵御正常细胞的癌化；但当遭受强烈的情绪刺激后，一些人的情绪会过度紧张、易怒、过度悲伤或者抑郁等，这样会降低身体免疫系统的机能，免疫系统出了问题，就给癌细胞的增生提供了机会，更易导致癌症的发生。

Stone 等研究发现情绪状态与分泌型免疫球蛋白 A（Secretory Immunoglobulin A，S-IgA）有直接关系。积极的情绪状态可以增强 S-IgA 的分泌，提高免疫反应水平；而消极的情绪状态则会减弱 S-IgA 的分泌，降低免疫反应水平。后续试验结果显示，令人不快的事件能够降低 S-IgA 水平，是因为它增强了消极情绪；而令人愉悦的事件能够提高 S-IgA 水平，则是因为它减弱了消极情绪而非增强了积极情绪。

北京妇幼保健院做的一项关于子宫肌瘤等妇科疾病患病成因的研究结果显示，女性如果长期处在情绪压抑、紧张状态，那么就容易患上妇科疾病。而紧张的情绪之所以能够降低免疫系统功能，主要是通过肾上腺皮质激素来起作用。有研究表明，孕妇的情绪波动，尤其是长期处于紧张、惊恐等情绪之下，能使机体发生一系列的生理、代谢、内分泌和免疫变化，释放化学物质，使孕妇体内的肾上腺皮质激素、脑垂体前叶激素等分泌增多，抑制免疫功能，机体抵抗力下降，不仅影响孕妇身心健康，还会影响胎儿的发育。调查资料显示，孕早期的 3 个月内，持久的极度精神紧张可诱发胎儿唇裂畸形。

消极的情绪，如失望、悲伤，可刺激垂体－肾上腺－皮质网络。如果超量分泌皮质醇过于频繁或持续时间过长，免疫机制失常，抵御疾病的能力便会降低，就会导致诸如类风湿性关节炎、肌无力症等自身免疫系统疾病。激烈的情绪，如急躁、愤怒可作用于大脑，能刺激肾上腺－髓质体系。肾上腺髓质会释放出儿茶酚胺，该化学物质含量升高可使心率加速、血管收缩、血压升高、呼吸增快以及血液中游离脂肪酸水平升高，这种长期情绪刺激会引起偏头疼、高血压、冠心病和中风。

愉悦而平稳的情绪可使脑和整个神经系统处于良好的活动状态，有助于保持人体内各系统、组织、器官的正常功能；积极的心境有利于提高人的积极性，增强人的创造性，使人朝气蓬勃，提高工作的效率，改善生活质量；大量临床实践也表明愉快积极的情绪对提高免疫能力、增强人对疾病的抵抗能力和康复能力起着明显作用。研究发现，良好的心理状态能促使人体分泌更多有益于健康的激素、酶类等物质，这些有益物质可将人体的血液流量、神经细胞的兴奋度等调节到一个最佳状态，使机体抗病能力大大增强，并能极大地活跃体内的免疫系统，从而有利于防病治病，促进人的健康长寿。古往今来，凡是快乐、豁达者往往能够长寿。《庄子·秋水》篇中有言道："得而不喜，失而不忧；知分之无常。"具有开阔胸怀，能够笑泯恩仇，善于自寻快乐，积极向上，恬情养性，热爱生活，岂能不延年益寿！白居易在《病中五绝句》之四中写道："身是医王心是药，不劳和扁到门前。"至于如何养心，白氏突出一个"乐"字。晚年，他组织的"九老会"，平均年龄90.3岁，千年来传为佳话。"亲属惜我老，相顾兴叹咨，而我独微笑，此意谁人知"，白居易这种豁达、幽默的精神境界正是益寿延年的根本。国外也曾有人做过调查，同龄人群中，快乐、乐观者比忧郁、悲观者平均多活7.6年；美国明尼苏达梅奥医院的研究人员宣称"乐观情绪，可以使人延长寿命"，他们对800多人进行了为期30年的跟踪研究，结果发现情绪乐观、保持快乐心态的人其生存率远高于预期值，而情绪悲观的人其实际寿命与预期值相比，提前死亡的可能性高达19%。正如我国著名心理学家潘菽所说："不仅有害物质能造成各种各样的身体疾病和精神疾病，有害的心理因素也有同样的作用；不仅药物能治病，良好的心理素质和积极的精神状态对身体和精神的疾病也常常能起到治疗或有助于健康的作用。"

第二节　情绪与各类疾病

有人研究了自主神经所控制的器官功能与不良情绪的关系，认为自主神经是最能表现情绪的器官之一。当情绪不畅时，会引起消化功能紊乱，胃部肌肉的强烈收缩而致胃部疼痛；在易感素质倾向上，多发生消化性溃疡。情绪与心血管、肌肉、呼吸、泌尿、新陈代谢和内分泌等功能也都存在着密切的关系。当情绪激动达到高潮时，自主神经系统中交感神经极度兴奋，大量释放肾上腺素，而致心跳突然增快，血压急速升高，如果患有高血压，便容易导致脑血管破裂，引起脑溢血；如患有冠心病，由于冠状动脉强烈收缩，易引起心肌梗死，而危及生命。

一、百病由心生

人们从小就被灌输"病从口入"的认识，但是"病由心生"却常被忽视。"世人百病由心生，医药只是辅助行，心不修炼只靠药，神仙也难救众生"，这是我们祖先从几千年的生活实践中得出的自然辩证法。要想解决人的健康问题，首先要提高人体的免疫力，而免疫力的提高与人的情志、心态是紧密相关的。

心理因素之所以能影响内脏器官功能，一般认为是通过情绪活动来实现的。积极的情绪对人体机能常起到良好的促进作用，可以提高体力和脑力劳动的效率，使人保持健康；而消极的情绪强度过大或持续过久，如愤怒、怨恨、忧郁、恐惧等，可导致神经活动的机能失调。另外，情绪的强烈波动也能引起体内化学物质的变化和大脑功能的改变，从而引起人体内某些脏器生理功能和病理形态方面的变化。

情绪异常可干扰人体正常的生理功能，促进疾病的发展，也可引起人体病理生理状态的变化，从而引发疾病。另外，情绪对疾病的转归和康复也起着重要作用，如《理虚元鉴》中指出："凡患此症者，如心性开爽，擅自调养，又当境遇顺适，则为可治。"由此可见，中医学认为情绪可以影响疾病的发生、发展、转归、治愈等全过程。

美国著名心理咨询专家约翰·辛德勒（John A. Schindler）率先提出"情绪决定健康"这一医学理念，给美国的医疗体系带来了革命性的改变。他在美国各大媒体开设"快乐度过每一日"的健康专题，指导人们如何控制情绪，如何保持精神健康。另外通过自己的临床咨询，研究和总结出一系列预防和医治"情绪诱发病（EII病）"的实用方法。

情绪诱发病（Emotionally Induced Illness，EII病）即情绪所导致的疾病，它和头疼、发热一样都可以干扰人体的正常功能，应当引起我们的重视。虽然直到20世纪30年代，才开始有人研究那些会诱发生理性疾病的情绪，探索造成这种紊乱的机理，但是不可否认的是，时至今日，求医之人中有很大部分都患有EII病。EII病为何如此流行，如此常见呢？这是因为情绪不像感冒发热治愈了就好了，它是人体一种生理反应，贯穿整个生命始终，所以在人生的各个阶段都有可能患上EII病。

二、心身疾病

情绪所导致的疾病，包括"心身疾病"。"心身疾病"是哈雷德于1943年提出的概念，又称心理生理疾病。从狭义上来讲，"心身疾病"是指心理——社会因素在疾病的发生、发展过程中起重要作用的躯体器质性疾病，如冠心病、原发性高血压、溃疡病等。至于心理——社会因素在疾病的发生、发展过程中起重要作用的躯体功能性障碍，则被称为"心身障碍"，如偏头痛、神经性呕吐等。而从广义上来讲，"心身疾病"是指心理——社会因素在疾病的发生、发展过程中起重要作用的躯体器质性疾病和躯体功能性障碍，即包括了狭义的"心身疾病"和狭义的"心身障碍"。哈雷德认为"心身疾病"的发病因素与情绪障碍有关。

情绪包括人体化学性的和身体上的改变，这些身体上的改变可见于面部或可感知于体内。例如"生气"这一情绪，一方面，人的面部表情即刻就能体现；另一方面，也会有体内的改变，如血压升高，而这种血压升高有时会使血管破裂而导致中风。情绪在人体表现出的化学性和身体上的改变，是由脑经由植物性神经系统和内分泌系统所介导的。其中，植物性神经系统介导产生的情绪效应更为广泛，而内分泌系统介导产生的情绪效应更为严重。

"心都提到嗓子眼"。一些患者主诉喉咙里面有异物感，担心会是肿块，其实 95% 的患者只是肌肉的情绪性紧张，这种紧张感很像肿块的感觉。人体在紧张情绪的状态下，咽喉里面会有堵塞的感觉，其实这就是情绪所诱发的喉部肌肉紧张。食道上端的肌肉不停收缩，让人觉得嗓子眼里面有异物感，如果试图吞咽，就会感到非常困难，甚至会有窒息感。当紧张情绪缓和时，异物感也会随即消失。心理学家研究发现，在持续紧张情绪中，颈部肌肉是最容易受到影响的地方。当情绪紧张时，被使用最频繁的肌肉群就是颈部，会出现许多颈部动作，如缩头缩脑、扭动头部、撑扯颈部、低头不语等。工作、生活压力大时，人们会觉得"肩头似有千斤担"，其实就是负面情绪压力而导致的颈后肌肉紧张和收缩。

"胃是情绪变化的晴雨表"。人体的消化系统对情绪反应是最为敏感的。情绪状态与肠胃功能有着密切的联系，当一个人的情绪极度痛苦时，胃部无疑是最敏感、最容易受到影响的器官之一。主诉胃溃疡的患者中至少有 50% 的人并没有溃疡，而只是胃部的情绪性肌肉疼痛。许多人都有过"茶饭不思"的经历，当遭遇烦心事，又无从解决的时候，面对食物会没有胃口；但当事情出现转机时，胃口也会随之好转。当人的情绪处于恐惧或悲伤时，胃黏膜会变白，胃酸停止分泌，可引起消化不良；而当人的情绪长期处于焦虑、愤怒或怨恨时，胃黏膜会充血，胃酸分泌增多，则可导致胃溃疡。由此可见，不良情绪对胃肠疾病的发生有很大的作用。

"结肠是情绪的镜子"。胃部下方的小肠时常会出现痉挛性疼痛，而最频繁发生疼痛的地方就是结肠。与胃一样，结肠也能将人的情绪充分表现出来。美国费城的一位权威医生曾说过："结肠是情绪的镜子，当人感到紧张时，他的结肠就会收缩。"事实的确如此，每当情绪紧张时，人的结肠就会做出反应；情绪焦虑时，结肠向下挤压，造成肠子部位的疼痛，这些都是情绪变化引起了结肠肌肉或周围肌肉的痉挛。现代医学认为伴随着腹泻、腹痛的溃疡性结肠炎与长期情绪紧张、免疫功能异常有关；结肠易激惹综合征也常常因为情绪变化而被诱发。

"令人头痛的事"往往是形容一些棘手难办的事情，这是有一定医学依据的，因为在现实生活中，焦虑、烦恼、激动、紧张的情绪确实容易引起头痛。医学心理学研究表明，偏头痛、紧张性头痛等与不良情绪就有着密切的关系。医学教授文森特·马丁提出："紧张性头痛常与人们互相间的矛盾、不如意、羞怯和内心的恐惧有关。"而偏头痛患者中，那些事业心重、性情急躁的女性比一般人发病概率要高。近期，马丁及其同事调查3600名35～65岁女性的绝经情况以及偏头痛病史及现状，结果发现，女性偏头痛在绝经期会增加50%～60%，女性绝经之后雌激素水平下降、不良情绪有所增强可能是偏头痛加重的主要因素。焦虑、紧张、激动等不良情绪引起头痛的原因是：这些不良情绪可使头部某些动脉血管扩张，从而压迫神经，于是就引起了头痛。此外，血管壁肌肉收缩也会引起头痛，这是因为肌肉收缩使供应肌肉的血流量减少，使局部发生缺血现象，从而导致头痛的发生。

"激动得喘不过气来"。有些人情绪波动较大时，就会胸闷、喘不过气、四肢发凉麻木、浑身无力，这是由于当人的情绪过分激动、紧张，特别是大喜大悲的时候，由于中枢神经的应激反应可使小动脉血管异常收缩，导致血压上升、心跳加快、心肌收缩增强、心脏供血不足，人体感觉缺血、缺氧，从而诱发心肺不适。人们熟知花粉、粉尘、某些药物或者呼吸系统感染等都是可以引发哮喘的，但其实不良情绪也能引起或加剧哮喘。研究表明，焦虑、紧张、愤怒、抑郁等不良情绪引起机体内分泌和免疫系统变化，可促使机体释放组胺等物质，从而引发支气管哮喘。而哮喘病发后，又常常造成人体情绪更加恶化，从而加重病情。

"气得血压升高"。生气、愤怒会使血压升高这是肯定的，比如那些情绪容易激动、富有攻击性、具有敌意的人就容易产生"情绪性高血压"。被称为"无形杀手"的高血压是最常见的一种心血管疾病，情绪压抑、精神紧张、心理矛盾等因素均可导致高血压。这是因为人体长期处于高强度压力之下，就会使中枢神经系统的兴奋与抑制的平衡失调，致使大脑皮质和丘脑下部兴奋性增高，体内肾上腺素、儿茶酚胺等物质分泌增强，释放出的血管紧张素使血管收缩，产生血管痉挛、血压升高；痛苦、愤怒的情绪会增加外周血管的阻力而升高舒张压；而恐惧的情绪则是通过增加心输出量而使收缩压升高。如果这些高压状态无法解除，就会极大提高人体患高血压病的概率。长期持有"敌视情绪"，心生报怨，容易产生报复心理，这种敌意是一种有害情绪，不仅伤害他人，对自己的身心健康也是十分不利的。敌视情绪的郁积会破坏人体的免疫系统，导致心脏受损；常带有该情绪的人体内的炎症蛋白含量很高，而这种持续的、涉及整个心脏系统的炎症状况易引发冠心病。美国科学家对 500 名中年男子的研究表明，"敌视情绪"可引发忧郁、焦虑、悲观等情绪，患心脏病的概率也大大增加。

"心情好，皮肤也好"。作为人体的第一道防线，皮肤也能把心理上的很多症状反映出来，皮肤不好很可能与不良情绪有关。"皮肤是心理的情绪地图"，紧蹙的眉头传达出人体的焦虑、慌乱，黑色的眼圈说明了人体的疲乏，色斑、粉刺和痤疮则透露了沉重的心理压力和睡眠的不足。医学研究表明，人的精神状态与皮肤状态休戚相关，情绪的过度紧张、焦虑、烦恼、愤怒、冲动、忧郁、恐惧等都可能引起人体皮肤的损伤。皮肤里面布满了神经纤维，人的各种精神状态、心理变化都经过神经进行传递，必然会对皮肤造成各种不同的影响。恐惧的情绪会使人体的血管痉挛，皮肤供血不足，就会出现皮肤苍白的现象；忧伤的情绪可使自主神经失去平衡，皮肤营养流失，出现皮肤干燥、松弛、失去光泽，甚至早衰的现象；紧张的情绪会使人体细胞新陈代谢速度减慢，细胞缺乏活力，皮肤出现暗淡、缺乏弹性、显露皱纹；抑郁的情绪可使人食欲不振、呼吸短浅，人体新陈代谢放缓，皮肤出现晦暗、缺乏光泽、毫无生气。临床医学发现，神经性皮炎、脂溢性皮炎、慢性荨麻疹、痤疮、酒糟鼻等常见皮肤病的发生和发展也与人的情绪变化有关。心理压力过大，情绪长期处于紧张、急躁、烦恼、忧郁状态下就易诱发神经性皮炎或使情病加重。另外，情绪不仅可导致皮肤的病理表现，甚至会影响到附着在皮肤上的毛发，如情绪剧变就是引起秃发的重要因素，医学上称之为"心因性秃发"，此病发作前人往往受到情绪抑郁等心理因素的影响。

"生气憋闷是形成肿瘤的最大因素"。中医认为，气血经络不通、脏腑阴阳失调是疾病，尤其是癌症的根源，归根结底便是整个人体的情志郁结、气血凝滞并最终形成一个"大疙瘩"即肿瘤。我国元代医生朱丹溪就认为乳癌是由于长期愤怒、郁闷、忧愁等不良情绪所引起。在忧虑、失望的情绪影响下，癌症往往会乘虚而入，古希腊的珈伦医生就指出：忧郁的女子比乐观的女子更易罹患癌症。许多调查研究说明不良的心理状态、不好的情绪是一种强烈的促癌剂，这是由于长期处于不良情绪之下，能引起人体内分泌失衡、淋巴系统功能紊乱，进而造成免疫功能下降，使机体抗癌能力下降，易患癌症。

"情绪引起呼吸过度"。长期睡眠不足和过度紧张会引起"过度换气综合征"。通常，人休息时的呼吸频率是 16 ～ 18 次 / 分钟，如果提高到 22 ～ 23 次 / 分钟，我们可能感觉不到变化，但我们的身体瞬间就能响应这种变化。当呼吸加速时，呼出的二氧化碳量升高，而血液中的二氧化碳量则降低，当血液中二氧化碳水平降低至某一临界点时，就会引发一系列身体上的反应，如手指等部位麻木、刺痛感、颤抖，头晕，痉挛等。过度换气常发生在二三十岁的人身上，女性尤其多见。女性的肺功能比男性更弱、呼吸更浅，快速呼吸会很快打破体内酸碱平衡，使碱性过强，引发身体的不适症状。过度换气多伴随着梦境中的情绪发生，常常醒来时会有感觉，如果人们不知道这种感觉是由于压力情绪所引起的话，常会担心是身体疾病，其实过度换气大多没有器质性病变，因此不必过于紧张，应当注意劳逸结合并适时调整自己的情绪。

情绪过程中的许多生理变化都与人体的内分泌腺活动有关。内分泌腺包括脑垂体、肾上腺、甲状腺、胸腺、胰腺、生殖腺等，能够调节人体正常的生理功能，但同时它们也能够调节人体对压力、威胁等外力的响应，其中脑垂体起主导作用，是人体的控制调节器，而肾上腺同情绪的关系最为密切，它是情绪内脏反应的主要来源。脑垂体是稳定情绪的一个重要部位，在应对如细菌或病毒感染、处于高海拔、肌肉用力过度、挨饿等压力时，会产生令人惊奇的不同种类的荷尔蒙。其中最重要的压力来自于情绪，情绪性的压力往往持续时间长、强度大，并且可以产生其他任何压力类型的压力效果。脑垂体产生的荷尔蒙会使血压升高、平滑肌收缩等，另外也能调控体内其他内分泌腺产生更多的荷尔蒙去调节身体器官和组织。肾上腺由髓质和皮质两种内分泌腺组成，既受到中枢神经系统的直接调节，又受到植物性神经系统所支配。情绪产生时，下丘脑产生的促肾上腺皮质激素释放因子能够调节脑垂体前叶促肾上腺皮质激素（ACTH）的分泌量；而促肾上腺皮质激素又控制着肾上腺皮质类固醇的分泌量，影响人体器官的生理功能，并且也对中枢神经系统和脑垂体也具有反馈调节作用。另外，交感神经能够刺激肾上腺髓质分泌肾上腺素和去甲肾上腺素，调节效应器官的活动，促进人体的生理应激反应，同时也对中枢神经系统形成反馈调节。

三、心理疾病

"心理疾病"几乎都是情绪所导致的疾病。"生活压力大，精神疾病多"，现代生活中，情绪病已然成了一种非常普遍的都市心理疾病。顾名思义，情绪病是由于过度或短暂兴奋、抑郁、焦躁等情绪所引起的情绪波动及精神状态不佳。人们在思维、情感、行为上偏离社会生活规范越厉害，心理疾病就越严重。当人们的思想、情感、行为、态度、个性心理特征等方面产生变态或接近变态，从而出现各种心理活动异常，我们称之为变态心理，亦称为异常心理或病理心理。异常的精神活动会通过人的外显行为如言谈、表情、动作等表现出来，称之为精神症状。精神症状总的来说有以下特点：症状的出现不受病人的意识控制；症状一旦出现，难以通过转移使其消失；症状内容与周围客观环境不相称；症状给患者的工作学习、人际关系等社会功能带来不同程度的损害。

躁狂以心境高涨为主，可表现为情绪高涨、精神运动性兴奋，伴有精力增加、活动过多，与其所处的现实处境不符的心境障碍。某些病例临床表现仅以易激惹为主，患者往往注意力无法持久，常出现随境转移，严重者可继发妄想或幻觉等精神病性症状。躁狂是神志失常的一种证候，患者狂乱不安、手足躁扰。中医认为，躁狂多因大惊大恐、情志过激、五志化火、肝经热盛、痰火上扰、郁热上冲、气郁血滞、热扰心神所致。《黄帝内经》中《灵枢·癫狂》描述躁狂发作的特征为"狂始发，少卧不饥，自高贤也，自辨智也，自尊贵也，善骂詈，日夜不休……狂言、惊、善笑、为歌乐，妄行不休者，得之大恐……狂，目妄见，耳妄闻。善呼者，少气之所生也……"临诊时应根据躁狂症是处在兴奋状态还是抑郁状态进行辨证论治，可根据患者症状采用如豁痰开窍、清心安神、益气健脾等相应的治疗方法。

抑郁以显著而持久的心境低落为主，可表现为情绪低落、思维缓慢、语言动作减少和迟缓，是心境障碍的主要类型。临床可见心境与其处境不符、情绪消沉、闷闷不乐、悲痛欲绝、自卑抑郁、悲观厌世或有自杀企图或行为，甚至发生木僵，严重者伴有幻觉、妄想等精神病性症状，部分病例有明显的焦虑与运动性激越，如果考察病史曾出现过躁狂发作，则诊断为双相障碍。中医认为，"郁证"是由于情志不舒、气机郁滞所致。《黄帝内经》对由于情志失调所引起的人体脏腑、经络、气血等阻塞都归于"郁"，情志因素被看作是导致人体气机失调的重要原因。元代名医朱震亨在《丹溪心法》中指出："气血冲和，百病不生；一有怫郁，诸病生焉。故人身诸病，多生于郁。"可见，情志不正常是重要的致病因素。抑郁症的病机是气机郁滞，其中又以肝气郁结为核心，所以有"治郁先治气，调气要先治肝"的说法。中医五行理论认为"肝属木"，《黄帝内经》中有"木郁达之"的著名治疗方法，对论治郁证具有很强的指导意义。

持续性心境障碍是一组持续性并常有起伏的心境障碍，每次发作极少严重到足以描述为轻躁狂，甚至不足以达到轻度抑郁。其发作形式主要为：环性心境障碍（反复出现心境高涨或低落）、恶劣心境（持续出现心境低落）和混合状态（躁狂和抑郁症状在一次发作中同时出现）。心境障碍的治疗方法采用辨病与辨证相结合、中医药与西医药相结合。充分发挥中西医的特长，诊断以西医为主，治疗上则客观分析当时患者病情，采用"急则治其标，缓则治其本"的原则，如果患者状态急需用药控制，则先用西药控制，之后用中西医结合治疗；选用中药结合小剂量西药治疗则能提高治疗效果。另外，心理治疗作为辅助疗法，其中认知行为疗法可作为首选疗法。

恐惧症是指对某些特定的外界客体或处境产生强烈的、过分和不合理的惧怕、紧张情绪的一种神经症。恐惧发作时常伴有明显的焦虑及自主神经症状，并主动采取回避的方式来解除这种不安。患者很清楚自己的恐惧情绪是过分和不合理的，但是却无法控制，以致影响患者本身的正常活动。其核心症状是恐惧紧张，并因此而引起严重的焦虑甚至达到惊恐的程度，这种恐惧情绪属于客体焦虑，是客体的出现所引起的过分反应。另外，恐惧症常伴有继发性的抑郁情绪。中医认为"恐证"多因情志所伤，损及肝、肾、心、胆所致，且恐惧症多以虚证为多，是精血不足的病证。"恐归肾属水""恐伤肾，其气怯""血气内却，令人善恐"，其主要病机是"恐则气下"。恐惧症的中医疗法适宜采用"升其气、强其志、壮其内、益其精"，就是通过调节人体的精、气、神来达到气血平衡，从而使恐惧症患者达到脱敏目的。中医疗法可辨证选用中药方剂，气功、针灸等疗法也有较好的疗效。另外，行为疗法如系统脱敏疗法也较为有效。

　　焦虑症又称焦虑性神经症，以焦虑情绪为主要特征，有慢性焦虑和急性焦虑发作两种形式，常表现为无明确客观对象的紧张担心、胸闷心悸、烦躁、吃不好、睡不香、失眠多梦。中医认为作为情志障碍的一种，焦虑症主要与肝胆的生理功能失调密切相关，其病因病机主要是邪入少阳，肝失疏泄，胆的分泌功能失调，气郁失达，郁而化热，扰乱心神而出现焦虑等症状。中医"情志"中的"惊"一词，以及中医所提到的"惊悸""心悸""惊症""不寐"等症状或病证中均体现出"焦虑"。"惊则气乱"主要是因为"惊则心无所依，神无所归，虑无所定，故气乱也"，治疗方法适宜采用"惊则平之"，就是需要运用心理疗法以及方药来"平惊治之"。

　　强迫症属于焦虑障碍的一种类型，是以反复出现强迫思维和强迫动作作为主要特征的神经精神疾病。其特点为有意识的自我强迫和反强迫并存，患者总是出现某些毫无意义甚至违背自己意愿的想法或冲动，虽然能够意识到来源于患者自身的这些想法或冲动的异常性并极力抵抗，但始终无法摆脱。强烈的自我冲突使患者内心充满焦虑和痛苦，影响其正常的学习工作、生活起居、人际交往等。心理学认为情绪的兴奋可以带动身体的兴奋，而身体的兴奋也可以带动情绪的兴奋，通过"大笑法"使情绪高涨则有助于平息紧张。当患者处于焦虑、紧张的负面情绪影响下，使用"情绪发泄"的方式释放自己，疏通郁结之气，心情舒畅，焦虑自然得到缓解。中医学认为人是"形""神"共存的个体，因而强迫症的治疗方法强调形体和精神的共同治疗。

　　癔症（解离转换性障碍）是由明显的精神因素，如生活事件、内心冲突、暗示或自我暗示，作用于易病个体引起的精神障碍。主要表现为感觉或运动障碍，意识状态改变，症状与患者处境不符，且无可证实的器质性病变基础。癔症分为解离症状和转换症状，这些症状是功能性的，因而心理治疗具有重要作用。治疗癔症的基本原则是以调理情志（心理治疗）为主，并结合药物疗法和针灸疗法。中医对癔症的辨证论治效果显著，根据癔症的主证将其分为 6 型进行辨证论治，即气阴两虚、痰气交阻、痰热互结、肝气郁结、寒气上逆、痰瘀阻窍。如《金匮要略》中所说"妇人脏躁，喜悲伤欲哭……甘麦大枣汤主之""妇人咽中如有炙脔，半夏厚朴汤主之"。癔症的针灸疗法，古代也积累了丰富的经验，如孙思邈所创"十三鬼穴"所治范围包括了癔症；又如杨继洲治疗王会泉亚夫人一案也属于癔症，仅针内关一穴便痊愈。针灸辅以暗示疗法常可获得很好的治疗效果。另外，中药方剂有时也能产生良好的暗示效果。

创伤后应激障碍是指个体经历、目睹或遭遇到异常强烈的威胁、严重受伤、灾难性刺激后，所导致的个体延迟性或持久反应的精神障碍。重大创伤性事件是其发病的基本条件，具有极大的不可预期性。其核心症状为创伤性再体验症状、警觉性增高症状、回避和麻木类症状。创伤后应激障碍常表现有惊悸恐惧、头晕眼花、心烦意乱、失眠多梦等一系列的应激反应，而这些症状的病因病机，在中医看来是情志过伤所致的气滞血瘀、阴虚血少、心肾失调等，从而导致了精神障碍的发生，是"由惊而发——气乱生痰——痰气胶结"的一个动态病机过程，治疗宜采用养血安神、滋阴补肾、活血化瘀、理气解郁的方法。目前，心理治疗是创伤后应激障碍最为有效的治疗方法，常用的心理治疗有认知行为治疗、催眠治疗、精神分析疗法等。

第三节 中医情志致病

一、中医情志病因说

中医历来重视情绪对疾病的影响，把它列为重要的致病因素，即"情志内伤"。情志与内脏息息相关，不同的情志变化对内脏有不同的影响。精神愉悦，人体气血通畅，正气内存，脏腑功能也正常；相应地，内脏活动健康也是情绪良好、精力充沛的基础。情志变化可伴有人体内部机能的改变：过度紧张、忧郁等情绪状态都会直接或间接地引起人体自主神经功能紊乱，脏腑机能失调，内分泌异常，免疫力下降等。

《黄帝内经》对情志的分类归纳为喜、怒、忧、思、悲、恐、惊，称作"七情"；但在五行学说影响下，又将情绪归纳为喜、怒、忧、思、恐，称作"五志"。一般情况下，"情志"是正常人体生理活动所必备的，统属神的范畴。它以脏腑气血活动的正常生理为基础，并对生理情况下的脏腑气血产生重要的影响，这也是中医学"形神理论"的基本认识。中医学强调情绪必须中和有节，若其失常或太过或不及，或持久强烈的精神刺激，则可以影响脏腑气血活动，导致气机紊乱、气血失调、阴阳失常而产生疾病，这样情绪的刺激即转化为直接的致病因素而引起多种内伤疾病。

情志致病学说源于《黄帝内经》，认为情志致病的机制在于脏腑气机的紊乱，重视情志诊断疾病，主张以心理疏导结合针刺砭石和汤液进行情志病治疗，提出情志调适在养生保健方面的作用，形成了病因、病机、诊断、治疗与养生的系统体系。其中"五志"说和"九气"为后世医家提供了基本依据，为后世情志学说的发展奠定了坚实的基础。东汉张仲景的《金匮要略》在病因学说发展史上起着承前启后的作用，其提出的"梅核气""奔豚气""脏躁"皆与情志疾病相关，并认为情志病的病因病机以脏腑亏虚、情志过激为两大主因。宋金元时代的中医学有了新发展，陈无择在《伤寒杂病论》病因学说的基础上，结合《黄帝内经》五志太过致病的理论，高度概括了张仲景关于情志致病的论述，将"情志"称为内因。陈无择首倡"情志内伤病因论"，并将情志内伤作为独立的致病因素加以讨论。他在《三因极一病证方论·三因论》中说："情志，人之常性，动之，则先自脏腑郁发，外形于肢体，为内所因也。"提出"内则情志，外则六淫，不内不外，乃背经常"之"三因学说"。将这种思维模式推广于各科疾病诊治中，标志着情志学说的定型成熟，是该学说形成发展过程中的里程碑。

　　情志与脏腑活动、精气血津液以及经络组织有着密切的联系，情志将直接通过经络内传脏腑，并影响气血及津液等运行。此即张仲景所谓之"一者，经络受邪入脏腑，为内所因也"。

　　情志内伤致病的条件包括情志刺激的强度和时间两个方面。一般来说，"喜、怒、悲、恐"以突然而强烈的情绪刺激为致病的主要条件，由于外界刺激因素猝然而至往往超出正常人体的承受能力范围，从而造成机体短时间内出现病理变化的现象，正所谓"离绝菀结，忧恐喜怒，五脏空虚，血气离守"。"悲、忧、怒"以与思相兼、情绪刺激作用时间长为致病的主要条件。可见，情志内伤虽然有暴喜暴怒的突然发病这样的"情志太过"，也有"情志不及"而致病，而"不及"则主要是脏腑气血疏泄不及而产生的忧郁、悲哀等情绪的表现。

　　正常情况下人体的阴阳处于平衡状态，如果情志变化剧烈则阴阳平衡失调，进而影响人的气血正常运行，导致气血功能紊乱。正如《素问·举痛论》指出的："百病生于气也。怒则气上，喜则气缓，悲则气消，恐则气下，惊则气乱，思则气结。""喜为心之志"，心主血脉、主神志，在正常情况下，喜能缓和紧张情绪，使心气舒畅、气血通利、营卫调和；但如果暴喜过度，则心气涣散，不能上奉心神，会出现神不守舍、精神恍惚、喜笑不休、狂乱等症状，可导致一些精神、心血管方面的疾病发生，还可能危及人的生命，如中医里的"喜中"就是指大喜时造成中风或突然死亡。

　　"怒为肝之志"，肝主疏泄，藏血生血，在某些情况下，怒略有助于肝气的疏泄条达；但如果大怒不止，则肝气上逆，血随气而上逆则面赤，表现为肝失疏泄、肝气郁积、肝血瘀阻、肝阳上亢等证型，出现胸胁胀痛、烦躁不安、头昏目眩、气逆吐血，甚至昏厥猝倒，长此以往，易使人患高血压等心脑血管疾病。"悲为肺之志"，肺主气、主行水、主治节、主宣肃，悲伤过度，会使肺气抑郁，耗散气阴，致形瘁气乏，出现感冒、皮肤病等症状。《理虚元鉴》记载："肺气一伤，百病蜂起，风则喘，寒则嗽，湿则痰，火则咳，以清虚之府，纤芥不容，难护易伤故也。"这指的是肺为娇脏，易受邪侵，一旦伤肺，其病变不离乎气，肺气既伤，则免疫屏障机能减退，或邪从外入，或病自内发，而诱发感冒、咳嗽、哮喘等，这也是情志伤肺致病的内在基础。"恐为肾之志"，肾藏精，主水液、主纳气、主一身阴阳，大惊猝恐，则精气内损，肾气受伤，气陷于下，会有吸气困难、呼多吸少、动则喘甚等肾不纳气的症状，导致大小便失禁、突然昏厥、不省人事，甚至死亡。"思为脾之志"，脾主运化、主生血统血、主升清，思虑过度，使脾气郁结，若脾失健运，则血液亏虚，阳气虚衰，人体消化吸收功能失常，出现头晕眼花、恶心呕吐、食欲不振、消化不良、腹胀便溏等。总得讲来，情志失常，五脏之气的平衡协调关系受到影响，气机失调，人体机能发生改变，从而导致疾病的发生。

情志内伤致病可以是一种情志单独致病。《素问·举痛论》上说："惊则心无所倚，神无所归，虑无所定，故气乱矣。"就是指单独的情志刺激"惊"能扰乱心神，使心神错乱。张从正在《儒门事亲·卷三》中提出："怒气所至，为呕血，为飧泄，为煎厥，为薄厥，为阳厥，为胸满胁痛，食则气逆而不下，为喘渴烦心，为消瘅，为肥气，为目暴盲，耳暴闭，筋解，发于外为痈痛。"这说明"怒"也可单独致病。另外，情志内伤致病也可以是多种情志刺激共同致病。《古今名医汇萃》上说："妇人瘰疬……或因忧思郁怒，伤损肝脾。"《医学原理·卷之十一》中说："如每遇忧惧郁怒，便发肿痛，大便艰难，强力则肛门坠出不收，曰气痔……治法必须清热凉血、疏郁行滞为先。"由于情绪的复杂性，人们体验到的情绪往往是多种情绪的组合，而多种情志刺激共同致病则是更为常见的致病方式。乔明琦等人统计了宋代至民国时期的情志医案 230 例，结果显示多种情志共同致病的占 67% 以上，他们提出："多种情志刺激交织组合共同为病是当今社会条件下情志致病的基本方式。"

情志内伤易于首先伤肝，清代医家魏之琇悟出"肝木为龙，龙之变化莫测，其于病亦然。明者遇内伤证，但求得其本，则其标可按籍而稽矣。此天地古今未泄之秘，《黄帝内经》微露一言，曰'肝为万病之贼'，六字而止"。王士雄进一步阐明"肺主一身之表，肝主一身之里。五气之感皆从肺入，情志之病必由肝起"。肝调畅气机，传送于心，产生情绪，后经气机传至全身，导致机体变化。情志内伤，易于伤肝，导致肝疏泄失常。太过则肝气逆证，不及则肝气郁证。情志内伤易于损伤曾发病但目前无明显临床表现的病证所在之脏，即"潜病之脏"，就是说曾患病的患者，虽然临床症状消失，但是一旦遭受情志刺激则很容易出现原先所患病的症状。情志内伤易伤心、脾等脏。《黄帝内经》指出"心者，五脏六腑之主也，故悲哀忧愁则心动，心动则五脏六腑皆摇"，张介宾《类经·疾病类》也说"情志之伤，虽五脏各有所属，然求其所由，则无不从心而发"，可见情志刺激极易伤心而致病。另外，由于脾胃是"气血化生之源"，那么情志内伤也易使脾胃受损，气机紊乱。

二、情志致病的特点

情志致病，扰乱气机。人是天地之气交感的产物，人体正常的生命活动突出地表现于气机升降出入的平衡协调，气机运行有序，则生命活动正常。人类的情志是精神意识活动的外部表现，是人体受到内外刺激而引起的生理机能复杂性的反应，所导致的基本变化就是"气的运动变化"。情志异常变化影响了人体内脏腑气机的升降出入，使其平衡失常，导致气机紊乱而致病。当然，情志致病过程中，一种气机失调并非受到固定的某种情志所影响，更多的是随着机体内脏气血情况而相互影响、相互作用，如惊可致气乱，也可致气下。

情志致病，耗损精血。血是构成和维持人体机能的基础物质之一，"滋脏腑，安神魂，润颜色，充营卫……人有此形，唯赖此血，故血衰则形萎，血败则形坏"，人体内脏腑的功能活动都有赖于血的濡养，灌溉一身，无所不及。由于气机正常的升降出入也是血液、津液等物质化生、输布的重要条件，因而当气机紊乱、运行不畅的时候，必然会累及血液和津液。《灵枢·口问》中说："大惊卒恐，则血气分离，阴阳破败，经络厥绝，脉道不通，阴阳相逆，正气稽留，经脉虚空，血气不次，乃失其常。"可见，情志致病影响经脉、气血，导致气血逆乱，阴阳失调。血液在人体内流动不止，情志刺激则会使精血耗损，血虚而病：过喜伤心，使心血耗损；大怒伤肝，肝不藏血，肝血亏虚；忧思伤脾，脾失健运，生血不足；悲哀伤肺，肺气消耗，气不生血；惊恐伤肾，消耗肾精，精血同源，精血两伤。

情志致病，伤及五脏。中医认为情志的产生是以五脏精气为物质基础的，如《素问·阴阳应象大论》中提到"人有五脏化五气，以生喜怒悲忧恐"。情志内应五脏，不同的情志变化可伤及不同的脏腑，"喜伤心，怒伤肝，忧伤肺，思伤脾，恐伤肾"，进而影响脏腑之间的平衡协调关系，使人体代谢功能发生异常，产生不同的生理、病理变化，从而导致各种疾病。

情志致病多伤及本脏，由心而发，进而波及五脏，"悲哀忧愁则心动，心动则五脏六腑皆摇"。临床研究中，不可拘泥于情志伤本脏，而应抓住情志致病"病由内生，直接伤脏"的规律，根据临床症状来判别伤及何脏，如肝肾同源，那么大怒不仅可以伤肝，而且还能伤肾。

情志致病有其特异性，既会损伤不同的脏腑，但也有共性，就是"情志内伤，易伤心神"。心在情志活动中具有主导作用，心主神明，主藏神志，主司人的精神意识和思维活动，情志活动虽然分属五脏，但都在心神的控制和调节下得以实现，如《素问·灵兰秘典论》中说："心者，君主之官也，神明出焉。"心主宰五脏六腑的活动，并与之相互协调，共同维持正常的人体活动，如《灵枢·邪客》中指出："心为五脏六腑之大主，精神之所舍。"心在情志致病过程中也占有主导作用，各种情志因素都能使心神受到刺激，心神发生改变，然后反映到五脏六腑，进而使五脏六腑及其经脉发生改变，如张介宾《类经》中所说："心为五脏六腑之大主，而总统魂魄，兼赅意志，故忧动于心则肺应，思动于心则脾应，怒动于心则肝应，恐动于心则肾应，此所以五志难以所使也。"

情志致病不仅可以伤神，出现一系列的神志异常；还可以伤形，表现出身形躯体的病证，即神形俱病。如《灵枢·本神》指出："心，怵惕思虑则伤神，神伤则恐惧自失，破䐃脱肉。""肝，悲哀动中则伤魂，魂伤则狂妄不精，不精则不正，当人阴缩而挛筋，两胁骨不举。""脾，愁忧而不解则伤意，意伤则悗乱，四肢不举。""肺，喜乐无极则伤魄，魄伤则狂，狂者意不存人，皮革焦。""肾，盛怒而不止则伤志，志伤则喜忘其前言，腰脊不可以俯仰屈伸。"《素问·疏五过论》中说："暴乐暴苦，始乐后苦，皆伤精气，精气竭绝，形体毁沮。"可见，情志致病使气机紊乱，脏腑受损，精气衰竭，从而由内而外地表现出形体受到毁坏。情绪是人正常的心理活动，通过人对外界刺激的认知评价而产生。如果不良的情绪及时得到发泄和疏导，则不容易对健康构成威胁；但是如果不良情绪过于强烈或持续时间过久，则会对健康构成严重威胁。在情绪活动中总会伴随着一系列的生理变化，这是情绪区别于其他心理过程的重要特点之一，也是情绪引起心身疾病的重要原因。不同的情绪、状态可以引起自主神经系统发生不同的变化。例如，人在发怒或处于应激状态时，常表现出交感神经活动亢进的现象，出现心跳加快、血压上升、胃肠道运动抑制、汗腺分泌增多、血糖升高、呼吸加深加快、消化不良等现象；某些情绪发生时，也可出现副交感神经系统活动亢进的现象，如心情愉快时，消化液分泌增加、胃肠道运动加强；焦虑不安时，会出现排尿、排便次数增加。

心身医学研究已经证实，心理社会因素所引起的生理变化是多方面的。其总的致病机制是通过情绪的中介作用，引起神经系统、内分泌系统、免疫系统的活动变化，进而影响到全身各个系统和器官。如果这种影响持续的时间较长，则可能导致器官出现功能性甚至器质性的改变而引发各种疾病。情绪和躯体症状之间存在着一定的联系，这一点从现象上就可以把握，心身医学的诞生正是源于人们对心身问题的关注。在心身医学领域，人们一直致力于探讨的核心问题就是情绪过程中生理反应的特异性问题。

心理因素之所以能影响内脏器官功能，一般认为是通过情绪活动而实现的，积极的情绪对人体活动常起到良好的促进作用，可以提高体力和脑力劳动的效率，使人保持健康；而消极的情绪如愤怒、怨恨、焦虑、忧郁、恐惧、痛苦等，如强度过大或持续过久，可导致神经活动机能失调，由情绪变化引起交感神经素的改变和大脑功能的改变，而引起某些内脏生理功能和病理形态方面的变化。

三、情志致病的机理研究

情志活动是疾病发生的重要因素，甚至左右着某些疾病的发生与发展，历代医家都非常重视，对其做了大量研究。心身医学打破传统的生物医学模式，提出新的"生物－心理－社会医学模式"，符合中医学的整体观念和病因学说。

在中医病因病机理论中，情志致病是极为重要的内容，而随着当代医学模式的转变，情志致病学说越发显示出其理论的优越性和超前性，对情志致病病因的研究也在不断深入。

情志致病的病理机制，虽然各家观点有所不同，但普遍认为是气机失调。情志异常影响气的升降出入运动，而情志致病则可以分为：上下——怒则气上，恐则气下；缓乱——喜则气缓，惊则气乱；消结——悲则气消，思则气结。情志致病的机理就在于情志异常导致体内气机升降失调，运行障碍，脏腑功能紊乱，从而使正气虚弱，邪气入侵人体而使人患病。而情志致病过程一般分为以下3个阶段：气机紊乱——精气亏虚——伤脏致病。有研究者认为体质虚弱是情志致病的内在根本，并且情志致病与情志刺激的强度、持续时间、产生方式等具有直接关系。也有研究者研究发现个体的人格特征类型也对情志反应造成影响，同样的情志事件刺激不同人格特征类型的个体，会产生不同的情志致病结果。

长期以来，有关情志致病机理的研究开展得很少，这主要是因为很难建立起完全符合中医情志致病的动物模型。但是实验研究又是中医学与现代医学相结合所不可缺少的，而且对系统深入地研究中医情志学说具有十分重要的意义。因此，建立中医情志致病动物模型是研究情志致病机理需要解决的重要问题。尽管灵长类动物的情志与人的情志有一定的相似性，但仍然具有很大差异，另外难以进行灵长类动物的大规模实验研究。近年来，广泛使用大鼠作为中医情志致病研究的动物模型。例如，严灿等采用慢性束缚制动方法建立中医情志致病的大鼠模型，研究发现该模型能够较好地模拟中医"情志异常，肝失疏泄"的综合病理变化过程，模型大鼠出现明显的神经内分泌功能紊乱，而调肝方药则可以显著调节或逆转模型的病理改变。和岚等采用一次大剂量及多次小剂量皮下注射肾上腺素的方法建立急慢性"气滞"大鼠模型，模拟较长时间情感不舒的状态，用以研究中医情志致病"气滞血瘀"相关理论。

随着生命科学技术的不断进步与发展，有学者提出应用基因组学、蛋白质组学来解释中医本质的策略，但由于中医的"证候"具有整体性、复杂性等特点，最终难以实现。进一步，又有学者提出采用代谢组学技术来研究中医"证候"，他们将代谢途径中的各种小分子物质作为主要研究对象，为中医"证候"提供了较好的研究思路。近年来随着神经–内分泌–免疫学说的兴起，更多的学者开始以此作为研究基础，并从这一角度来进行中医情志致病的研究。

由于肝脏的生理功能和病理变化与大脑皮层活动、自主神经功能有着密切的关系，那么情志变化则可以引起大脑皮层活动异常、神经内分泌功能紊乱等。"肝郁证"的情况下，神经介质、内分泌激素等会发生变化，免疫系统功能降低，机体免疫力下降。利用"怒伤肝"大鼠模型进行的研究表明，长期激怒刺激可使大鼠的全血黏度升高，体内巨噬细胞的吞噬功能下降，产生白细胞介素的能力受到明显抑制，并伴有T细胞功能抑制、胸腺萎缩、体重下降等，从而导致免疫功能下降。可见大鼠在一定强度和时间的激怒刺激下，可引起中枢神经系统和免疫系统功能的紊乱。

采用"恐伤肾"的动物模型来研究"恐"的致病机理，结果显示恐伤孕鼠子代鼠呈现脑神经细胞松散、数目减少，线粒体肿胀变形，内质网扩张等病理改变；中枢免疫器官胸腺和周围免疫器官脾脏均受到影响而萎缩；子代鼠白细胞系统使自然杀伤细胞活性及白细胞介素活性明显提高。可见孕鼠在惊恐应激后引起的神经–内分泌–免疫内环境改变可能会对子代鼠"先天恐惧"的形成具有影响。另外，"恐伤肾"组小鼠血浆内的中分子物质（Middle molecule substances，MMS）升高，巯基含量降低，说明MMS和巯基成分均参与了"恐伤肾"的发病机理。

神经系统和胃肠道在起源和功能上有着密切的关系，研究发现至少有20种胃肠多肽存在于大脑中，这种在神经系统和胃肠道中均有分布的肽类被称为"脑肠肽"。对"思伤脾"与"脑肠肽"的关系进行研究，结果显示在"过度思虑"这种持续的精神刺激作用下，会引起大脑中5–羟色胺含量的增加，5–羟色胺可以引起促肾上腺皮质激素释放因子的释放，促肾上腺皮质激素释放因子作为一种中枢"脑肠肽"物质，对胃肠运动有抑制作用，因而导致胃肠消化功能减退。而神经中枢通过某些递质或肽类物质对机体的胃酸分泌和胃肠道运动功能进行减弱和抑制，影响机体的免疫系统功能，是"思伤脾"的客观依据。

脑主元神，心主识神，心脑共为情志控制的中枢，是精神活动和体内调控免疫系统的中心环节。中医学的心不仅具有脑的部分功能，而且与免疫功能也有着密切的关联。现代医学认为，中枢神经调节人体的呼吸、心脏跳动和内分泌等生理活动，而其调节功能受到大脑皮层的情感部分制约。"喜伤心"的研究显示，当人处于过于大喜的情绪之下时，大脑皮层处在亢奋状态，破坏了中枢神经正常的调节功能并使之紊乱，会破坏腹肌和膈肌的规律运动，一定程度上导致心脏的缺血缺氧。并且情绪的持续时间越久对心脏功能的损伤和损害就越大。长期抑郁、内向性格是导致冠心病发生的重要因素，Vander（梵达）等认为可能是不良情绪使大脑皮层处于高度紧张及高负荷运行状态，易引起中枢神经系统功能失调，调节能力下降，从而诱发冠心病等急性缺血事件。

四、中医法则中的情绪与疾病

传统中医的运作方式出自于跟西方医学截然不同的健康与治疗认知。在数千年的中医典范里，每种情绪都和某个脏腑器官经络或能量系统的能量共振。这个原则是双向运作的：一方面，当某个器官因为任何压力源而变弱时，人们会更容易感觉到对应的情绪；反过来说，如果人们不能以适当的活力对待特定的情绪，那么对应的器官也会因此而变弱。

表 9-1　情绪与十二经络的关系

经络	正向能量	负面能量	瘀堵时的情绪
胆经	中正、决断，胆的功能强健，决断力强，中正无私	焦虑	焦虑不安，优柔寡断，左右摇摆
肝经	计谋、谋虑	愤怒、指责	容易愤怒，好攻击指责
肺经	主一身之气	悲伤	容易悲伤
大肠经	传导、排毒、存污	懊恼、烦恼	容易烦恼，无名火
胃经	接纳、豁达	急躁	做事容易着急，容易躁动，语言、行动均容易急躁。容易面部痤疮、粉刺或身体容易出现痈脓

续表

经络	正向能量	负面能量	瘀堵时的情绪
脾经	思考、思维，五行当中，脾主土，属于大地坤土之性，能承载一切的好与坏。若脾的功能正常，可以接纳一切寒热温凉、酸苦甘辛	抱怨、委屈	容易产生抱怨、委屈
心经	欢喜、喜欢	怨恨、仇恨	怨恨比抱怨更强烈，有恨之入骨的势头，恨是由内心的最深处升起来的，生恨日久，耗伤心气、心血，导致心经瘀堵。心脑血管问题及暴死，多来源于心经瘀堵
小肠经	悲悯、怜悯	哀愍、怜悯之心人皆该有，怜悯过度成哀愍，哀愍过度及成哀伤	容易出现消化道溃疡的人多数怜悯心过重。哀愍过度容易产生溃疡，容易堵塞小肠经，疏通小肠经，纠正偏颇，可以平和的对待一切哀伤之事
膀胱经	积极、向上、阳光、微笑，膀胱经为一身阳气之所，为阳中之阳	消沉	人体阳气就无法升腾、布散，心情就容易抑郁、消极
肾经	智慧，肾精充沛，勇敢	恐惧	若肾精亏损，肾精瘀堵，就容易生不出智慧，遇事恐惧、恐慌、害怕、惊恐。孩子经常看恐怖电影，玩一些血腥的电子游戏均容易损耗肾精，影响智慧
心包经	欢乐、愉快，心包经为臣使之官，喜乐出焉，是帮助君主（心）传达快乐心情的	压抑	心的快乐的信号就无法传达出来
三焦经	轻松	紧张	三焦功能不够协调就会生出紧张的情绪

下面列出的是重要的器官与其对应的情绪问题：

心脏：被触怒，受到伤害，被抛弃，失望。

小肠：孤独，过度敏感，脆弱。

膀胱：不安全感，犹疑不决，牵挂不已。

肾脏：恐惧，不信任，怀疑。

胆囊：挫折感，急躁，尖刻，怨恨。

肝脏：愤怒，压抑，嫉妒，报复心重。

肺脏：抑郁，难过，悲哀，失落感，自负。

大肠：固执，武断，自卫心重，完美主义。

脾脏 / 胰脏：低自我评价，绝望，依赖，需要他人。

胃：担忧，焦虑，一意孤行，惹人厌恶。

各种器官同时以五行元素加以区别，在这 5 个类别里的各个器官都有着各自对应的振动频率。有些成对的器官，如果从西方医学的观点来了解是很容易明白的，像是肝脏和胆囊、肾脏和膀胱、脾脏和胃，较不明显的组织则是心脏和小肠、肺脏和大肠。

中医同时也认知到有 4 种能量系统并不对应这些器官，它们的名称很奇特：三焦经、心包经、督脉和任脉。它们都属于火元素，与神经内分泌系统以及免疫系统有关。

以下是各个元素与其对应的器官系统：

火：心脏、小肠、三焦经、心包经。

土：脾脏、胰脏、胃。

金：肺脏、大肠。

水：膀胱、肾脏。

木：肝脏、胆囊。

复原是功能恢复的关键之一，就是如何处理身体发出的众多信号。如果相信医生的诊断是对的且无法改变，相信病很难治甚至治不好，会因此如何如何……这就阻挡了接收向结果挑战的一切新信息。

运用情绪平衡技巧，释放因自身疾病或亲友疾病带来的罪恶感、恐惧和愤怒，改变信念，处理所有引发问题的情绪困扰，创造出内在的和谐，培养祥和一致的情绪以支持身心所固有的疗愈智慧，让意识和潜意识都一心想痊愈，相信自己有合理的机会打胜这场战役，遵从这些指引，就不需要耗尽心力而且更容易复原。

五、情志疾病的治疗

中医学不仅记载了丰富的情志相关理论，而且还阐述了中医情志致病理论及相应的治疗方法，对我们研究情志具有重要的意义。

人的情志活动与人的生理、病理活动是不可分离的。人有复杂的心理活动，会产生各种情绪变化，而情绪变化又作用于人的心理活动，使人体生理功能、脏腑气血发生改变。而脏腑气血的改变又会使情志异常，如肝阳亢盛、气血有余的人往往善怒；反之，肝气虚衰、血气不足的人往往胆怯易恐。

中医的整体观念强调形神一体、心身统一，对疾病不仅看到局部病变部位，更重要的是看到病是发生在有思维的活体，故应着眼于整体的调理，有时甚至将心理治疗放置于第一位，《素问·宝命全形论》中说："一曰治神，二曰知养身，三曰知毒药为真，四曰制砭石小大，五曰知脏腑血气之诊。"研究与弘扬中华道教养生学者萧天石先生就指出："养病之要，首在养心。却病之要，亦先在却此心病，心病一除，它病自远。"说明心理治疗在疾病治疗中具有十分积极的作用。心理治疗对由心理因素引起的情志疾病尤其重要，朱震亨在其《丹溪心法》中指出"五志之火，因情志而生……宜以人事制之，非药石能疗，须诊察由以平之"，即强调心理治疗有时比药物治疗更重要。

情志疾病的心理治疗方法在我国古代早有记载。《黄帝内经》就十分重视情志疾病的精神治疗，如《灵枢·师传》中指出："人之情，莫不恶死而乐生。告之以其败，语之以其善，导之以其所便，开之以其所苦，虽有无道之人，恶有不听者乎？"其中所阐述的说理、劝告、开导、心理暗示、精神转移等都是心理治疗的基本方法。

中医心理学认为情绪是互动的，而且能相生相克、相互制约。《黄帝内经》将情绪分为喜、思、悲、恐、怒5种，并阐述了如何运用这些情绪的相生、相克特性来进行心理治疗。《黄帝内经》中提出"喜生思，思生悲，悲生恐，恐生怒，怒生喜"，认为这些情绪相生可以循环转化；并在《素问·五运行大论》中指出"怒胜思，思胜恐，恐胜喜，喜胜悲，悲胜怒"等"以情胜情"的方法，认为情绪可以相互克制，即"五情相胜"的法则。认识情绪之间的转化机制有助于理解人的情绪问题，令情绪疾病的治疗效果更加完善。"五情相胜"疗法在临床应用中应当要了解患者的情志变化，针对不同的情志因素灵活应用"以情制情"，辨证施治，才能获得理想的治疗效果，如《医方考》中所说"情志过极，非药可愈，须以胜情，《内经》一言，百代宗之，是无形之药也，明者触类而旁通，则术在我矣"。美国著名心理学家马丁·塞利格曼（Martin E.P. Seligman）提出积极心理治疗法，并利用该疗法增强患者的主观幸福感，用以治疗患者的抑郁症，取得了有效成果。这与中医心理学中"情志相胜"的疗法不谋而合。

情志相胜的治疗原理就是依据五行学说中金、木、土、水、火相胜相克的制约关系，用一种情志去纠正相应所胜的情志，有效治疗这种情志所产生的疾病。王米渠在《谈中医情志相胜的心理治疗》一文中以解除致病情志刺激量、刺激方向和刺激内容的重新组合等3个方面进行解释，认为五行相胜原理可能是古人在长期临床观察中假说的一种最佳调节点。

在情志之中，唯有"喜则气缓"，即中医认为适度的喜悦与欢乐可以使气脉缓和通畅。发自内心的愉悦会使人体的肌肉放松，气血通畅，进而使疾病化为无形。积极乐观的心态能大大提高人体自身的免疫能力；以积极的态度对待人生有助于消除"愁眉打百结"，并能减少疾病，很多时候甚至比药物治疗更重要。

现代心理学认为具有思想内容的语言可以作为一种特殊刺激作用于人脑，从而引起思想活动和情绪变化，因此应重视心理治疗方法对情绪的控制和调节作用，如运用宣泄法、转移法、代偿法、理喻法、意控法、清醒法、对抗法等来纠正心理失衡，排除有害情绪，刺激产生肯定、积极的情绪，调动主观能动性对情志疾病进行治疗。如常年神经衰弱或者处于更年期的患者，主要表现为失眠、焦虑、抑郁、多疑、心悸、胃肠功能紊乱等病证。这类患者多无器质性疾病，而是常常处于不良情绪状态之中，应用心理治疗，采取解释、保证、暗示等方法，鼓励患者加强自身锻炼，克服心理病态，增强患者对疾病的认识和治疗信心，这样不仅能使患者的不良情绪得到改善，而且可以提高患者机体免疫力，促进身体健康的恢复。

当然，情志疾病的治疗不仅需要情志的调节，还需要同时予以药物治疗。情志疾病的药物治疗应该针对情志所导致的人体气机紊乱、阴阳气血失衡、脏腑功能失调、病理产物生成等生理、病理变化情况来进行辨证施治。临床应用中，应注意到"肝为人体气机升降出入的枢纽"，因而"疏肝调气"是情志疾病药物治疗的重要环节。另外，"情志由心神控制和调节"，所以药物治疗需要"补心气，养心血，安神定志"。同时也要充分考虑"情志失调伤五脏"，根据情志对脏腑的不同损伤来进行相应的药物治疗。

在情志疾病的治疗过程中应当正确处理心理治疗与药物治疗之间的关系。多数医家都主张采取联合运用西医治疗和心理疗法的综合治疗方式，即运用中西医、针灸、药物、心理和情志等治疗方法。如内科疑难病专家胡思荣在诊疗时就强调药物治疗与情志调节并重的原则。周杰等也认为除了可采用"五行相胜"法外，还可以应用以喜胜怒、自我调和、惊者习之、移情治病等非"五行相胜"的疗法，用以调畅气机，平衡五脏阴阳。

第四节 情志养生

随着社会生活水平的提高与医药技术的不断进步，人类的预期寿命也在不断延长，但生活节奏的加快，社会压力的剧增，也让人类的生存质量受到挑战。双重变化导致了人们的健康观念发生了根本性转变，从过去单纯追求寿命长久，发展到现在的延年益寿与心身健康、生活质量并重。这一转变也推动了中医养生热的形成。在诸多的中医养生理论中，情志养生是一个研究的热点。魏晋养生学家嵇康提出了影响养生的 5 大难点，即"养生有五难：名利不去为一难，喜怒不除为二难，声色不去为三难，滋味不绝为四难，精神虚散为五难"。其中就强调了情绪对养生的重要性，情绪的波动会扰动脏腑，使之功能失衡，损害健康，更不用提养生一说。《管子·内业》也讲："凡人之生也，必以其欢。"即告诉我们保持乐观的情绪有助于达到保健养生、延年益寿的目的。《素问·至真要大论》提出："清静则生化治，动则苛疾起。"强调养生保健应当要清静养神，以保持正常的机体生理功能，突如其来的情志刺激则可使人患病。

一、情志与养生

"养生"是指合理选用养精神、调饮食、练形体、慎房事、适寒温等保健方法，通过长期的锻炼和修习，达到保养身体、减少疾病、增进健康、延年益寿的目的。虽然目前对"情志养生"尚无统一界定，但在数千年的中医养生实践过程中，历代医家一直都非常重视情志在精神养生中的重要作用，提出了诸多的理论与方法。

"情志养生"概念的最早出现时间尚无人考证，不过目前的研究一致认为，早在《黄帝内经》中就有"和喜怒"的记载，强调情志在养生中的重要地位与作用，其后历代医家在论述养生的理论与实践时，也多会提及"情志调理"等相关论述。目前中医院校使用的中医养生学的教材（如马烈光主编，中国中医药出版社 2012 年 8 月出版的《中医养生学》；郭海英、章文春主编，人民卫生出版社 2012 年 7 月出版的《中医养生康复学》）中，却并未出现具体的"情志养生"的概念，而只是在精神养生的章节中涉及情志相关的内容。说明学界尚未将"情志养生"视为中医养生中的一大类别，而仅仅隶属于精神养生的门类。通过在中国学术期刊网络出版总库中检索查询，我们发现最早将"情志养生"作为专有名词的是罗志敏在中国医药学报 1995 年第 10 卷第 4 期的文章《更年期妇女的情志养生法》，后也有学者使用"情绪养生""情志中和养生"等称呼。近年来，情志养生一词多出现于期刊、报刊、科普类的养生书籍中，且论述不一，对其概念的内涵与外延的认识并未达成一致。

从情志养生概念的界定上来看，罗志敏将"情志养生"定义为"通过疏畅情志、调养心神等方法，保持人体的心理平衡，从而达到身体健康、延年益寿的目的"。可以说，这一定义符合《黄帝内经》以来中医对情志在养生中作用的描述。董喜敏将情志养生类同于心理调节，认为情志养生就是"通过心理调节以调养气血、治疗疾病、预防疾病，进而延年益寿"。窦学俊的定义综合了中医理论与现代心理学的观点，认为情志养生是在"中医理论指导下，根据个体的气质类型和心理状况，综合运用各种调神方法，从自我调摄的角度塑造和维持一个积极向上、健康稳定的心理状态，以完善人格，适应环境，保持良好的心身状态"，尤其是在养生的最终目标上强调了心理健康。周瑞芳等的观点突出了认知的重要作用，认为情志养生主要是"通过自己对外界客观事物反应进行自我调节和转变自己错误的思维方式，将心情调节到最佳状态，以使自己健康长寿的方法"。聂道芳认为"情绪养生是心理状态养生法之一，是通过情绪调节协调情绪与认知、行为，使情绪在生理唤醒、主观体验和表情行为等方面达到良好的、适宜的状态，从而更好地适应其所生存的周围环境，防止疾病的发生和促进疾病的康复"。这一定义借鉴了现代心理学中有关情绪的构成，情绪与认知、行为之间相互关系的内容。李董男则强调情志养生中道德品质的重要作用，提出"情志养生是中国传统养生保健的核心和关键，以道德品质修养为根本，精神心理调养为主干，情趣爱好培养为枝叶"。

虽然养生学教材并未对情志养生作明确界定，但研究者们从各自的领域对情志养生进行了解读。这一现状说明：①情志，无论是在养生的理论还是实践中，都具有十分重要的地位，情志养生思想的发展正如同德国著名心理学家艾宾浩斯对心理学发展历程的描述，"有一个漫长的过去，但只有短暂的历史"，有待进一步地深入研究与系统整理归纳。②"情志养生"的现有研究缺少统一的概念界定，研究者们很难在共同的范畴内深入地进行情志养生的理论与实践研究。③由于"情志养生"缺少统一的概念，很难形成系统的理论体系，并以之指导临床实践，这成为情志养生临床推广的最大难题。

任何事物的变化发展都有其两面性，既有有利的一面，又有有害的一面。而人的情绪变化亦有利有弊，正如陶弘景《养性延命录》中所说："喜怒无常，过之为害。"情志活动属于正常的生理现象，是人体对外界和体内刺激的保护性反应。一般情况下，情志活动对人体生理机能起着协调性作用，有益于人的身心健康，不会致病，正所谓"有喜有怒，有忧有丧，有泽有燥，此象之常也"。但是，内外刺激引起的情志太过，如情绪波动太大、过于激烈，或者情绪刺激持续时间过久等皆可致病。

心理保健是人体健康的重要环节，自古以来就被人们所关注。春秋战国时期，百家争鸣，《管子·内业》将善心、定心、全心、大心等理想的心理状态作为内心修养的标准，阐述养身之术，即形体要正，心神要静，和平中正，专心致志，则有益于身心，使心身安乐。《黄帝内经》中的心理保健思想颇为丰富，特别是在形神关系方面，认为形生神而寓神，神能驾驭形体，形神统一，才能使身心健康，颐养天年。汉代张仲景在其《伤寒杂病论》序中畅言养生的重要性，抨击时医、时人无视养生，是"崇饰其末，忽弃其本，华其外而悴其内"，并认为"内养正气，外慎风邪"是养生之根本。三国时期的名医华佗"兼通数经"，熟谙天人之阴阳五行、五运六气、脏腑经络、藏象学说，并且"晓养生之术"，以激怒疗法治愈太守笃病的事迹广为流传。唐代孙思邈《千金要方》中也有"养性"之论，更是提出了独特见解，"夫养性者，当少思、少念……行此十二少者，养生之都契也。多思则神殆，多念则志散……此十二多不除，丧生之本也"，这些也是对情志养生理论的发展。宋代陈无择在《三因极一病证方论·三因论》中认为情志刺激是三大致病因素之一，强调了情志因素在人体疾病发生和发展中的重要作用。金元四大家之一的张子和在《儒门事亲》中也强调了心理治疗的重要性，创造了"习以平之"等意疗方法，并采用心理疗法治愈"因惊得病"的顽症。明清时期的中医养生学说有了新的发展，《摄生集览》中提出"养神为首"，强调了"养神"在养生之法中的重要地位；倡导"入寐之法，首在清心"，即心静神安方能入眠，保持良好的心态才能保证良好的生活状态和睡眠质量；高濂的养生著作《遵生八笺》中重视形气之调养，养气以保神，运体以却病，提倡鉴赏书画花木、出游赏景、登高远眺等活动以陶冶情操，修心养生。

"情志养生"是中医养生学极为重要的内容之一，需要在中医"形神一体"观的指导下，根据个人的形神气质类型，综合运用各种调养精神的方法，保持人体身心处于健康状态。当代社会，人们已进入"情绪负重的非常时代"，由情志因素引起的身心疾患已成为多发病和流行病，如心脑血管疾病、高血压、胃溃疡、哮喘、糖尿病、肿瘤等。因此，中医学中的心理保健思想正逐渐引起人们的重视，而情志养生也越来越受到人们的推崇。

二、养生先养心

就养生而言，下士养身，中士养气，上士养心。所以在中医看来，养心是养生的最高境界，是养生的核心和关键。

养生之道，自古有之，养生的第一要务便是养心。医圣张仲景所提倡的"养神畅志，立志修德"养生法，就是对"养生先养心"的精辟论述。《黄帝内经》中提到："恬淡虚无，真气从之，精神内守，病安从来？"心态平和则正气存内，那么抵御外邪的能力就强，就能够保证人体的身心健康，这也强调了养心的重要作用。

历史上的儒家、道家、佛教对"养心"都有着深刻的认识和精辟的论断。大儒苏洵在《心术》中说："为将之道，当先治心，泰山崩于前而色不变。"道家的庄子说："至人用心若镜，不将不迎，故能应物而不伤。"佛门中的六祖慧能说："一切福田，不离方寸，从心而觅，感无不通。"可见，"心学"是儒、道、佛三家极为重视的事，儒家讲"正心"，道家讲"炼心"，佛教讲"明心"，虽然表述各有不同，但其理却相似，强调"修心养心"。

"养生重养德，德高寿自长"，所谓德高，就是要个性善良、为人正直、人格高尚，并且具有良好的人际关系和处事能力，中医认为德高者五脏淳厚、气血匀和、阴平阳秘，能够健康长寿。荀子指出"有德则乐，乐则能久"；孔子提出"大德必得其寿"的养生观；孙思邈也认为"德行不克，纵服玉液金丹，未能延年"，可见养生、养心与道德品质修养关系密切。

"德润身，仁出寿"，"仁"的核心思想是"善"，人心善则施善行，能贯天地之正气。郑观应在其《中外卫生要旨》中说："常观天下之人，气之温和者寿，质之慈善者寿，量之宽宏者寿，言之简默者寿，盖四者皆仁之端也。"这指出"仁"就是要做到温和、善良、宽宏、幽默。"仁心仁德"是一个人身心健康的内在标准。

"取乐琴书，颐养神性""止怒莫若诗，去忧莫若乐""情志不遂，开怀谈笑可解"，这些都是中医中的"易性养心"之道。所谓"易性"，就是通过娱乐、交谈、学习等方式来陶冶情性，消除内心不良情绪的方法，而"易性"养心法则往往是"对症下药"的良方。

"哲理养心"讲究"六然"和"四看"，即"自处超然""处人蔼然""无事澄然""失意泰然""处事断然""得意淡然"和"大事难事看担当""逆境顺境看襟怀""临喜临怒看涵养""群行群止看识见"。"哲理养心"与"德仁养心"相辅相成，是科学的养生之道，也是身心健康、延年益寿的关键。

三、情志养生方法

现代研究者对情志养生的方法各有侧重。有的学者主张调控情绪，如肖蒲鲜强调要控怒、戒躁、克悲、消愁。窦学俊提出领悟法、节制法、疏泄法、移情法、以情制情法。有的学者主张重在养神，如唐祖宣认为情志养生最为关键的便是保持生命活力，即养神，具体为安心养神、休眠养神、清静养神、静志安神，清心静养。杨树英则提出情志养生宜静心，少思以宁神、移情易性以安神、调节情志以舒神、顺应四时以养神、用脑动形以强神。更多的学者主张情志养生是对个体的全方位调摄，董喜敏强调要注意自我性情的陶冶、自我心理解脱、知足常乐、为自己制定切合实际的事业和生活目标以及广交朋友，善于谈吐，使自己在与众人的交往中了解社会、了解他人、了解自己，使自己的心理活动融汇于社会洪流之中。张若梅提出要不妄作劳、静养心神、移情变气、顺应环境、调控形神。林嬚钊等总结了名老中医情志养生经验，提出要注重修性养神，时刻保持淡泊平静和平和自然的心态，对工作和生活持宽容的态度，并培养开朗随和的性格。书法、旅游以及静坐等手段都能够很好地辅助情志养生。周瑞芳等总结林毅教授情志养生的方法有清静养神（清心寡欲、安心养神、静功锻炼）、悦乐养神、调畅情志（节制法、疏泄法、转移法）等。吴丽丽等对调节精神情志要求人们具有高尚的情操，保持乐观的情绪，思想上清净淡泊，无贪欲妄想，心情舒畅，精神愉快，这样就能使人体气机调畅，气血平和，正气旺盛不病或减少疾病的发生，具体则是保持精神愉悦、心理平衡、颐养性情。在诸多的情志养生方法中也有比较特别的，如李光英等针对 9 种不同体质提出相对应的情志调摄建议，颇具有新意。而李董男认为情志养生以精神心理调养为主干，分为淡泊、宁静、知足、进取、友爱、遗忘、克戒、随性之道等。

情志养生方法的多样化，表明其早已跳出了以情志相胜为主的单纯的情志调控方法，而关注个体的生理、心理、社会以及道德层面。可以说，这是情志养生的重大发展，因为养生的目标不再仅仅局限于延长寿命，而是全方位关注于人的心身健康及与社会环境的和谐共处，这一观点符合当前社会对于健康的全新认识。众多的情志养生方法虽然令人鼓舞，但同时也存在一些问题：①将"情志"等同于"情绪""精神""神"等概念，这与"情志养生"概念不统一、体系欠完整有关，并导致了当前情志养生的方法虽然多但却没有体系、未达成共识等。②情志养生方法缺少相关的实证研究，大多仅是理论上的描述，尚无相关的研究设计与数据支持，不利于情志养生方法的有效推广。③大部分情志养生的方法欠缺可操作性，例如仅仅是在认知上告知情志养生的主体要"制怒""克悲""安神"等，但在行动上却欠缺具体指导，如同只告知目标但却没有给出路径，大大增加了情志养生的难度，减少了其有效性。

四、情志养生研究展望

目前，对情志养生的研究存在"概念不统一、体系欠完整、方法缺实证"3大问题，其解决方案，可以从以下 3 点入手：

1. 统一情志养生的概念

对情志养生概念的统一界定，需要解答一系列的问题：情志的内涵究竟是什么？情志在养生实践中的作用是什么？情志养生是否就等同于精神养生？养生的最终目标是什么？如何通过实证的方法验证养生目标的达成？……我们认为，对于情志养生的研究不能脱离中医学的背景，因此对于情志的解读也不能简单地等同于心理学中的情绪，而是要从中医学的理论中寻找源头，并可以借鉴现代心理学的研究方法。在阅读并分析情志与养生相关文献的基础上，我们发现情志的作用不仅体现在养生的过程中，也体现在养生的最终目标上，一方面调节情志是达成养生目标的方法；另一方面情志平和又是养生目标达成的表现。所以我们假设"情志养生"的概念有着广义与狭义的区分，狭义的"情志养生"就是指调节情志，而广义的"情志养生"则包含所有以情志为中介变量的养生活动。鉴于此，我们认为情志养生是伴随养精神、调饮食、练形体、慎房事、适寒温等养生活动同时发生的，情志是精神、饮食、运动等养生活动达成效果的中介变量。情志就像一个风向标，调整着个体的全部养生活动。

2. 立足中医的特色理论

情志养生的理论与实践是脱胎于中医的理论体系的，这也是情志养生的生命力所在。因此，情志养生的研究必须立足于中医的特色理论，如李光英等针对 9 种体质的情志调摄就是一个很好的示范，既体现了中医治则中的因人制宜，又有效地指导了临床实践。以此为延伸，在遵循中医的整体观念、辨证论治的前提下，可以拓展出针对不同年龄、不同性别、不同地域、不同时令等的情志养生方法。对情志养生的深入研究需要根植于中医的理论框架体系，需要运用中医的思维模式，需要吸纳中医的临床成果，更需要体现中医的特色优势。

3. 借鉴心理学研究成果

情志养生的研究需要立足于中医学的理论背景，更需要借鉴现代科学的理论与技术，尤其是现代心理学的研究成果，因为它们有共同的服务对象——人，有共同的追求目标——心身健康。例如，针对情志的研究，可以借鉴情绪心理学中有关情绪与认知的实验研究与结论、情绪测量与情绪唤醒的研究方法、情绪识别与调控的理论与方法等；针对情志养生的实践，可以借鉴健康心理学中应对压力的策略、不良行为的矫正等相关研究；再如针对很多处于亚健康的个体，他们虽然认可养生的重要性却鲜有养生的相应实践行为，可以借鉴社会心理学中有关自我效能、态度与行为的相关研究对个体予以干预，提高主观能动性，达成情志养生的功效。可以肯定的是，情志养生的研究能够有效地结合中医与心理的研究成果，成为中医与心理学理论与实践相融合的成功典范。

在社会大众极度推崇与追求养生的当下，有着几千年历史传承的中医养生精华亟须被整理出来。对中医情志养生的深入研究需要立足于中医的特色理论，借鉴现代心理学的理论、技术、方法，并加以验证、创新与推广，以之造福于全人类。

（王　薇）

第十章　情绪障碍（情志病）的心理咨询与治疗（一）

第一节　现代心理治疗的理论研究

随着经济的发展，竞争的加剧，人们的生活与工作节奏也越来越快，这对处于经济转型期的中国老百姓来说，无疑更加加大了心理压力。心理健康问题已成为每个人的切身问题。据世界卫生组织估计，目前中国有心理问题的人数在 2 亿～3 亿。他们推算，中国精神疾病负担到 2020 年将上升到疾病总负担的四分之一。但同时从事心理健康问题的心理咨询和治疗的专业人员却只有几千名，每百万人只有 2.4 个心理咨询工作者。由此可见，中国迫切需要心理咨询和治疗的相关专业人才通过科学的方法和手段，提供有效的心理援助，帮助人们解决心理健康问题。

一、心理咨询与心理治疗的含义

（一）心理咨询

心理咨询的英文翻译为"咨询"（counselling），也有译作"心理辅导"，在台湾地区译作"谘商"。它是一个涵盖非常广的概念，涉及职业指导、教育辅导、心理健康咨询、婚姻家庭咨询等诸多方面。心理咨询的发展历史虽有近百年，但至今有关心理咨询的内涵与外延仍旧众说纷纭。没有哪一种已知定义得到专业工作者的公认，也没有哪一种定义能简洁、明了地反映出心理咨询工作的丰富内涵。各种解释往往随着咨询理论流派及职业特点等的不同而有很大差异。

帕特森（C.H.Patterson）认为："咨询是一种人际关系，在这种关系中咨询人员提供一定的心理氛围和条件，使咨询对象发生变化，做出选择，解决自己的问题，并且形成一个有责任感的独立的个体，从而成为一个更好的人和更好的社会成员。"而美国人本主义心理学家罗杰斯（C.R. Rogers）认为心理咨询是一个过程，心理咨询师与来访者之间的关系能给予后者一种安全感，使他可以从容开放自己，甚至可以正视自己曾否定的经验，然后把那些经验融合于已经转变的自己，做出统和。它更多地提示心理咨询是一种人际关系，强调心理咨询必须建立于良好的人际关系，让来访者感到咨询师对他的同情、理解和尊重，从而愿意敞开心灵的大门，互相理解、信任、真诚交流。1984 年美国出版的《心理学百科全书》肯定了心理咨询的两种定义模式——教育模式和发展模式。该书认为："咨询心理学始终遵循着教育的模式，而不是临床的、治疗的或医学的模式。咨询对象（而不是患者）被认为是在应付日常生活中的压力和任务方面需要帮助的正常人。咨询心理学家的任务就是教会他们模仿某些策略和新的行为，从而能够最大限度地发挥其已经存在的能力，或者形成更为适当的应变能力。"该书还指出："咨询心理学强调发展的模式，它试图帮助咨询对象得到充分的发展，扫除其成长过程中的障碍。"《中国大百科全书·心理学》对心理咨询是这样定义的："一种以语言、文字或其他信息为沟通形式，对求助者予以启发、支持和再教育的心理治疗方式。其对象不是典型的精神病患者，而是有教育、婚姻、职业等心理或行为问题的人。"朱智贤主编的《心理学大词典》对心理咨询是这样定义的："对心理失常的人，通过心理商谈的程序和方法，使其对自己与环境有一个正确的认识，以改变其态度与行为，并对社会生活有良好的适应。心理失常，有轻度的，有重度的，有属于机能性的，有属于机体性的。心理咨询以轻度的、属于机能性的心理失常为范围。""心理咨询的目的，就是要纠正心理上的不平衡，使个人对自己与环境重新有一个清楚的认识，改变态度和行为，以达到对社会生活有良好的适应。"归纳国内外一些比较有代表性的观点，从中可以看出，尽管有各种各样、不尽相同的解释，但其内涵都有某些共同性的特征：

①心理咨询是心理咨询师对咨询对象（以下简称来访者或咨客）进行帮助的过程，这一过程是建立在双方良好的人际关系基础之上的。心理咨询师运用专业技能及所创造的良好咨询气氛，帮助来访者以更为有效的方式对待自己和周围环境，促进个人的成长与发展。

②心理咨询是一系列交互的心理活动过程。从心理咨询师的角度看，帮助来访者更好地理解自己，更有效地适应生活，其中包含有一系列的心理活动在内。从来访者的角度看，在咨询过程中需要接受新的信息，学习新的行为，学会调整情绪以及解决问题的技能，做出某种决定，这都涉及一系列的心理活动。而这两者的心理活动又是在交互基础上产生的。

③心理咨询是由专业人员从事的一项专业服务。心理咨询师必须是受过严格专业培训、拥有这项服务所必需的知识和技能（尤其是具有接受他人的基本态度和理解他人的能力）、得到权威机构认可的专业人员。

④心理咨询的服务对象的特殊性。即来访者不是有精神病、明显人格障碍、智力低下或脑器质性病变的患者，而是在心理适应和心理发展上需要帮助的人。

⑤心理咨询有独特的目标。心理咨询师在咨询过程中要助人自助，帮助来访者认识自我，明确目标，做出决定，解决难题，最终达到更加完善自己的人格，更能充分发挥自身的潜能，更好地适应社会的发展。

综上所述，我们给心理咨询如下定义：心理咨询是指经过严格培训的心理咨询师运用心理学的理论和技术，通过专业的咨访关系，帮助合适的来访者依靠个人自我探索来解决其心理问题，增进心身健康，提高适应能力，促进个人成长与发展以及潜能的发挥。

（二）心理治疗

心理治疗（psychotherapy）如同心理咨询一样，迄今也无公认的定义，比较有代表性的有：

《美国精神病学词汇表》将心理治疗定义为："在这一过程中，一个人希望消除症状，或解决生活中出现的问题，或因寻求个人发展而进入一种含蓄的或明确的契约关系，以一种规定的方式与心理治疗家相互作用。"

　　心理治疗家弗兰克（J. Frank）认为心理治疗是受过专业训练的、为社会认可的治疗者通过一系列目的明确的接触或交往，对患有疾病或遭受痛苦并寻求解脱的人所施加的一类社会性影响。

　　以著述《心理治疗技术》而出名的美国精神科医师沃尔培格（L.R.Wolberg）认为从临床观点说来，心理治疗是一种"治疗"工作，即由治疗者运用心理学的方法，治疗与病人心理有关的问题。治疗者必须是受过训练的专家，尽心与病人建立治疗性的关系，试图消除心理与精神上的症状，并求得人格上的成长与成熟。

　　陈仲庚认为，心理治疗是治疗者与来访者之间的一种合作努力的行为，是一种伙伴关系，治疗是关于人格和行为的改变过程。

　　曾文星、徐静认为，心理治疗是应用心理学的原则与方法，通过治疗者与被治疗者之间的相互关系，治疗病人的心理、情绪、认知与行为等有关的问题。治疗的目的在于解决病人所面对的心理问题，减少焦虑、忧郁、恐慌等情绪症状，改善病人的不良行为，包括对人对事的看法、人际关系，并促进人格成熟，能以较有效且适当的方式来处理心理问题及适应生活。因此，治疗过程主要依赖心理学的方法来进行，所以称之"心理治疗"，以便与药物治疗或其他物理方法治疗的"躯体治疗"相区别。并且，他还认为从实际操作中来说，心理治疗是因病人对自己心理问题或情绪与行为上的困难的体会，以"求治者"的身份和求治的动机与治疗师接触，经由明确或含蓄的契约关系，以一种规定的方式，采用言语交谈的形式，进行若干时间的心理治疗工作。在治疗过程中，求治者要相当主动地与治疗者合作，检查自己的心理与行为，并寻找改善的方向，努力修改，促进自己的心理与行为之成熟。

　　而钱铭怡把心理治疗定义为"心理治疗是在良好的治疗关系的基础上，由经过专业训练的治疗者运用心理治疗的有关理论和技术，对来访者进行帮助的过程，以消除或缓解来访者的问题或障碍，促进其人格向健康、协调的方向发展"。

　　从以上所介绍的有关心理治疗的定义中不难发现，这些定义虽不尽相同，但都或多或少地涉及如下内容：心理治疗是一个过程；心理治疗涉及治疗师与患者之间的关系；心理治疗是治疗师运用相关心理治疗理论和方法，消除或控制病人的心理问题或心理障碍，改善患者的不良适应和行为方式，促进人格的发展与成熟。

综合考虑以上各种观点以及我们对此的理解，提出心理治疗定义为：心理治疗是在良好的治疗关系基础上，由经过严格专业训练的心理治疗师根据患者的心理特征，运用心理治疗的有关理论和技术，通过持续的人际互动，消除或缓解患者的心理障碍，恢复和增进心身健康。

（三）心理咨询与心理治疗的异同点

1. 相同或相似点

①心理咨询和心理治疗关系的相同或相似。两者都注重建立帮助者与求助者之间的良好的人际关系，并贯穿到咨询或治疗过程的始终。

②工作的目的相同或相似。两者都希望通过帮助者和求助者之间的互动，达到促进求助者改变和成长。

③工作的对象相同或相似。心理咨询师与心理治疗师可能都会面对因人际关系问题、情绪障碍而来寻求帮助的来访者。

④指导理论和方法技术相同或相似。两者所遵循的指导理论和采用的方法、技术常常是一致的。咨询师和治疗师都是使用的同样的理论和方法。

2. 不同之处

①心理咨询的工作对象主要是正常人，正在恢复或已复原的病人；心理治疗则主要是针对有心理障碍的人进行工作的。

②心理咨询所着重处理的是正常人所遇到的各种问题，主要有日常生活中人际关系、职业选择、教育求学、恋爱婚姻、子女教育等方面问题；心理治疗的适应范围则往往是神经症、人格障碍、心理生理障碍、心身疾病等。

③所需的时间不同。心理咨询所需的时间较短，一般为咨询1次至数次，少数可达十几次；而心理治疗则往往费时较长，常需数次、数十次不等，有的需要数年方可完成。

④涉及意识的深度不同。心理咨询涉及的意识深度大多较浅，在意识层面进行，更加重视心理健康的教育性、支持性、指导性，焦点在于找出已经存在于来访者自身的内在因素，并使之得到发展；而心理治疗的某些流派主要针对无意识层面进行工作，重点在于重建病人的人格。

⑤目标不同。相较于心理治疗，心理咨询往往目标更加清晰、更明了。

⑥专业训练及所属专业组织不同。在其他国家，从事心理治疗的人接受专业训练的时间多于心理咨询专业工作者，且心理治疗的资质要求也高于心理咨询者。

⑦起源不同。心理咨询的起源主要有 4 个方面：与源于 20 世纪初的职业指导运动有关；与 20 世纪初美国大学生比尔斯（C.W.Beers）发起的心理卫生运动有关；源于心理测量运动和心理学中对个体差异的研究；与罗杰斯（Rogers）为代表的非医学、非心理分析、非指导性的咨询与心理治疗有关。与心理咨询不同的是，心理治疗的起源则可追溯到 19 世纪末弗洛伊德创立的心理分析疗法，甚至可以追溯到 19 世纪中期催眠术的施行。

⑧工作场所不同。前者工作的场所相当广泛，包括医院、诊所、学校、社区、法律部门、职业培训部门等；而后者则大多数只能在医疗环境或私人诊所进行。

⑨称谓不同。在心理咨询工程中，帮助者被称为咨询者（counselor），求助者被称为来访者或咨客（client）；在心理治疗过程中，帮助者被称为治疗者（therapist），求助者被称为病人或患者（patient）。

二、现代心理治疗的分类

现根据国内外有关著作及教科书中的资料，从以下几个方面进行分类。

（一）根据心理治疗对象的多少可分为个别治疗和团体治疗

1. 个别治疗

个别治疗指治疗者与患者之间单独进行的治疗。它是心理治疗最常见的形式，它的优点是针对性强、保密性好，治疗效果明显，但治疗成本较高，需要双方投入较多的时间、精力。

2. 团体治疗

团体治疗，亦称集体治疗、小组治疗，指根据患者所提出的问题，按性质将他们分成若干小组，治疗者同时对多个患者进行治疗。一般是由 1～2 名治疗师主持，治疗对象可由 8～15 名成员组成。治疗以聚会的方式出现，可每周1 次，每次 1.5～2 小时，治疗次数可视患者的具体问题和具体情况而定。在治疗期间，团体成员就大家所共同关心的问题进行讨论，观察和分析有关自己和他人的心理与行为反应、情感体验和人际关系，从而使自己的行为得以改善。其突出的优点是治疗面广、治疗成本低，对某些心理问题或心理障碍效果明显优于个别治疗。不足之处是同一类问题也可能因个体差异而表现出明显的个体性，单纯的团体治疗往往难以兼顾个体的特殊性。为此，应扬长避短，在团体治疗中辅之以个别治疗。

（二）根据心理学流派对心理治疗进行分类

1. 精神分析流派心理治疗

这类疗法是根据弗洛伊德的心理动力学理论所创立的。该理论认为病人的心理障碍是由于压抑在"潜意识"中某些幼年时期所受的精神创伤所致。通过内省的方式，用自由联想的方法将这些痛苦的体验挖掘出来，让情绪得到宣泄，并对病人所提供的谈话内容进行分析解释，对梦进行解析，使病人领悟，从而改变原行为模式，重建自己的人格而达到治疗目的。这被称为是"经典精神分析疗法"的方法，过分强调幼年时期性的创伤，但在实际工作中却难以发现，因而被其弟子们不断修正。如霍妮（K.Horney）认为应从人类的社会环境中寻找人类动机的根源，她和弗洛姆（E·Fromm）都重视文化、社会因素以及人际关系（特别是在儿童时期）的作用，而贬低性力等先天本能的生物学因素。因为只有学会分析自己才能有资格去分析病人，属于这一学派的心理分析家曾受过严格的心理分析的训练，他们分析了自己在过去生活中潜意识所隐藏的东西，分析梦与隐梦、性力、本我、自我、超我和压抑、抵抗、消退等心理防卫机制的关系。虽然后来弗洛伊德学派的弟子们对性力、本我、幼儿性欲创伤和人格发展等观点加以摒弃或修改，增加了社会文化因素和疾病及症状关系的分析，但基本上仍沿袭心理分析的经典方法，只不过在时间上（每周治疗的次数和总的时间）大大缩短了。治疗对象也不再限于神经症，还包括了部分重型精神病人。

2. 行为主义流派心理治疗

行为疗法或行为矫正（behavior modification）是建立在行为学习理论基础上的一种心理疗法，其理论根据来自几个方面，即巴甫洛夫的经典条件反射、桑戴克和斯金纳的操作性条件、班杜拉的社会学习理论和华生的行为主义。这些理论都认为病人的异常行为也和正常行为一样可以通过学习获得，所以应当能够通过另一种学习使之消失，各种疾病无论是躯体还是精神的，都可视为机体某一部分的活动异常，都可以通过这一活动的矫正而得到治疗。

3. 人本主义流派心理治疗

人本主义心理学是 20 世纪 60 年代在美国兴起的一个心理学流派，创始人是马斯洛（A.Maslow），还有罗杰斯（Carl Rogers）、奥尔波特（G.W.Allport）等。他们认为有机体有一种发展自身潜能的内在倾向，所以人除了一般的生物潜能外，还有人所特有的心理潜能，如需要或动机。它有 5 个层次，自我实现是最高层次的需要，能给人"高峰体验"的喜悦，人能达到这一层次就是最有价值，并且是最健康的。建筑在这一理论基础上的心理疗法，就是要实现对人的价值和尊严的关心，反对贬低人性的生物还原论和机械决定论。因此，它与弗洛伊德心理分析和行为主义相反，被西方称为现代心理学的"第 3 种势力"。

4. 认知主义流派心理治疗

认知是认识外界事物的过程，包括感觉、知觉、记忆、表象、思维、言语和想象。认知心理学关注加工信息的方式，包括注意过程、解释（如何解释注意到的现象）、记忆；也关注认知过程，通常包括接受和评价信息、产生应对和处理问题、预测和评估结果。认知疗法是以纠正和改变患者适应不良性认知为重点的一类心理治疗的总称，它以改变不良认知为主要目标，继而也产生患者情感及行为的变化，以促进心理障碍的好转。认知疗法又分为理性情绪治疗（或称为合理情绪治疗）、自我指导训练、问题解决疗法及 Beck 认知疗法等种类。

三、情绪障碍的心理治疗研究

（一）焦虑、焦虑症及其心理治疗

焦虑是对未来的事情感到难以预测与驾驭而紧张不安的一种情绪状态。对焦虑有不同的分类。精神分析学派将焦虑分为现实性焦虑、神经性焦虑和道德性焦虑 3 类。而本我、自我和超我是导致这 3 类焦虑产生的根源。

焦虑症又称为焦虑性神经症，是神经症这一大类疾病中最常见的一种，以焦虑情绪体验为主要特征，可分为慢性焦虑（广泛性焦虑）和急性焦虑发作（惊恐障碍）两种形式。主要表现为无明确客观对象的紧张担心，坐立不安，还有自主神经症状（心悸、手抖、出汗、尿频等）。处理方法有以下 4 种。

1. 支持性心理治疗

给患者以恰当的安慰，对疾病的性质加以科学的解释，对病因有正确的认识，协助其消除病因，鼓励积极参加文体活动，培养广泛的兴趣和爱好，充分发挥自己的积极因素，敢于面对现实，学会正确处理各种应急事件的方法，增强心理防御能力和生活适应能力等。

2. 认知疗法

帮助患者充分认识到焦虑不是器质性疾病，对生命没有直接威胁，因此患者不应有任何精神压力和心理负担。要树立战胜疾病的信心，患者应坚信自己所担心的事情出现的可能性极小，经过适当的治疗是完全可以治愈的，找出不合理的信念，用理性认知代替不合理信念，战胜不良情绪。在治疗师的指导下学会调节情绪和自我控制，如心理松弛、转移注意力，以达到顺其自然、泰然处之的境界。

3. 行为治疗

针对焦虑情绪或焦虑症可以使用的行为治疗有放松训练、系统脱敏治疗、冲击治疗和生物反馈治疗等。

4. 森田疗法

消除思想矛盾，并对疑病素质的情感施加陶冶锻炼，使其摆脱疾病观念，针对精神交互作用这一症状发展的机制，顺应注意、情感等心理状况来采取措施，并按照患者的症状和体会，经常使之体验顺从自然。消除思想矛盾，包括主观与客观、自然与人为、信念与判断、理解与体会、目的与手段、知识与情感、欲望与恐怖、欲望与痛苦、良智与恶智等之间的关系。疑病素质的陶冶，所谓陶冶是指使神经质性格中的长处得以发扬，做事小心谨慎、认真、踏实、勤奋、责任心强，通过实际行动来体会"事上磨炼"，使得固着于自身的能量改变方向，使之外向。顺从自然，顺从情感的规律。

（二）抑郁、抑郁症及其心理治疗

抑郁是一种消极的情绪状态，表现为情绪低落，思维迟钝，感到生活无意义，闷闷不乐，郁郁寡欢，严重者甚至产生自杀观念。

抑郁症又称抑郁障碍，以显著而持久的心境低落为主要临床特征，是心境障碍的主要类型。可见心境低落与其处境不相称，情绪的消沉可以从闷闷不乐到悲痛欲绝，自卑抑郁，甚至悲观厌世，可有自杀企图或行为；甚至发生木僵；部分病例有明显的焦虑和运动性激越；严重者可出现幻觉、妄想等精神病性症状。每次发作持续至少两周以上，时间长者甚或数年，多数病例有反复发作的倾向，每次发作大多数可以缓解，部分可有残留症状或转为慢性。处理方法主要为认知行为治疗。

认知行为治疗

根据 Beck 的观点，抑郁症病人往往存在一定形式的错误认知，而这种偏见与抑郁发作密切相关，并阻碍着病人的康复。抑郁症患者存在功能失调性认知，是在童年的生活经验中形成的，通常不为意识所察觉，具有相当的稳定性，它既是抑郁症的一种特征症状，也是人格的一部分，在一定程度上会支配着抑郁症病人的情感和行为。认知疗法的作用是改变病人的认知偏见，主要方法是通过找出和矫正导致抑郁症状产生的"功能失调性信念"。近年来，临床上往往将认知和行为治疗合并起来应用，称之为认知行为治疗。对于抑郁症的治疗，比较好的方法是增强患者正确认知，矫正错误认知，要帮助患者辨认他们的负性思维和逻辑错误，让患者用实践检验自己的认知假设，用改变行为来改变认知，用理性的信念代替非理性的信念，重建健康的认知结构，使患者能客观地对待自己。同时在方法学上，要借鉴行为治疗与直接教育的经验，在内容上含有精神动力学要素，找出潜意识中的早年创伤，最终达到缓解情绪，治疗抑郁的目的。

（三）恐惧、恐惧症及其心理治疗

恐惧（fear）是人类和动物共有的原始情绪之一，指有机体在面临并企图摆脱某种危险或威胁而又无力抗争时产生的一种情绪体验。恐惧症是以恐怖症状为主要临床表现的一种神经症。患者对某些特定的对象或处境产生强烈和不必要的恐惧情绪，而且伴有明显的焦虑及自主神经症状，并主动采取回避的方式来解除这种不安。患者明知恐惧情绪不合理、不必要，但却无法控制，以致影响其正常活动。恐惧的对象可以是单一的或多种的，如动物、广场、密室、登高或社交活动等。对于恐惧和恐惧症来说，行为疗法是首选。

1. 强化法

强化法（reinforcement method），所谓强化是指对某种行为给予肯定、奖励，使该行为巩固和保持；或对某种行为给予否定、处罚，使该行为减弱和消退的心理过程。将来访者所恐惧的刺激和情境与他所喜欢的事物相联系，当他逐渐地接触恐惧刺激和情境时，表现出符合条件的反应，就给他所喜欢的事物进行强化，以巩固此行为反应。

2. 冲击疗法

冲击疗法（flooding）或称为满灌疗法，是指将来访者突然置于其感到害怕恐惧的刺激情境中，从而达到消除恐惧的目的。第一，详细介绍疗法的有关情况，制定并签署治疗协议；第二，对来访者进行身体及精神科检查；第三，确定刺激物和场地；第四，具体实施。将来访者带入指定位置，迅猛地向来访者呈现刺激物并保持冲击，制止来访者的各种不利行为，除有严重生理反应外一定要让来访者坚持下去。当来访者对恐惧刺激听而不闻，视而不见，结束治疗。通常一次治疗30～60分钟，1日1次或隔日1次。一般需实施2～4次。

（四）愤怒及其心理治疗

愤怒（angry）是指目的性的行为反复受到阻挠而产生的情绪体验。愤怒是人的主要情绪之一。当个体遭遇攻击、羞辱的刺激，感受到愿望受到压抑、行动受挫折、尊严受伤害时都容易表现出愤怒的情绪，有时还伴随着攻击、冲动等不可控制的行为反应。处理方法有两种。

1. 放松训练

放松训练是指使有机体从紧张状态松弛下来的一种练习过程。放松有两层意思，一是说肌肉松弛，二是说消除紧张。放松训练的直接目的是使肌肉放松，最终目的是使整个机体活动水平降低，达到心理上的松弛，从而使机体保持内环境平衡与稳定。放松训练的基本种类有呼吸放松法、肌肉放松法、想象放松法3种，而具体放松训练的形式又多种多样，有渐进式放松训练、印度的瑜伽术、日本的禅宗以及中国的气功。通过放松训练使来访者可以缓解愤怒情绪，达到躯体上和精神上放松。

2. 系统脱敏法

系统脱敏法又称交互抑制法，是由美国学者沃尔帕创立和发展的。这种方法主要是诱导求治者缓慢地暴露出导致神经症焦虑、恐惧、愤怒等情境，并通过心理的放松状态来对抗这种情绪，从而达到消除焦虑、恐惧或愤怒的目的。系统脱敏法的基本假设：一是个体是通过学习获得了不适应的行为；二是个体可以通过学习消除那些习得的不良或不适应行为，也可通过学习获得所缺少的适应性行为。所以在操作的时候如果一个刺激所引起的情绪状态在来访者所能忍受的范围之内，经过多次反复的呈现，他便不再会对该刺激感到焦虑、恐怖或愤怒了，治疗目标也就达到了，这就是系统脱敏疗法的治疗原理。

第二节 中医心理治疗

中医心理学是在我国传统文化背景下发展起来的，其历史源远流长。中医心理学有其独特的理论建构和治疗指导原则，并将其运用于临床心理疾病的治疗与防控。本章节将对中医心理学治疗的主要思想和特点予以阐述。

一、中医形神合一思想在疾病中的应用

形神合一主要在于说明心理与生理的对立统一、精神与物质的对立统一、本质与现象的对立统一等。所谓形,指形体,即肌肉、血脉、筋骨、脏腑等组织器官,是物质基础;所谓神,是指情志、意识、思维为特点的心理活动现象以及生命活动的全部外在表现,是功能作用。二者的辩证关系是相互依存、相互影响、密不可分的一个整体。神本于形而生,依附于形而存,形为神之基,神为形之主。

(一)形神合一的生命观念

1. 神为生命之主

"形神合一"构成了人的生命,神是生命的主宰。人的生命活动概括起来可分为两大类:一类是以物质、能量代谢为主的生理性活动;另一类是精神性活动。所以"形神合一"又体现了整体性,故《素问·灵兰秘典论》说:"凡此十二官者,不得相失也。故主明则下安……主不明则十二官危,使道闭塞而不通,形乃大伤。"也正如张景岳说:"神虽由精气化生,但统权精气而为运用之者,又在吾心之神。"人体不但自身各部分之间保持着密切的相互协调关系,而且与外界环境(自然环境、社会环境)也有着密切的联系。保持机体内外环境的相对平衡协调也是靠"神"来实现的,故《素问·至真要大论》说:"天地之大纪,人神之通应也。"神动则气行,神住则气往,以意领气,驱邪防病,又是气功健身的道理所在。如《灵枢·本脏》所说:"志意者,所以御精神,收魂魄,适寒温,和喜怒者也。志意和则精神专直,魂魄不散,悔怒不起,五脏不受邪矣。寒温和则六腑化谷,风痹不作,经脉通利,肢节得安矣。"神在机体卫外抗邪中起着主导作用。

人类的精神活动是包罗万象的,中医用"五神"(神、魂、魄、意、志)、"五志"(喜、怒、思、忧、恐)等概念加以概括,并在长期的生活实践和医疗实践的基础上,用"五行学说"与五脏联系起来,认为这些精神活动是脏腑的

功能表现，而且都是在"心神"的主宰下进行的，所以张景岳在《类经》中说："人身之神，唯心所主。""此即吾身之元神也。外如魂魄志意 5 种五志之类，孰匪元神所化而统乎一心。"

2. 形为生命之基

神以形为物质基础，"形具"才能"神生"。战国思想家荀况在《荀子·天论》中说："天职既立，天功既成，形具而神生。"这里的"天"是指自然界，"形"指人之形体，"神"指精神。其意为人的形体及精神活动都是自然界的规律在起作用，是自然界物质变化的必然结果，只有具备了人的形体结构才能产生精神活动。《黄帝内经》对形体与精神关系的论述，如《灵枢·本神》说："肝藏血，血舍魂。""脾藏营，营舍意。""心藏脉，脉舍神。""肺藏气，气舍魄。""肾藏精，精舍志。"这不仅阐明了精、气、营、血、脉是"五神"的物质基础，而且说明了五脏的生理功能与"五神"活动的关系。五脏藏精化气生神，神接受外界刺激而生情，神活动于内，情表现于外，这就是五脏与神、情的密切关系。

中医养生学把精、气、神视为人生"三宝"，强调精、气、营、卫、血、津液等精微是"神"活动的物质基础。《素问·上古天真论》指出"积精"可以"全神"。陶弘景《养性延命录》说："神者精也，保精则神明，神明则长生。"精的盈亏关系到神的盛衰，李东垣《脾胃论》说："气乃神之祖，精乃气之子。气者，精神之根蒂也，大矣哉！积气以成精，积精以全神。"说明精气足才能使神的活动健全。《素问·八正神明论》说："血气者，人之神，不可不谨养。"《灵枢·平人绝谷》说："血脉和利，精神乃居。"以上这些论述都是强调血气精微是神活动的基础。人体的物质基础充盛，人之精神旺盛，故《素问·上古天真论》说："形体不敝，精神不散。"因为精神思维活动需要大量的气血精微来供应，所以中医临床上往往认为劳神太过，则心血暗耗；心血亏虚，则神志不宁。神志不宁在外表出现各种心理生理活动异常。

3. 生命存在的基本特征

从本原上说，神生于形，但从作用上说，神又主宰形，形与神的对立统一便形成了人体生命这一有机统一的整体。《灵枢·天年》篇说："血气已和，营卫已通，五脏已成，神气舍心，魂魄毕具，乃成为人。"只有血气、五脏、精神、魂魄毕具才会表现出生命力，才会是一个活体的人。同篇又说："五脏皆虚，神气皆去，形骸独居而终矣。"这明确指出了死亡的概念就是形神分离。张景岳在《类经》中进一步阐发了"形神合一"的生命观，他说："人禀天地阴阳之气以生，借血肉以成其形，一气周流于其中以成其神，形神俱备，乃为全体。"由此来看，人类生命运动既包括了精神活动，也包括了生理活动的。

"形神合一"生命观的具体内容为中医学奠定了坚实的理论基础，同时也为中医心理学打下了理论基石，为中医心理学的临床实践活动提供了指导。

（二）形神共养

中医的"形神共养"不仅注意形体的保养，而且还注意精神的摄养，既要使形体健壮，也要保持精神充沛，二者相辅相成，相得益彰，从而身体和精神都得到统一和谐的发展。中医养生学的养生方法很多，但从本质上看，归纳起来就是"守神全形"和"保形全神"。

1. 守神全形

在形神关系中，"神"起着主导作用，"神明则形安"，故中医养生观是以"调神"为第一要义，养生必须充分重视"神"的调养。具体可以从多方面入手，①清静养神：精神、情志保持淡泊宁静状态，减少名利和物质的欲望，和情畅志，协调七情活动，使之平和无过极。②四气调神：顺应一年四季阴阳之变，使精神活动与五脏四时阴阳关系相协调。③气功练神：通过调身、调心、调息3个主要环节，对神志、脏腑进行自我锻炼。④节欲养神：对情欲有度、节制，节欲可保精全神。⑤修性怡神：通过多种修身养性的活动，如绘画、书法、音乐、下棋、种花、垂钓等，培养自己的情趣爱好，陶冶情感，从而起到健气养神，修身养性。总之，守神而全形，就是从"调神"入手，保护心理健康以及形体健康，达到身体和心理健康保健的作用。

2. 保形全神

形体是人体生命存在的基础，也是人类物质生活和精神生活的根基。因此，保养形体是非常重要的。张景岳说："形伤则神气为之消。""善养生者，可不先养此形以为神明之宅；善治病者，可不先治此形以为兴复之基乎？"这很着重强调神依附形而存在，形盛则神旺，形衰则神衰，形体衰亡，生命便可告终。所以针对形体的保健需要做到：一、从自然界获取生存的物质，进行新陈代谢，维持人体生命活动。"保形"重在保养精血，《景岳全书》说："精血即形也，形即精血。"《素问·阴阳应象大论》指出："形不足者，温之以气，精不足者，补之以味。"阳气虚损，要温补阳气；阴气不足者，要滋养精血。二、人体本身就是自然界一个组成部分，因此，保养身体必须遵循自然规律。要生活规律、饮食有节、劳逸适度、避其外邪、坚持锻炼等才能有效地增强体质，促进健康。

养神和养形有着密切的关系，二者不可偏废，要同时进行。"守神全形"和"保形全神"是在"形神合一"论推导下，对立统一规律在养生学中的运用，其目的是为了达到"形与神俱，而尽终其天年"。

二、中医认知心理疗法和中医行为心理疗法

1. 习见习闻法

习见习闻法是指通过反复练习，使受惊敏感的患者对刺激习惯而恢复常态的心理疗法。习见习闻法类似于现代行为治疗中的系统脱敏疗法。系统脱敏法是指把一个可引起微弱焦虑的刺激暴露在处于全身松弛状态下的患者面前，使该刺激逐渐失去了引起焦虑的作用。《素问·至真要大论》中提到"惊者平之"，从"惊"变为"平"即是脱敏。张子和治疗受惊患者的案例就是典型例子。《儒门事亲·内伤形》记载："卫德新之妻，旅中宿于楼上，夜值盗窃人烧舍，惊堕床下，自后，每闻有响，则惊倒不知人。家人辈蹑足而行，莫敢冒触有声，岁余不痊。诸医作心病治之，人参、珍珠及定志丸皆无效。张见而断之曰：惊者为阳，从外入也；恐者为阴，从内出。惊者为自不知故也，恐者自知也。足少阳胆经属肝木，胆者敢也。惊怕则伤矣。乃命二侍女执其两手按高椅之上，当面前下置一小几。张曰：娘子当视此。一木猛击之，其妇大惊。张曰：我以木击几，何以惊乎？伺少定，击之，惊少缓。又斯须连击三五次，又以杖击门，

又暗遣人画背后之窗。徐徐惊定而笑曰：是何治法？张曰:《内经》云，惊者平之。平者常也。平常见之，必无惊。是夜使人击其门窗，自夕达曙。夫惊者，神上越也。从下击几，使之下视，所以收神也。一二日，虽闻雷亦不惊。"中医习见习闻法未曾进行惊恐症状与暴露时间之间的量效研究，使"惊者平之"的思想停留于概念水平，缺乏强有力的描述性解释和操作性语言，也缺乏对恐惧或焦虑事件的等级划分和定性定量的深入研究，最终只是停留于操作程序表面。但习见习闻法作为操作程序却十分成功，结合情志相胜疗法对情绪、认知过程的研究深入挖掘其蕴涵的本土心理学思想，对中医心理治疗的现代化发展具有重要的启发意义。

2. 祝由暗示法

《黄帝内经》提出了有专门名称的祝由疗法。祝由的适应范围主要有一些情志方面的疾病，如由于疑神猜鬼、妄识幻想、惊恐迷惑、情志不遂、深情爱恶等所致病证。还有某些轻微病证，即如《素问·移精变气论》所述:"古之治病，唯其移精变气，可祝由而已。""故毒药不能治其内，针石不能治其外，故可移精祝由而已。"而对于"贼风数至，虚邪朝夕，内至五脏骨髓，外伤空窍肌肤"者，"祝由不能已也"。祝由的治疗机制是先知其病由，而后知其所胜，也就是首先知晓控制患者、导致其心身迷乱的原因为何，然后找到针对这种迷乱物的克制方法。祝由过程是顺势利导使患者接受心理暗示的过程。所谓心理暗示是以间接、含蓄的方法对别人的心理和行为施加影响。暗示作用往往会使别人不加批判地接受一定的意见或信念，并不自觉地按照一定的方式行动。暗示其实就是情感和观念不同程度受到别人意识影响的现象。

3. 气功疗法

据文字记载，气功已有几千年的历史。现代流行的气功包括外气功和内气功，是集历代气功的精华而形成的具有中华民族特色的保健强身的锻炼方法，用来防病和治病的气功称为气功疗法。尤其是内气功经过科学研究表明它和印度的瑜伽、日本的禅修一起已被认为是一种心身锻炼方法，在临床上广泛应用对许多慢性疾病和高血压等心身疾病往往取得戏剧性效果。中医气功疗法包括吐纳、导引、静坐等，是调身、调息、调心融为一体的心身锻炼技能。气功疗法的特点是发挥病人的主观能动性，病人在医生指导下，通过自我锻炼而恢复健康。《黄帝内经》中的"恬淡虚无，真气从之，精神内守，病安从来"指的就是锻炼者意识处于宁静、愉悦的状态时，体内各系统的生理功能会随之变得更加协调，长期坚持，可起到强体健身、防治疾病的作用。气功通过调神来促使气机协调，以实现防治疾病的目的，其中要用到大量的自我心理暗示。气功就是通过自我心理调整，促使生理功能变得协调，以防治疾病。

中医气功疗法的特点：①整体性。气功疗法是以发动整体机能状态、提高整体健康水平为目的的治疗方法。整体观念是中医临床治疗的特征之一，但气功疗法在强调整体性这一点上要更甚于其他中医疗法。不同的气功功法对具体疾病或机体某一局部病变可以有一定的针对性。与其他疗法相比较，这种针对性大都还是建立在整体调节的基础上。因此，气功疗法属于宏观调控的整体疗法。②主动性。气功疗法是以调动自身潜力、自我心身锻炼为主，充分发挥个体的主观能动性，所以气功疗法可以算是一种主动性疗法。在过去数千年的医学发展史上，无论是中医或是西医，无论是针灸、推拿，还是手术、药物，在疾病治疗中起主导性作用的都是医生，而患者总是被动地接受治疗。只有气功疗法使患者在疾病面前处于主动地位，患者一旦正确掌握了气功功法，便可以自我调节、自我修复、自我治疗。患者从被动治疗到主动锻炼，在疾病治疗中积极参与，发挥主导作用，对机体的恢复和生长都能够产生深刻的影响，从而最终影响治疗效果。③自然性。气功疗法的一个基本原则是"顺乎自然"，主要讲究调整自然之气和先天之气的和谐关系。大多数气功功法都是简便易行的，不受外界条件限制，可以因时、因地、因人制宜，随时随地练习。

4、针灸行气法

情绪病因源于七情所伤，即忧则气聚，思则气结，忧思太过，气机紊乱而引发脏腑功能失调，或见心脾两伤，或见肝郁脾虚，以致心身同病。取百会穴，灸之以升清阳，充养髓海；取通里、印堂宁心安神；取神门疏导心经经气，三阴交协调脾肾气机，二穴相配，心脾肾三调，为治疗情志病及失眠之要方。诸穴合用，有健脾养血、宁心安神之效。用放松功松弛机体，安神定志，解除心身紧张状态，有效应对焦虑、抑郁情绪。抑郁症多是情志不畅导致的。针灸治疗抑郁症的穴位可分为两组，第一组穴位：五脏俞加膈俞，即心俞、肺俞、脾俞、肝俞、肾俞及膈俞。膈俞是血的会穴，用之有活血化瘀的作用，因而选用五脏俞会达到静心安神、补肾健脾、平肝疏气的作用，而使五脏气机调和，脏腑功能逐渐趋于正常。第二组穴位：神庭、百会、安眠、神门、三阴交，如果患者的情绪不稳或低沉郁闷，可加合谷、太冲穴；如果患者感到腹中有气上下窜动或腹胀，加气海、中脘、内关、璇玑以起到行气宽胸止胀的作用。

三、情志疗法

所谓情志疗法是指医生运用多种非药物性的方法，包括语言、表情、姿势、态度、作为等，致力于改变患者的心境意志、意识情形、态度行为等精神心理活动，以调整形神紊乱失常的病理状态，从而达到治愈或缓解、控制病证的一种治疗方法。情志疗法的具体方法如下。

1. 顺情从欲法

顺情从欲法是指顺心、满足患者的某些意愿以解决其致病心理的一种精神情志疗法。《黄帝内经》指出："数问其情，以从其意。""伺之所欲。"明代虞抟在《医学正传》中以乳岩治疗为例指出："须情思如意，则可愈。"由于"意有未遂，所求不得"是形神病变常见的原因，也是促使病证发展的重要因素。所以顺从并满足患者的某些意愿是调治这类身心疾病的求本之治，这也是中医精神情志治疗学中的重要疗法。该法适用范围广，不仅可以用于各种心因性疾患的治疗，也是用于非心因性形体病变治疗的重要方法。在运用此疗法时，医生需要具有敏锐的判断力，通过察言观色洞悉患者的各种意愿，正确地分析其条件合理与否、利弊和是否客观。然后顺从患者的正当心理需求，肯定患者的价值，建立良好的医患关系，通过协助患者宣泄不良情绪，使患者能够客观地多角度重新评估自己，重拾自己的信心，进而治愈疾病。

2. 移情易性疗法

移情易性心理疗法即转移患者注意力或改变其性情的心理治疗的方法，为中医心理疗法之一。"移情"即转移情思，分散病人对疾病的注意力，使注意中心从病所转移于他处；或改变其周围环境，使患者脱离与不良刺激因素的接触；或改变病人内心焦虑状态，使其从某种情感纠葛中解脱出来，转移于另外的人或事物上。"易性"即改变患者的某些不良的性情状态，如急躁、冲动、消极、动摇、悲观、忧郁及某些不良生活习惯等。"移情易性"可以消除可能是病因的不良心理状态，也可以纠正可能是病证的不良心理状态。心理状态的改善不仅对于心身性疾患，而且对于一般疾患都有积极的疗愈作用。移情易性的具体治法很多，应根据病人的不同病情、不同心理状态和不同环境条件等，采取不同措施。

3. 情志相胜疗法

情志相胜疗法又称为以情胜情法、活套疗法、五志相胜疗法、以情志克制情志疗法、情态相胜疗法等。"情志"是对七情五志的简称，相当于现代心理学中的情绪情感。古代的七情学说有几种，中医所说的"七情"指喜、怒、忧、思、悲、恐、惊 7 种情绪。在五行学说的影响下，《黄帝内经》将七情归纳为喜、怒、哀、思、恐"五志"。情志相胜疗法是根据五行相克的理论，利用一种或多种情绪去调节、控制、克服另外一种或多种不良情绪的心理疗法。《黄帝内经》将喜归心而属火，哀（悲）归肺而属金，怒归肝而属木，思归脾而属土，恐归肾而属水。《黄帝内经》指出金克木，怒伤肝，悲胜怒；木克土，思伤脾，怒胜思；土克水，恐伤肾，思胜恐；水克火，喜伤心，恐胜喜；火克金，悲伤肺，喜胜悲。情志相胜疗法始创于《黄帝内经》，以后不断得到发展。金代名医张子和在《儒门事亲·九气感疾更相为治衍》中对情志相胜疗法进行了系统的总结，他生动地描述道：悲可以治怒，以怆恻苦楚之言感之；喜可以治悲，以谑浪亵狎之言娱之；恐可以治喜，以恐惧死亡之言怖之；怒可以治思，以侮辱欺罔之言触之；思可以治恐，以虑彼忘此之言夺之。张子和在理论上对情志相胜疗法进行了总结，在临床上，他非常重视心理因素在疾病的诊断与治疗中的作用，擅长使用情志相胜疗法治病。他有 9 个心理治疗医案传世，有些是比较经典的案例。

①怒胜思疗法。思维与情绪的关系非常密切，故古代医家把"思"列为七情之一。思伤脾，思虑过度可令人神疲、懒言、失眠、健忘、心悸、不思饮食、腹胀等。木克土，故可以利用愤怒情绪来克制过度思虑。《儒门事亲》载："一富家妇女，伤思虑过甚，二年不寐。"张子和采用"多取其财，饮酒数日不处法而去"的方法来故意激怒病人，结果，"其人大怒汗出，是夜困眠"。名医华佗也善于出其不意地使用情志相胜疗法。《独异志》载：华佗用书信指责、痛骂郡守，令郡守恼怒得"吐黑血升余"，黑血排出体外，疾病也就痊愈了。《续名医类案》载：韩世良治疗一位"思母成疾"的女病人时，叫女巫告诉患者，她母亲因女儿之命相克而死，在阴间准备报克命之仇。患者大怒，骂道："我因母病，母反害我，我何思之！"痛恨、怒骂亡母之后，女病人果然痊愈了。

②思胜恐疗法。恐伤肾，过度恐惧会导致人惴惴不安、提心吊胆、大小便失禁、遗精、腰膝酸软等。土克水，故可以采用说理开导等方法，使患者神志清醒，然后与患者理性分析导致疾病的原因，逐渐克服恐惧情绪，如《续名医类案》所载卢不远治疗沈君鱼"终日畏死"之法和《儒门事亲》所载张子和对因惊恐致病的卫德新之妻采用的疗法。

③恐胜喜疗法。喜伤心，过度喜悦、高兴可令人心气涣散、神思恍惚、健忘、喜笑不休等。水克火，故可以利用恐惧情绪来克制过度喜悦的情绪，范进中举就是很好的例子。范进中举后大喜以致失常，报录人中一人道："范老爷平日可有最怕的人？他只因欢喜狠了，痰涌上来，迷了心窍。如今只消他怕的这个人来打他一个嘴巴，说：'这报录的话都是哄你，你并不曾中。'他吃这一吓，把痰吐了出来，就明白了。"《洄溪医书》也记载，徐大椿治疗一位"大喜伤心"的新中状元，恐吓病人患了不治之症。

④喜胜忧疗法。悲忧伤肺，悲痛、忧愁可令人形容憔悴、悲观失望、沮丧、厌世、长吁短叹、咳嗽气喘、生痰生瘀、毛发枯萎等。火克金，故愉快、喜悦的情绪可以驱散忧愁苦闷的情绪。《医苑典故趣谈》载清朝一位巡抚抑郁寡欢，

家人请来名医为其治病，名医沉思良久，诊断的结果说巡抚患了"月经不调"。巡抚认为这个诊断荒唐可笑，一想起名医的诊断就大笑不止，于是心情逐渐好转。

⑤忧胜怒疗法。怒伤肝，愤怒情绪可令人冲动、打人毁物、烦躁、面红耳赤、头晕目眩、吐血、昏厥等。金克木，故悲痛、忧愁情绪可以控制、克服愤怒情绪。《景岳全书》载两个女人发生口角后，燕姬"叫跳撒赖"，大怒装死。张景岳对装死的燕姬说，要对她进行令人痛苦且有损美容的火灸。燕姬感到悲伤，便结束了"气厥若死"的装病行为。

4. 言语开导

《灵枢·师传》曰："告之以其败，语之以其善，导之以其所便，开之以其所苦。"这是最早提出以语言开导法来消除患者的心理问题，解除患者的心身病痛。许多人患病之后，由于工作、家庭、社会等方面的压力，背上了沉重的精神负担，表现为心情抑郁或烦躁不安，对疾病的治疗丧失信心，更何况许多精神心理疾患的发生往往源自于内心的疑惑和迷惘。心病还需心药医，其实最好的治疗就是语言。使用语言对患者心中郁结之事进行开导，解除患者的疑虑，缓解情绪促进患者身心的健康发展。

四、中医心理治疗对现代心理治疗的启示

中医心理疗法是在中医理论指导下，根据我国传统文化和民族心理，运用朴素的古代心理学思想和情志之间相互制约的关系来进行治疗的方法。它是历代中医学家在长期的中医临床实践中总结出来并行之有效的一种心理治疗方法，具有明显的中医特色，对中国古代医学治疗和心理治疗的理论与方法产生了深远的影响。心理疗法治疗疾病历来为中医学家所重视，"心病还需心药医"指的就是心理疗法，良医治病从不忽视心理疗法。我国的中医心理治疗充分考虑传统文化、社会家庭环境和生活方式对患者心理的影响。早在战国时期，《黄帝内经》就对心理疗法的基本原理和治疗程序进行了系统的介绍。随后，历代医家对心理疗法也加以完善和发展。

其次，中医心理疗法疗程简单但设计相当精妙，疗效十分明显、迅捷。这也是它作为一种心理治疗方法在古代流传数千年的魅力和生命力之所在。它是在患者特定的生活条件和范围之内进行简单而又构思精巧的治疗设计。大部分治疗都是在患者不知情的情况下进行的，这样可以充分调动患者，而且整个治疗也显得自然真实。这些设计思路，应该说比现代西方心理治疗方法所进行的一些脱离现实生活的治疗程序更具有理论和方法上的优势，值得现代心理治疗理论借鉴和吸收。

最后，中医心理治疗讲究"形神合一"，从整体的观念把握心理疾病的发生、发展与转归，并且注重治疗的个体差异性，针对不同个体使用不同的方式方法。这些都值得现代心理治疗借鉴和学习。

（高　玥）

第十一章　情绪障碍（情志病）的心理咨询与治疗（二）

　　中医的理论和实践包含了丰富的心理治疗思想。两千多年前的《黄帝内经》就已认识到心理治疗的重要性，所谓"形与神俱，乃成为人；形与神离，则人死亡""精神不进，志意不治，病乃不愈"。目前，东方佛道儒文化中的气功吐纳、参禅、静坐等传统修行文化和技术正在深刻地吸引和影响着现代心理治疗的发展。现在以正念理论为基础的心理疗法已经成为现代心理治疗的一个重要势力。本章将介绍正念理论及相关的各种疗法，如正念减压疗法、正念认知疗法、辩证行为疗法及接纳与承诺疗法等。

第一节　正念概述

一、正念的源流

　　当今在西方医学、心理学、脑神经科学、教育学界正兴起一股研究和应用佛教正念禅修的潮流。正念禅修是南传佛教的重要概念和技术，巴利文称为Vipassanā（汉译毗婆舍那观禅）即通过对各种感受仅仅是单纯的观察与觉知，发展起对一切感受毫无贪嗔、完全接纳的平等心，通过日益微细与敏锐的觉知力和日益扩展的平等心使人达至最终的觉悟与解脱。在佛教的初期经典《杂阿含》中，有多处记载佛陀指导弟子修习"四念处"的经文："云何为正念？谓比丘内身身观念处，精勤方便，正念正智，调伏世间贪忧。外身身观念处，内外身身观念处。内受，外受，内外受。内心，外心，内外心。内法，外法，内外法法观念处，精勤方便，正念正智，调伏世间贪忧，是名比丘正忆念。""念"的巴利语为"sati"，有"记忆、觉察、联想、忆念、注意与警觉"的意思。其中"念"的词根意为忆念，但其本意是指心于当下能够清楚觉知其目标，而不纯粹只是回忆过去；其特相是对目标念念分明而不流失；其作用是不迷惑或不忘失；现起是守护或心面对目标的状态；近因是强而有力的想。其中"强而有力的想"，即当下的回忆；而"面对目标"，就是注意。因此，综观各教典之定义，"念"应该具有注意、觉知、回忆和记忆4种相关的心理要素。

需注意的是一般的注意、觉知与回忆等心理成分并不能等同佛教所说的正念。在佛教中"念"有3个层次：当念从"注意被唤起"的阶段发展到"忆念"阶段时，其觉知的程度也从模糊转变为清晰、明确，对目标的觉知也更微细、全面，但却未必正确可靠，也许带有某些联想、感性与知性的偏见，然而我们大部分人的精神生活都只能停留在这个层面。一旦"念"被提升到正念的层次，能够"当下清楚地觉知目标"，就能消除昏散等无名烦恼的干扰，产生定慧，进而达成灭苦与解脱的修行目的。"正"（sam）字是完全、明确之意，要完全了知是在时间上现前的、当下的。可见，对所观察的目标建立起严密、稳固不动摇的觉知，可称为稳固建立起的正念（suppatitthita sati）。唯有我们所觉知的对象锁定在四念处相关法目时忆念才是"正念"。

正念，即当下的心的功能特征如何？根据西藏格鲁派《心类学》的教义，心以清明和觉知为其特性，此心为明为知。心之所以能觉知，是因为心有清澈与明亮的本质。当正念禅修达到心一境性，会感觉自心清澈、澄明如同净水一般。这时，如果心的这份清澄触及某一事物，它就会显现该事物的形象。如果没有外缘影响，心就保持它明亮与清澄的本然状态。总之，澄明的心具有一种能觉知尘境的功能，具有如实觉知的潜能。

二、心理学的正念概念

佛教与道教曾以各种机缘影响到心理治疗的发展。20世纪50年代，日本禅学家铃木大拙（Suzuki）开始在美国各地传播佛学，将禅宗与精神分析理论进行比较，禅宗所蕴含的人本主义精神，因此受到美国人的广泛注意。许多心理学家和心理治疗师认真阅读他的禅学著作，并积极参与禅修实践。美国的禅宗热潮是正念思想进入心理学的直接原因。他们认为，佛教尤其是禅宗的修行能使人们得到内心的平静。禅宗的修行重视直观自悟，不立文字，不执着于教规、禅理，迎合了当时美国人的心态。在美国人眼里，佛教不但能满足个人精神需求，也特别强调人与人之间的温情，能填补人心灵上的空虚感。心理学家们对意识活动与心理状态的研究产生了新的兴趣，他们意识到禅具有满足精神需求，缓和精神压力与心理治疗的功效。到 20 世纪 70 年代，禅宗在西方心理学中，尤其是在精神分析与心理动力学派、人本主义与超个人心理学派中已经变得不再陌生。现代社会人们更倾向于自己解决问题，而不是从治疗师那里被动地接受询问、审查以及建议；更倾向于在家中、在生活与工作中解决问题，而不是每周花额外的时间一次次去拥挤的、冷冰冰的咨询室排队。这是一个自我学习、自由发展、自我保健治疗的热潮兴起的时代。正念思想的自我指导思想、全面健康思想以及其神秘性、简单性，不仅满足了美国大众的需求，也满足了心理治疗系统进一步发展与变革的需求。

佛经中的正念被翻译为英语的"mindfulness meditation"，有心灵丰满、充实、冥想的含义。美国麻省大学的卡巴金（J.Kabat-Zinn）博士，在 20 世纪 70 年代首先将正念从佛教禅修中引入心理学领域，以正念为理论基础发展出正念减压疗法（Mindfulness-based Stress Reduction，MBSR），推动了现代心理治疗的新发展。卡巴金将正念定义为：一种觉知力，是通过有目的地将注意力集中于当下，不加评判地觉知一个又一个瞬间所呈现的体验而涌现出的一种觉知力，而且注意到在这种觉知力的练习过程中对身心所起到的减压放松作用。他认为，正念的思想核心在于两点：一是将注意力集中于当下；二是对当下所呈现的所有观念均不作评价，即培养一种对此时此地的觉知力，并且保持一个开放和接纳的态度。非评判是指不埋怨自己、环境和他人，这是充分意识到当下经验的必要条件。

正念的含义与我们常说的"活在当下"基本是一个意思。总能注意眼前发生事情的状态，这并不容易做到。因为人的习性反应所致，对快乐的追求和痛苦的回避，使人总是处于一种焦虑和痛苦当中。这种习性反应使人很难对现实进行全面即刻的感知，而总是使人为过去和将来的事情所困扰。正念是一种去中心化的认知模式，能够看到思维本身，而不是通过思维去看事物。正念注意对象的过程是认知加工的觉知过程，是一种认知模式而不只是简单的某种心理状态。用正念方式会产生一种元认知的状态，这种元认知将一直伴随着注意的状态。因此，正念是与生俱来的一种心理功能，并且能够通过训练来加强。正念是从主观的角度或从自我的角度来体验，也就是运用了直接和无偏见的内省的方法。有研究者对这种内省的方法提出质疑，认为这种现象学的内在体验特性个体化太强。然而根植于佛教传统的正念虽然是从个体内在进行体验，但其非评判的态度保证了内在观察的客观性。

正念表面上似乎是一种消极被动的方法。在正念状态时，个体只是简单地观察每一个现象，且要求个体不对其进行任何反应。这是正念所提倡的与其他心理治疗方法的不同。正念必须对主导和持续的感觉进行觉察，并且也要认清楚每一个意识加工过程，但不要对相关的事情进行演绎和加工。这样看来，正念对外在的刺激是没有主动去改变，而对自己内在的精神活动则是积极主动的一个过程。在一个完全进入正念的状态中，一个人是没有任何的目标和欲望的，但是在这个过程中，一个人为什么能够保持这种状态？为什么一个人能够进行不断的正念练习？这就说明这个人可能就是渴求这种正念的状态。一个人持续不断地进行正念练习，就是想减轻以至消除痛苦，洞悉事物的本质特征。这就是正念的奇妙之处，在无欲无求中实现修炼者的目标。

1. 正念概念的三轴模型

Shapiro 等人基于正念的概念，提出了正念的三轴模型（图 11-1）。

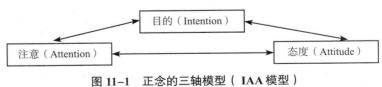

图 11-1　正念的三轴模型（IAA 模型）

轴 I：目的—— 为什么做正念训练。

轴II：注意——正念训练的核心。即在正念训练的背景下，注意个人当下身心内外的体验。

轴III：态度——以一种没有价值评判、接纳、善意、开放的态度对待内在和外在的体验。

2. 三轴模型的要素

① 再感知。目的、注意、态度是正念的3个基本因素，也是正念练习者获得改变的重要变量。基于这几个因素，我们可以发现正念的机制，即再感知——以有意的、开放的、非评判的注意导致信念的根本改变。

②暴露。直面痛苦的想法、情绪、身体感觉等，不回避。越是敢于面对，就越不会为这些想法、情绪、身体感觉所控制、困扰。德山禅师用"棒打"，临济禅师用"呵斥"，以引起学徒的震惊和醒悟，使他们不再墨守成规和陋俗，即俗称的"当头棒喝法"。认知、情绪、行为的弹性促使个人做出更适宜的、灵活的对环境的反应，而不是由认同于个人当前体验而导致的反射性想法、情绪和行为。

③接纳。接纳认知、情绪、思维、感觉等，不试图改变它们。在道法自然、返朴归真的思想指导下，尽力利用自然环境的空旷、宁静、清新的有利因素，以减轻和放松来访者的精神创伤和压力，逐步转换并完善自我意识。

④自我调节。有意培养非评判的注意，将一个人与当下身心内外的真实体验连接，进而引起自我调节，做出合适的反应。

⑤价值澄清。通过观察分离我们的价值观，更客观地反思、发现和选择对我们来说更真实的价值观。

三、正念的心理机制

近年来正念疗法被广泛应用于西方各临床和康复机构。研究发现，正念可以有效缓解慢性疼痛，辅助治疗癌症、皮肤病、风湿性关节炎和纤维肌痛等疾病，正念可缓解抑郁、焦虑症状以及防止抑郁复发。正念在提高个体的有效情绪调节能力、维持情绪稳定性、增强主观幸福感和提高生活质量等方面也有重要作用。最近，人们发现它对物质滥用、进食障碍和儿童多动症的治疗也有积极疗效。正念是如何达到治疗各种身心疾病，维持和增强个体身心健康功效的呢？

正念强调对此时此刻内外部刺激的持续注意和不评判接纳。在这个过程中，个体的感知觉敏感性和注意、记忆能力以及情绪状态、情绪调节能力等也将发生显著变化。基本认知能力的变化改变了个体对内外部刺激的初级和高级加工方式，这种信息加工方式的变化对于维持个体（尤其是抑郁、焦虑和注意缺陷患者）身心健康极其重要，这也可能是正念达到各种临床功效的重要原因。另外，情绪在个体的身心健康中起着重要作用，而正念的显著功效之一就是改善个体的情绪状态和情绪调节能力。因此，情绪也可能是正念起作用的重要心理机制之一。

（一）感知觉

正念过程中，人们的基本感知觉能力发生了变化，即表现为对不良刺激感受性降低，更能容忍和接纳内外部环境。例如，Grant 和 Rainville 的研究表明，在长期的正念训练下，个体对热刺激的痛觉感受性显著降低，即正念训练者能够承受的热痛刺激强度显著大于普通个体。最近的研究发现，即使是 3 天的短期正念训练，个体对疼痛刺激的感受性也会降低，在行为上表现为对疼痛刺激的疼痛等级评定降低。这种对疼痛刺激感受性的降低可能与正念强调的对内外部刺激不评判和接纳的态度有关。尽管对疼痛刺激感受性降低，个体对迅速出现的目标刺激探测能力却提高了。早期视知觉敏感性的研究发现，3 个月的强化正念训练可以显著提高机体的视觉敏感性。经过训练后，个体不仅可以觉察到持续时间更短的闪光，还可以分辨出间隔时间更短的闪光，这说明个体的视觉觉察阈限和视觉辨别阈限明显下降。与对疼痛刺激的接纳和宽容态度不同，当个体有迅速捕捉目标刺激的要求时，其对刺激的感知觉敏感性便提高。这种对目标刺激探测能力的提高可能与正念要求的对此时此刻的持续注意有关。当个体将注意资源投入到此时此刻的任务而非沉浸在对过去的回忆或将来的计划时，其对迅速出现的目标刺激探测能力便显著提高，这也可能与正念导致的注意警觉提高紧密相关。

（二）注意

以上是关于注意功能改善的间接研究，还有大量研究直接关注正念中注意功能的变化。早期儿童镶嵌图形测验的研究发现，18 周的正念训练可以显著提高儿童维持有效注意和抗分心刺激的能力。Tang 等人的研究也发现，正念训练可以显著提高儿童和成年人的注意力，从而达到改善个体认知功能的目的。还有研究者更细致地分析了正念对注意的影响，该研究用注意网络测试（attention network test，ANT）探讨了正念对特定的注意功能（朝向、警觉和冲突监控）的影响作用。结果显示，正念可以通过改善特定注意子系统的功能来提高与注意相关的行为反应。这说明正念不仅可以改善个体的总体注意能力，还可以作用于更具体的注意子系统。

（三）记忆

除了注意功能的改善外，正念过程中个体的记忆能力也发生了改变。研究发现，正念可以提高抑郁症患者的自传体记忆特异性、减少过度概括化记忆，从而达到有效治疗抑郁症和防止抑郁复发的目的。在这个实验的基础上，Heeren，Van Broeck 和 Philippot 通过自传体记忆、认知抑制、运动抑制、认知灵活性和运动灵活性任务探讨了执行控制过程在正念效果上的中介作用。结果发现，正念训练组被试的自传体记忆特异性提高、过度概括化记忆降低、认知灵活性和抑制认知优势反应（cognitive prepotent responses）的能力提高。另外，最近有研究表明正念训练对工作记忆容量有一定的保护功能。一般而言，高压力情景可能会耗尽工作记忆容量从而导致认知失灵（cognitive failures）和情感障碍。Jha 等人的实验招募了一批处于高压力情景（即将被调度到伊拉克战场）下的军事人员，随机分为两组，一组接受 8 周的正念训练并记录课后自行训练时间，另外一组为控制组。结果发现，控制组人员的工作记忆容量随着军事调度时间的临近而下降，而正念组中课后自行训练时间较少者工作记忆容量下降，但训练时间较多者的工作记忆容量下降不明显。这说明，一定强度的正念训练可以有效保护工作记忆，避免高压力情景下记忆功能的受损。

（四）情绪

正念不仅与个体感知觉改变、注意力和记忆力改善有关，还与个体的情绪状态和情绪调节能力紧密相关。有研究表明，正念可以通过增加个体的积极情绪体验、减少消极情绪体验来提高主观幸福感和生活质量水平。它还可以增强个体的共情能力，减少侵犯性行为。对于社交焦虑障碍患者的研究发现，个体在正念量表上的得分与社交焦虑症状严重程度高度负相关，尤其是"觉知"和"不评判"维度得分越高，社交焦虑程度越低。另外，Erisman 和 Roemer 在实验室情境下用电影片段诱发被试的情绪，以探讨正念和情绪反应以及情绪调节的关系。结果发现，相对于控制组被试而言，正念组对积极情绪影片有更积极的体验，对混合情绪影片表现出更适应的情绪调节，并且负性情绪显著降低。根据 Hayes 和 Feldman 的观点，正念不仅是一种有效的情绪调节方法，而且可以固化成为一种心理特质，即成为有效的情绪调节能力。

总之，正念能够改善负性情绪，增强积极情绪以保持个体身心健康和提高生活质量。也就是说，正念可能是通过情绪或者情绪调节来达到各种临床和非临床功效的。

人类存在着一种普遍的思维方式就是想去探究任何事物背后的原因，然后认为消除这个原因问题才能解决。这种思维方式对于人类在自然科学技术方面做出了很大的贡献，但是在认知情感领域可能就不太适合。正念训练在一定程度上就改变了这种思维方式。例如"如果我没有这个病，我会非常幸福"，而正念的训练则是把它替代为"如果我学会接受这个病，我也能非常好地生活"。从这种因果关系论的角度来看，正念是和现代医学的范式不符合的。正念状态能够把人从具有痛苦的思维、情绪当中抽离出来，减轻症状造成的伤害。这种思维方式的加工过程被称为去中心化。这种方式在应对压力的过程中非常重要，是一个次级加工过程而不是初级加工过程。正念的这种从意识加工内容到意识加工过程的转变会带来许多的变化，包括自我调控、价值澄清、增加认知情感和行为的灵活性和自我暴露。这些机制能够使意识从僵化的关于自己和世界的框架中解脱出来。当正念的意识状态能够建立起来时，一个人能对他的环境进行重新定位，能够产生心理弹性。正念训练可使患者的意识功能变得更强大，如注意稳定、觉知清晰、能接纳和承受痛苦、化解冲突和超越障碍的柔软心态，使思维从冲突和障碍中解脱出来。"注意"是对这种意识的定向关注，"觉知"是对自身和外部环境的意识，通过定向的觉知，个体可以全面了解内外部世界而不局限于某种偏见。正念概念从古典向现代发展的过程中，其宗教色彩逐渐淡化。现代意义上的正念已经是一个发展变化、内涵丰富的概念。正念可以被看作是一种集中注意力的方法，也可以被看作是一种包含自我意识的对此时此刻的觉知或一系列与自我调节、元认知和接纳相关的心理过程。另外，正念还可以被认为是一种心理状态或心理特质，所谓状态正念是指在正念过程中产生的改变了的感觉、认知和自我参照意识。特质正念则是觉知者在这些方面获得的持久性的改变。为了获得这种状态或特质，个体需要进行正念训练。

虽然正念疗法在临床中取得很好的效果，但也有人把正念当作医学之中的麻醉剂或者止痛药来对待，所以在这里必须首先向患者解释清楚正念的含义。让患者明白正念是让一个人活在当下，改变的是个人的态度，而不是减轻症状。对当今的西医来说减轻症状是一种有效的治疗手段，而对于许多疾病来说这一治疗手段则又显得苍白无力，而正念在这里则扮演了重要的角色，例如在对心脏病和癌症病人中的应用。由于患者对正念概念的误解，往往对正念有不现实的期待，这会导致在以正念为基础的治疗当中，患者对治疗的效果失望，这可能会破坏来访者的动机。由于开始参加者对正念理解的较少，往往会使来访者脱落。尤其是抑郁症患者，在以正念为基础的认知行为治疗中更易发生脱落。所以，对这些个体需要更多的支持和鼓励。在以正念为基础的治疗中，这种症状的改变往往不具有明确的时间点，这种改变可能在悄悄地发生。

四、正念的神经生理基础

Davidson 等最先研究了正念疗法对正常人体免疫系统功能和脑电活动水平的影响，通过对照实验发现正念禅修可以促发左侧额叶与积极情感有关的脑电活动。L. Parnell 指出正念训练可以激活额叶和强化左半球的脑功能，可通过激活额叶使患者处理创伤记忆并整合记忆片段，从而使内隐记忆变成外显记忆。大量研究表明，长期正念练习者和普通人在神经生理活动和脑功能及结构上存在明显差异。以往的研究大多注重正念引起的交感和副交感神经功能的变化，如呼吸延缓、心跳变慢、血压降低、皮肤电阻增加等。近年来，脑电图（EEG）、事件相关电位（ERPs）和磁共振成像（fMRI）等神经影像学技术的应用为认识正念的脑机制提供了独到的证据。Chambers 等人测试了注意转换加工过程，这个实验是通过让参加者完成内部转换任务来完成的（Internal Switching Task IST）。这个测试是由一系列情感词组成并呈现在电脑屏幕上。在试验中，要求被试者想象这些情感词的特征，并确定这些词是正性的还是负性的。被试者通过按键来测试反应时间。研究结果表明，正念训练者能够降低反应时间，并且这种反应时间的降低和减轻抑郁症状有很高的相关性。这个实验也表明正念训练能够促进负性情绪和正性情绪之间的转换。当试验者参加正念训练以后，发现能够提高视觉注意力从一个物体转换到另一个物体。由于视觉转换和认知转换神经网络具有很高的关联性，所以正念的训练也能提高认知转换的能力。认知的这种转换能力能够对刺激——反应进行编码，从而重构认知加工过程，以便更好地适应环境的要求。

有很多研究对正念状态下的大脑进行影像学研究。正念练习能够激活两侧大脑延髓前扣带皮层和背内侧前额叶皮层。上述研究发现，长期的正念练习能够降低对固有的神经网络关于概念加工过程的反应性，这也表明正念训练能够促进自发反应心理过程的调控能力。许多研究证实正念训练能够改变关于注意、意识和情感相关脑区的变化。正念能够提高与注意相关的脑区活动，例如右前脑岛、右侧海马、前额叶皮层。这也解释了正念状态为何能提高个体对自身感觉的觉察水平。Tang 等人的研究表明正念练习者的右前扣带皮层的脑血流量增加，包括左脑岛、枕小叶、右后扣带皮层、右楔前叶和皮层下结构的壳核和尾状核。这些脑区是和情绪控制紧密相关的。正念训练能够增厚大脑灰质，并且能长久保持。这种灰质的改变集中在左颞下回，且和正念的熟练程度密切相关。更为有趣的是，长期的正念练习能够通过抑制大脑灰质萎缩而使认知能力得以保持。

这些研究结果证实了正念训练不但引起了大脑的功能性改变，并且改变了大脑的结构。

第二节　正念疗法

一、常用正念疗法

（一）正念减压疗法

卡巴金于 1979 年创立并开始推广基于正念的减压疗法（MBSR）。MBSR 采取的是连续 8 ～ 10 周，每周 1 次的团体训练课程形式，每个团体不超过 30 人，每次 2.5 ～ 3 小时，不仅实际练习正念禅修，也讨论如何以正念和平常心来面对与处理生活中的压力和自身疾病，并在第 6 周进行一整天 7 ～ 8 小时的全程禁语的密集型正念禅修。具体练习有 45 分钟的身体感受扫描以及坐禅（以端坐的方式观察呼吸的感受 ）、行禅（在日常的走路、站立和吃饭等活动过程中保持正念）等。MBSR 受到患者的欢迎，减压门诊也于 1995 年扩大为“医疗、保健与社会正念中心”。现在正念中心不仅提供治疗，也为医学院学生及医护人员、心理治疗师、教育工作者等提供相关的师资训练。MBSR 也是当前得到应用和研究最多的正念疗法。MBSR 的基本技术如下。

1. 静坐冥想

静坐冥想是正念训练最核心、最基本、最主要的技术，包括正念呼吸、正念身体、正念声音、正念想法 4 个方面，它们是循序渐进的过程。在练习中，有意地、不逃避、不加评判地观察伴随呼吸时腹部的起伏，观察身体的各种感觉，注意周围的声音，注意想法的升起、发展、变化以至消失。

2. 身体扫描

练习者闭上眼睛，按照一定的顺序（从头到脚或从脚到头）逐个扫描并觉知不同身体部位的感受，旨在精细知觉身体的每一个部位。身体知觉能力的增强可以帮助我们处理情绪，同时把注意力从思维状态中转移到对身体的知觉上来。训练程序如下。

①请舒适地坐在椅子上，双腿稍稍分开，与肩差不多宽，双手自然地垂放在腿上。可以微微靠在椅背上，但不宜太用力倚靠。舒服最重要，可以睁着眼睛，也可以轻轻地闭上眼睛。

②花一点时间去觉察呼吸的运动和身体的感觉。当你准备好了的时候，觉察身体的感觉上，身体接触椅子、双脚踏地的触感。

③为了集中意志，你要提醒自己这是一个"进入清醒"的时间而不是"进入睡眠"的时间。此外，还要提醒自己，不论当前的情境如何，你要做的只是单纯地去觉察当前的时刻。这个练习并不是要你改变体验世界的方式，也不是让你变得轻松或者冷静。它的目的是让你系统性地对身体的每一部分轮流进行关注，然后能够觉察到所有的感官（包括之前觉察不到的感官）。

④现在把你的注意力放到腹部，随着呼气和吸气进行，注意腹壁的起伏变化。用几分钟的时间去注意腹部随着吸气而膨胀，随着呼气而收缩的情形。

⑤在保持着对腹部觉察的同时，把注意的焦点转移到左腿，顺着腿部一直到脚部，然后再延伸到每一个脚趾上面。依次关注每一个脚趾，用轻轻的、好奇的、温柔的注意去探索你的感觉，也许你会注意到脚趾之间瘙痒、温暖或者麻木的感觉，也可能什么感觉都没有，不论怎样，用心去感受就行了。事实上，不论你体验到的是什么，你已经活在当下了。

⑥在准备好的情况下，尝试在每一次呼吸的时候，体会或者想象气息进入肺部之后顺着流向全身，通过左腿一直到达左脚的趾头。而在呼吸的时候，则体会或者想象气息从脚趾和脚上面流回来，顺着左腿和躯干从鼻孔里面出去。用这种方式呼吸几次，每一次的吸气都直灌脚趾，每一次的呼气也都从脚趾开始回流。当然，要进入这种状态有一定的难度——你只要尽量去尝试这种"深度呼吸"的练习，慢慢地就能接近那种状态。

⑦现在，当准备好了之后，在某次呼气的时候，把注意力从脚趾转向左脚的底部——轻轻地去探索脚掌的感觉，然后是脚后跟（如注意脚后跟地面接触

的感觉）。尝试着让"呼吸灌注"到所有的感觉——在探索脚底的感觉时，把呼吸作为一种觉察的背景。

⑧现在，允许觉知扩展到脚的其他部位，进行一次稍微更深度的呼吸，指引它往下进入到整个左腿——小腿、膝盖、大腿、皮肤，与地板接触的感觉。

⑨继续依次带领觉知和好奇心来探索躯体的其他部位——右脚趾、脚底、脚背、脚跟、右小腿、膝盖、大腿。然后，骨盆、后背、腹部、胸部、手指、手臂、肩膀、颈部、头部和脸。在每个区域，都能够带领具有同样细节水平的意识和好奇心探索当前的躯体感觉。当离开每一个主要区域时，在呼气时，想象着把气吸入这个部位，在呼气时放开。

⑩当你注意到某个部位紧张时，你要让自己对着它们"吸气"，慢慢地吸气，觉知这种感觉，尽你最大可能。在呼气时，感觉让它们放开或是放松。

⑪你的心理不可避免地会从呼吸和躯体不断地游移到其他地方去，这是完全正常的。这就是心理的所为，当你注意到这种情况时，逐步地认识它，注意心理刚才的走向，然后，逐步地把你的注意转回到你打算注意的躯体部分。

⑫这样的方式扫描全身后，花几分钟把躯体作为整体知觉一下，觉知呼吸在体内自由进出的感觉。

⑬最后，进行几分钟专注的呼吸练习来结束扫描冥想。挺直背，把注意力集中到呼吸上，觉知呼吸在身体里的一进一出，注意在呼吸的伴随下的任何感觉。

3. 行禅

行禅是在行走之中进行的正念训练。练习时，将注意力集中在脚部，注意脚底与地面接触的感觉，注意行走中脚的抬起、移动、放下，注意脚、小腿等部位的各种感觉。整个过程自然地呼吸，不加控制。

4. 3分钟呼吸空间

3分钟呼吸空间是练习者采用坐姿，闭上双眼，体验此时此刻的想法、情绪状态、身体的各种感觉，慢慢地把注意力集中到呼吸，注意腹部的起伏。围绕呼吸，将身体作为一个整体去觉知。快速地做一次身体扫描，注意身体的感觉，将注意力停留在异样的感觉上，并对这种感觉进行命名或标记。

5. 正念瑜伽

正念瑜伽整合了正念训练和瑜伽，它不追求动作姿势的完美，而是强调在练习瑜伽的过程中体验运动和拉伸的躯体感觉。

（二）正念认知疗法

正念认知疗法（ Mindfulness – Based Cognitive Therapy ，MBCT）是美国 Segal，Willams 和 Teasdale 等心理治疗师将 MBSR 改进后引入认知疗法而形成的，主要用于抑郁症和抑郁症复发治疗。MBCT 采用的也是 8 周的集体治疗方式，包括静坐冥想和行禅、身体扫描、3 分钟呼吸空间、认知记录等练习。他们认为正念的核心在于以一种不评价、接受和觉知当下的态度来应对令人厌恶的认知、感受和情感的能力。因此，他们运用心理教育和团体讨论帮助抑郁患者在观察中增强对负性思维升起的觉知力，而且只将那些负性思维看作是会来了又去的精神活动，既不当成自己，也不当成自己现实的精确反映，帮助患者摆脱习惯性的抑郁思维模式的干扰。

（三）辩证行为疗法

辩证行为疗法（ Dialectical Behavior Therapy，DBT ）是由莱茵汉（ M . Linehan）创立的用来治疗边缘性人格障碍的治疗方法。M. Linehan 在构建其专门针对边缘型人格障碍患者（BPD）的辩证行为治疗时，将正念禅修作为其中的重要内容。她认为 BPD 患者对情感有病态恐惧，他们因太过害怕自己的消极情感，故常急于采用一些适应不良的方式加以避免，因此正念禅修正可以帮助他们提高对消极感受的耐受力，从而减少冲动，提升有效应对能力。正念禅修也是治疗心理创伤的重要辅助手段，快速眼动脱敏治疗（ EMDR ）是一种重要的创伤疗法。该法的创始人 F. Shapiro 认为 EMDR 产生疗效的机制就在于诱发了"正念"状态。在实施 EMDR 治疗过程中，治疗者引导患者采取一种非评价的观察者的视角对待各种身心反应。这使得"接纳"成为一种重要的治疗理念，这是对以"改变"为主流的西方心理治疗的重要补充和发展。

（四）接受与承诺疗法

华生和斯金纳提出了行为主义理论后到 20 世纪五六十年代，临床治疗领域便先后出现了两大不同于传统（精神分析）的行为治疗方法：一派以斯金纳的操作心理学和激进行为主义为基础，发明了代币法等以强化方法为特色的行为矫正技术；另一派以刺激－反应（S-R）学习理论为基础，发明了系统脱敏法等治疗方法。这些传统行为治疗理论后来被归纳为第一代行为疗法。几乎与此同时，20 世纪六七十年代，Beck 等人在治疗抑郁症的过程中发展出了认知疗法（Cognitive Therapy，CT）；Ellis 发展了理性情绪行为疗法（Rational Emotive Behavior Therapy，REBT），将治疗视野拓展到认知领域。Beck 与 Ellis 的认知方法也被划为第 2 代行为疗法。后来的治疗师融合以上内容便形成了今日的认知行为疗法（Cognitive-Behavioral Therapy，CBT）。行为主义学派极端强调心理学的实证性，因而发源于行为主义传统的心理治疗流派也非常注重治疗方法的实证性。近二三十年以来，大量实证研究支持着认知行为疗法的成功，然而随着研究的深入，CBT 关于改变过程与机制的核心理论却受到了挑战：研究者发现治疗效果会出现在 CBT 理论所假定的关键干预内容出现之前，原先被看重的认知内容的改变并不能解释 CBT 的效果，几项元分析的结果表明"认知疗法中单纯的认知内容的干预并没有带来更多效果"。

Hayes 发展的接纳与承诺疗法（Acceptance and Commitment Therapy，ACT）被认为是"第 3 代行为疗法"。ACT 更强调情景与症状的联结性，用体验性的改变策略补充直接的认知说教性的策略；旨在寻求建立更宽广、灵活、有效的应对方式而不仅针对狭窄的心理问题的具体认知内容进行反驳；治疗中强调所检验问题间的联系性。ACT 采取一种功能情境主义的哲学取向，且这一点决定了它和先前的行为疗法在问题定义、治疗目标以及治疗策略与具体技术的不同。功能情境主义与机械论相对立，强调理解事物与分析问题必须动态地考虑整个事件及其发生的背景。由于以预测和影响行为为目标，行为分析被置于功能情境主义哲学的宽框架中，其核心命题为心理事件被看作是"一系列正在发生于有机体整体与历史和环境决定的情景之间的交互作用"。在这样的哲学背景下，ACT对那些"负性的""非理性的"心理事件也保持开放态度，因此，采用冥想（mindfulness）、去融合（defusion）等技术。

关系参照理论（Relational Frame Theory，RFT）是关于人类认知和语言基本性质的心理学理论。关系参照理论指出，人类具有极强的衍生和联合刺激物之间关系的能力。首先，经典性条件反射、操作性条件反射、刺激泛化等现象是很多动物所具备的，但是绝大多数动物建立的联系只能是不随意的，即依靠视觉、听觉、味觉等机体形式的机制来建立联系，而人类可以通过非机体形式的机制建立随意的联系。如大脑具有超强的建立关系的能力，使得人类可以在头脑中对事物进行操作，设想一些并没有发生的事件，提前预演各种可能性，从而大大增强了人类的反应选择，提高了人类在进化上的适应能力。人类可以衍生出很多新的联系：学习了从 A 到 B 的关系，也就学会了 B 与 A 的关系，称为相互传承（mutual entailment）；A 和 B 建立关系，B 和 C 建立关系，三者两两关系就会建立，称为联合传承（combinatorial entailment）。此外，这种联系还具有功能传递性，某一事件功能的改变会导致相关事件功能的改变，因此仅仅听到与恐惧对象有关的语句也能引起恐惧感。人类的这些建立联系的过程是非常容易的，但打破这些联系却非常困难。通过揭示相关网络的性质，关系参照理论指出语言如何给人类带来痛苦：由于联结过程的容易性和随意性，刺激情景可以改变相关网络及其功能，使得不相关的情景也引发负性思维和情绪（失恋的人看到别人热恋联想到自身的失败，即触景生情）。而试图改变或压制某种思维和情绪联结的尝试，实际上会加强非理性的联系的强度。实证研究已经证实，受压抑的想法会在不主动压抑的时期更频繁地出现，而试图压抑痛觉也不会取得好效果。因此，关系参照理论很好地解释了认知领域的针对认知内容的改变为何有时适得其反，也为 ACT 的冥想、接纳、去融合等技术找到了理论依据。但另一方面，这种能力也以某种方式减少了人们的反应选择与心理灵活性。Hayes 提到了痛苦普遍性、认知融合、经验性逃避 3 种重要机制。

1. 痛苦普遍性

痛苦普遍性指人们可以在任何情境下感到痛苦。如果一条狗被踢，那么下次它见到踢他的人或者长得像的人就会跑开，但是处在不相似的情境之下，这条狗不会感到焦虑、害怕。相比之下，具有语言能力的人类却可能在任何情境下，甚至可能在与原有情境性质相反的情境中产生痛苦的想法。比如过生日可能引发"如果我没有被虐待，我的生活会更快乐"的感叹。也就是说，人类不能通过简单的回避环境就解决自身的痛苦。ACT 的目标在于提高心理灵活性，即更多地与此时此刻联结，在改变与坚持某种行为之间保持灵活，进而实现有价值的结果。如上分析，语言过程给人们带来了痛苦，但是人们又不可能取消语言功能，所以 ACT 的努力是对这些语言与情景的错误联结过程进行控制，改变它们的功能。

2. 认知融合（cognitive fusion）

认知融合指由于关系网络的建立，思想或语言与它所涉及的事物就会混淆在一起。词语虽然只是对不在眼前的事物的指代，但在大脑中却同样具有真实刺激物的属性，进而一样具有威胁性。如一个人说"我真愚蠢"时，好像眼前真的上演我真愚蠢的事件和场景，好像真实发生的一样。此外，人们的一些非语言功能也会受语言规则的支配，人们过多地对事物进行抽象与评估，减少了对"此时此地"（here and now）以及对事物的直接体验。这些过程都会导致反应的僵化。

3. 经验回避（experiential avoidance）

经验回避是指人们会回避自己的内部经验，包括不愉快的身体感受、情绪、想法、记忆以及行为倾向等。人类会像评估外界事物好坏一样对内部经验产生好恶，并希望通过处理外界事物的方式来趋近和回避内部经验。然而，回避或压抑的努力本身强化了内部经验的联结，对这一过程的评估又使个体陷入穷思竭虑的抑郁循环。为了回避特定经验，人们的行为选择大大减少，如有社交恐惧症不去参加聚会。已有一系列的证据证明经验回避在很多精神病理学领域都是具有伤害性的。

ACT 的目标在于提高心理灵活性，即更多地与此时此刻联结，在改变与坚持某种行为之间保持灵活，进而实现有价值的结果。6 个关键过程从不同侧面都用于改变原有的语言进程带来的影响。

①接纳（acceptance）：帮助来访者建立一种积极而无防御的态度拥抱各种经验，与逃避经验相反。②认知去融合（cognitive defusion）：调整思维、想象和记忆的功能以及来访者与它们相互作用，退后一步去观察这些内容而不陷入其中。③情景化自我（self-as-context）：改变来访者关于"自我"的概念，从被评价的、概念化的自我转变成一种作为各种心理事件的载体的自我。④此时此刻（being present）：将注意力放在当前的情景与正在发生的事情上，而不是过去和将来。学会以一种非评价的方式感受当下的过程。⑤澄清价值观（value）：在生活的不同领域帮助来访者寻找生活的方向，建立有意义的生活。价值观是一个不断被实践的方向而不是某个具体的可实现的目标。⑥承诺的行动（committed action）：帮助来访者将价值观落实到具体的短期、中期、长期目标并加以实践。

融合、联结此时此刻、情境化自我这3者属于接纳与正念（心智觉知，mindfulness）技术；联结此时此刻、情景化自我、澄清价值观、承诺的行动4者属于承诺与行为改变技术。

由于ACT的治疗对象既有成人又有儿童，其治疗范围也非常广泛，所以Hayes鼓励治疗师在理解了每个过程的基本原理之后，在不同的案例中灵活尝试不同的练习和家庭作业。这是ACT治疗的基本特点。

具体技术举例：

（1）挑战旧思路

由于ACT要挑战来访者日常使用的应对策略，所以治疗师通常在治疗开始就会让来访者反思之前尝试过多少种失败的方法，并询问来访者是相信自己的思维还是相信实际经验，目的在于用来访者的亲身经历去挑战之前的直接消灭问题的思路。

（2）明确"控制是问题"

试图压制思维与情感反而会使被压制的对象得到重复而增加，为了使来访者明白这个原理，治疗师会指导来访者进行"不要想咖啡"的实验：先简单描述咖啡的各种性质，然后要求来访者在接下来的时间里唯一要做的就是不要想任何前面提到的咖啡的性质。通过类似实验使来访者明白他们试图控制自动化思维、情感与记忆的过程是在进行一场绝不会获胜的游戏。

（3）去融合练习

"牛奶、牛奶"是认知去融合技术的典型练习，治疗师和来访者在短时间内大声地重复"牛奶"一词，一段时间后来访者会发现"牛奶"一词失去了原有的意义，而变成了一个单纯的词汇。这个练习使得来访者体验认知去融合的含义，理解词语仅仅是词语。

（4）学习正念技术

为使来访者更好地掌握正念的技术，治疗师将正念技术形象化：要求来访者想象一队小人列队从左耳走出绕过眼前走进右耳，每个小人举着印有图片和词语的牌子，要求来访者保持旁观，让队列自由行进而不使自己陷入其中。这一过程经常作为家庭作业，可以使来访者体验观察自己的思维与依思维观察世界的区别。

（5）情境化自我

为使来访者从概念化自我的视角转换到情境化自我的视角，治疗师会用棋盘比喻：让来访者想象一个无限延伸的棋盘上摆着对阵的白子和黑子，白子是积极体验，黑子是消极体验。来访者努力支持白子赢过黑子，因为黑子占优就意味着来访者的自我概念受到威胁，于是来访者的一部分体验成了自己的敌人。而治疗师会提醒来访者，与其认为自己是白子，不如认识到自己只是棋盘，来访者可以有痛苦的记忆和不好的想法，白子和黑子的战斗也还会继续，但来访者可以让战斗继续，而不必生活在战区。通过这一比喻，来访者对自我的理解，从被各种标签概念化的自我（conceptualized self）转换成了作为背景的自我（self as context）。通过这一转化，来访者不再视负性体验为威胁，进而也增强了与此时此地的联结。

（6）澄清价值观

以价值观为行动导向是 ACT 的特色。治疗师会问来访者希望自己的生命彰显了什么，甚至让来访者想象自己的葬礼，希望墓碑或悼词上写些什么，以此澄清来访者在若干主要生活领域的价值观。治疗师会强调价值观是一个不断追求的方向而不是某个具体的可实现的目标，强调价值观的澄清是个人选择而非受限于评估或判断。

（7）行动承诺

最后来访者要承诺做出与价值观相联结的行动，这一部分广泛地采用传统行为疗法的各种技术。此阶段会设定短期与长期的具体目标，使来访者一步一步地实践更加灵活的行为模式。

二、正念疗法评析

正念禅修的心理疗法在临床治疗、医疗和发展性应用中成效显著。MBSR的疗效已得到非常多的研究所证实，不仅用于高压力人群如慢性疾病儿童的照顾者的减压，也用于心理疾患的治疗。其中，Carlson 对接受和未接受 MBSR 训练的癌症患者所进行的系列研究、Garland 等对已婚女性乳腺癌患者的研究、Miller 对焦虑症患者在 MBSR 训练前后的研究都提示 MBSR 有很好的临床效果。

基于正念禅修的心理疗法副作用极小。精神医学的一个基本原理认为，任何一种特别有效的治疗方法往往也特别有害。虽然这一原理似乎对正念禅修也是适用的，但迄今为止，严重的事故极为罕见。一项控制得很好的研究证明，静修对老年人会收到显著的效果。平均年龄 81 岁的老人院里的老人，练习超越静修者在学习和心理健康的多项指标上都优于放松训练组、其他心理训练组以及无训练组。尤其令人吃惊的是，3 年后，所有静修练习者都还活着，而无训练组只有 63% 的人还活着。几千年来，瑜伽一直声称静修练习延长寿命，对这一观点必须引起重视。

基于正念禅修的心理疗法是一种更适合东方人的技术。在心理学本土化运动日益活跃的今天，人们更加清醒地认识到，准确认识、诊断与治疗心理疾病必须站在本土文化的背景下才能做到对症下药。在本土化的土壤中找寻适合自己文化的咨询与治疗方法便成了新一代心理学者应该承担的重任。禅宗是印度佛教和中国本土文化相结合的产物，是在中国道教和儒教思想的影响下，纯粹中国佛教中的一个重大派别。在中国的文化中，禅宗思想占据了相当重要的位置，不少学者利用禅宗的心法调节心理取得了较好的效果，并且从太虚大师提出人间佛教的主张后，现代的禅宗越来越多地减少了神秘成分而增加了理性成分，拉近了人与佛之间的距离，更贴近现代人的生活现实，对现代人的心理健康将发挥更积极的作用。因此，将禅宗的思想、方法融入中国的心理治疗与咨询实践，实现心理咨询的本土化是切实可行的，也是更适合东方人的心理治疗技术。

基于正念禅修的心理疗法目前研究的局限性，治疗效果有多大程度归功于正念禅修有待进一步验证。研究表明，正念训练可以治疗多种心理的、身心的和社会性的失调。一项研究表明，超越的静修者的心理疾病和普通疾病的发病率低于总体的平均水平。55岁左右的静修者的身体年龄要比同龄人年轻12岁左右。但目前仍不清楚，总体上较好的健康状况在多大程度上可以归于正念训练，又在多大程度上归于一些相关的因素，如自我选择、早年较好的体质以及健康的生活方式。

正念训练可能产生很多益处，包括治疗上的好处。但是有些关于正念训练疗效观察实验设计还不够理想。研究设计较简单，仅少量研究采用了控制组设计或对比研究，而且目前的研究亦很难确定其在临床上的效果是否优于其他自我调节策略，如放松练习、生物反馈、自我催眠等。另一方面，正念训练者常常报告正念禅修比起其他方法更有意义，更令人愉快，也更容易坚持，并且能培养一种自我探索的兴趣。但是严格地讲，正念训练会产生哪些效果也不很清楚。

正念禅修是否存在适应性有待进一步证实。尽管对于正念禅修的实验研究已经得出一些有益的结果，但对于正念禅修的研究仍然处于初期阶段。正念训练在心理治疗、医疗和发展性应用上成效显著，但也有研究表明，正念训练的初学者往往因为进行强烈的练习，缺乏适当的指导而存在心理病理学的问题，包括情绪不稳定，如穿插出现焦虑、激动、抑郁、兴高采烈等情绪反应；还可能会出现心理冲突，以及躯体症状如肌肉或胃肠痉挛。有学者认为，基于禅宗式的心理疗法适用于文化程度较高或对东方文化有些了解的人群。然而，到底哪一类人适合正念禅修的心理疗法，正念禅修的适应证和适用人群，仍然是一个值得探索的领域。

第三节　音乐疗法

近年来，"音乐治疗"这一新鲜事物越来越多地出现在媒体以及医疗、咨询机构中，作为 20 世纪 80 年代才进入中国的新兴领域，其发展势头十分可喜。然而，在蓬勃发展的另一面，则是大众普遍存在的两大误解：第一，"音乐治疗就是听听音乐、放松心情而已"。第二，音乐治疗就是开具"音乐处方"，如果您抑郁，请听音乐 A；如果您焦虑，请听音乐 B 等。

当然，这些误解并不完全是错误的，比如，音乐的确可以让人放松心情，尤其是和气功配合起来。比如选择一首"新世纪"音乐，尽量选择没有明显的旋律、听一遍后很难哼唱出来、又让您感到舒服的音乐。然后，选择一张舒适的椅子、沙发或床，采用一个舒服的姿势。当音乐响起的时候，闭上眼睛，深呼吸。吸气的时候，想象肺部在扩张，新鲜的氧气从肺部流向您的全身；呼气的时候，想象您的肺部在缩小、您所有的压力和烦恼都一并呼了出去……这样可以给自己做一个渐进式肌肉放松，也可以就这样简单地去感受音乐……每位读者朋友阅读本书的心情、状态一定是不同的，不过，经过音乐体验，一定会体验到放松、安宁，这是不受意志控制的。那么，音乐是如何对人的体验感受产生影响的呢？其实，音乐激活副交感神经，抑制交感神经的活动，抑制肾上腺素的释放。音乐并不是从认知、意识层面对人产生影响的，而是从感受、体验的层面作用于人。从精神分析的角度来看，可以通俗地这么来理解，音乐中蕴含的情感会直接与人意识中的相同情感产生"共振"，"共振"之后就像是有个搭扣，音乐和意识就自动"扣上"了。于是，当治疗师将音乐的感情色彩变得积极的时候，被治疗者意识中相对应的体验也会随之变得积极，一些更复杂的音乐治疗技术便是应用了这一原理。除此之外，音乐对人的体验感受还可以影响神经体液的分泌。比如，2014年6月《中华行为医学与脑科学杂志》上发表的一篇研究提示，音乐治疗通过调节前额叶及海马中5-羟色胺的浓度来抵消了应激刺激对于大鼠情绪的负面影响。随着科学研究的不断进步，音乐治疗的发展存在无限可能。

但是，误解是必须要消除的。音乐治疗绝不仅仅是听音乐而已，音乐治疗在实际操作中更不是以"音乐处方"的形式存在！前美国音乐治疗协会主席、美国Temple大学的Bruscia教授对音乐治疗做出了如下定义："音乐治疗是一个系统的干预过程，在这个过程中，治疗师利用音乐体验的各种形式，以及在治疗过程中发展起来的、作为治疗的动力的治疗关系，来帮助被治疗者达到健康的目的。"国外音乐治疗师的培训需要具备心理学、医学以及音乐背景，接受正规的训练，并且实习达规定小时数才可上岗。音乐治疗师将根据被治疗者的特征及需求的不同，选用个体或团体音乐治疗，音乐体验的形式也可选用接受式、再创造式或即兴演奏式。在治疗前后，音乐治疗师需要对每一位被治疗者进行详尽且规范的评估，并且每一次治疗都必须在长期目标、短期目标的指导下进行。因此，音乐治疗本身是一门已具有近70年历史的系统的学科，在临床应用上也执行着规范而细致的行业准则。

除了最为人熟知的"听听音乐、放松心情"这一功效，其实，音乐治疗在很多领域中都能发挥巨大的作用，音乐治疗的表现甚至超越了一些传统的技术。目前，相对成熟的应用领域包括但不限于：①老年病与神经康复领域，如脑卒中、老年痴呆、帕金森综合征的康复；②癌症与疼痛管理；③临终关怀，如音乐人生故事回忆；④妇产科的无痛分娩，以及早产儿的护理；⑤特殊儿童，如孤独症、多动症等特殊儿童的社会功能训练；⑥心理咨询，包括一般心理咨询领域以及创伤处理；⑦精神科，如分裂症衰退期社会功能的康复等。

医学的进步延长了人的寿命，但却未必同时提高了人的生活质量。临床上有大量的病人存在表达性或者理解性失语、认知障碍、小碎步、偏瘫甚至昏迷等症状，他们的生活质量长期在基准线以下挣扎着。尤其现在脑血管意外的病人特别多，而且发病年龄越来越小，甚至30出头、正是家中顶梁柱的男性突然脑出血，继而偏瘫、失语，对家庭造成的打击之大可想而知！有多少个被病痛折磨的病人，背后就有多少个悲痛欲绝的家庭。幸运的是，音乐治疗的出现给了他们惊喜和希望！目前临床上音乐治疗可以为这些病人做的主要是步态训练和言语训练，并且体现出了独特的优势。

对应步态训练的技术是音乐运动治疗（musicokinetic therapy），音乐运动治疗对于四肢震颤、小碎步或者有一侧肢体不灵活的病人非常有效。它的原理是认为人的体内有一个内在节拍器（internal time keepers），当外部有节拍出现时，比如给以节奏听觉刺激，内部节拍器会自动和外部节拍相协调，人体就会产生一个内驱力来进行稳定的肢体运动。一般适宜采用进行曲式的音乐，比如对老人经常使用《歌唱祖国》。帕金森综合征患者走路小碎步或四肢持续颤抖，当音乐治疗师弹唱"五星红旗迎风飘扬"，患者就会能跟着节拍来走路，效果几乎是立竿见影的。不过，如何保持是个问题，当没有音乐治疗师的时候，他们怎么办？对于一些认知功能还比较完好的患者，日本有一项研究，尝试使他们把歌曲内化，变成mental singing（心唱），这样当没有治疗师的时候，患者也能通过自己在脑子里唱歌来改善自己的步态。目前，步态训练的研究也是在进步的过程中，比如会结合三维步态仪来使这项技术的科学依据更牢固。

另一项相对成熟的技术是旋律发音治疗（melodic intonation therapy），所对应的是言语训练。旋律发音治疗的理论假设是右半球未受损区域对左半球言语中枢的功能替代，但是也有研究发现经过音乐治疗后左半球言语区域被重新激活。旋律发音治疗的第一步是"一起歌唱"，同样，一定是使用病人很熟悉或者喜欢的歌曲来进行。举个简单的例子，一首大家都很熟悉的南斯拉夫歌曲《再见歌》，"啊朋友再见！啊朋友再见！啊朋友再见吧、再见吧、再见吧。我们相约，下次再见，啊朋友再见再见吧"！音乐治疗师现场吉他弹唱，患者一开始只能偶尔哼一两个尾音，治疗师渐渐地去规范患者的发音，待患者能够较清晰、完整地唱了之后，开始第2步"用歌唱回答问题"。比如每次治疗结束告别的时候，治疗师把手举起来，患者就会唱"再见吧"，这也是同步在恢复患者的社会功能。接着，慢慢地帮患者去除旋律、保留节奏，最后，把节奏也去除，最终达到用正常说话的方式。旋律发音治疗起效之快让许多医生及家人惊讶，感叹"话不会说，歌倒是很会唱"。比如临床上有一个脑梗的老人，仅仅 1 个月的时间从完全不能说话到能说 40 个字！但是，音乐治疗具体是如何对言语康复起作用的机制还需要进一步研究。临床上失语症的病人非常多，但是很多医生都坦言找不到治疗失语症的理想方法。查阅文献发现这一领域的研究也不是很透彻，特别是作用机制方面尚有研究空间。到 2020 年，中国将有 2.5 亿老人，这喻示着老年病患者的庞大群体。目前，中国一线城市的养老院、康复医院、精神病院、综合医院已经开始配备音乐治疗师，音乐治疗的功能已经开始逐渐获得认可，音乐治疗的前景非常广阔。

（傅文青　丁汀）

第十二章 情绪与梦论

情绪与梦作为常见的心理现象，二者的共同特点是都具有主体经验性，并且互相影响、互为因果。情绪能够引发梦境，人们在临睡前情绪激动或持续思考等，就容易做一些相关的梦，所谓"日有所思，夜有所梦"。中国古代提出有"喜悦而梦""惊愕而梦""恐惧而梦"等情绪引起的"情溢之梦"。同时，有大量的梦伴随强烈的情感、情绪及各种复杂的身心体验，梦者在梦中感到压抑、焦急、厌恶、恐惧、伤心、愤怒……或者感到兴奋、愉悦、欣喜、得意……并可能有心跳加速、出冷汗等相应的生理体验，当这些身心体验的强度达到梦者心灵所能承受的某个阈限之后，梦者将不得不从梦中惊醒，以减缓某种强烈的情感体验给躯体带来的不适。可见，情绪与梦存在密切的关联。实际上，人的所有的梦都是内心情绪的反应。我们也都有体会，情绪激动的时候梦就会比较多。因此，梦中的能量和欲望是人的情绪，这种情绪可以来自于性的欲望，也可以来自于人的其他欲望。只要是没有能够正常满足的欲望，或者还在大脑中活跃的情绪都会在梦中表现出来。

第一节 精神分析学派的情绪与梦的关系

出版于 1900 年的《梦的解析》是精神分析学派创立者弗洛伊德最重要的著作之一。该书从心理学角度对梦进行了系统的研究，并对梦中的情感体验也进行了分析，认为心理活动的内容都不是偶然发生、孤立存在、毫无意义的，而是事出有因。生活中一些看来微不足道的事情都是由大脑中潜在原因决定的，并且是经过改造、变形、修饰等作用伪装而成的表达形式，如口误、笔误等，梦也不例外。

一、精神分析学派的释梦理论

精神分析学派对梦的本质及其形成机制有详细的阐述，认为梦与潜意识中的冲突或欲望有关，梦是一种补偿性机制，梦的内容也不是被压抑与欲望的本来面目，必须对其加以分析或解释，找到梦所象征的真实意义，就是所谓的释梦过程。

（一）梦的产生

弗洛伊德认为，潜意识中的本能冲动（libido，从本质上说是性欲冲动）以伪装的形式骗过人在睡眠时有所松懈的心理检查机制而得以表现，于是构成了梦境。

1. 梦是潜意识欲望的象征

弗洛伊德在《梦的解析》中明确指出："梦乃是做梦者潜意识冲突或欲望的象征。"可见，做梦与潜意识的心理结构有关。

潜意识理论是弗洛伊德的重要学说之一。该理论认为，人的精神层次划分为意识、前意识和潜意识3个部分。意识是自己能察觉的心理活动，属于人的心理结构的表层，它感知外界现实环境和刺激，用语言来反映和概括事物的理性内容。潜意识又称无意识，是在意识和前意识之下受到压抑的没有被意识到的心理活动，代表着人类更深层、更隐秘、更原始、更根本的心理能量。前意识是介于意识和潜意识之间，只要被注意到、随时都能上升到意识领域的意识成分。人的精神活动包括欲望、冲动、思维、幻想、判断、决定、情感等，会在不同的意识层次里发生和进行。其中，潜意识包括人的原始冲动和各种本能（主要是性本能）以及同本能有关的各种欲望，是人类一切行为的内驱力。由于人的潜意识具有原始性、动物性和野蛮性，是违反人类社会的道德和伦理的，因此不被理性所接纳，就会压抑在意识层面下，但并未消失。同时，潜意识具有能动作用，它无时不在暗中活动，要求直接或间接的满足，从深层支配着人的整个心理和行为，成为人的一切动机和意图的源泉。

梦不是偶然的心理联想，其本质乃是人们潜意识中存在的冲突或欲望。在弗洛伊德看来，梦是做梦者潜意识中的冲突或欲望通过变相的乔装打扮而获得愿望满足的表现形式。梦的形成过程是：在睡眠时，超我的检查松懈，潜意识中的欲望或冲突会绕过抵抗，并以伪装的方式乘机闯入意识而形成梦。可见，梦作为人睡眠时的一种心理活动，是对清醒时被压抑的潜意识中的欲望的一种委婉表达。

另外，梦的象征作用主要是集体无意识的表现。精神分析学派另一重要学者荣格认为，无意识有两个层次：个人无意识和集体无意识。荣格为集体无意识所下的定义是："集体无意识是人类心理的一部分，它可以依据下述事实而同个体无意识做否定性的区别：它不像个体无意识那样依赖个体经验而存在，因而不是一种个人的心理财富。个体无意识主要由那些曾经被意识到但又因遗忘或压抑而从意识中消失的内容所构成的；而集体无意识的内容却从不在意识中，因此从来不曾为单个人所独有，它的存在毫无例外地要经过遗传。"个体无意识的绝大部分由"情结"所组成；集体无意识的内容是原始的，主要由"原型"所组成。集体无意识以一种不明确的记忆形式积淀在人的大脑组织结构之中，在一定条件下能被唤醒、激活。在荣格看来，反映着个人体验的个人无意识以及继承而来的集体无意识都能反映在人们的梦中，尽管集体无意识的活动是非常稀少的，然而正是这种集体无意识负责奇怪的、生动的、富有想象的梦是那些使我们醒来后惊叹不已的梦。

2. 梦的运作机制

精神分析学派认为，梦分为两个层次，即显梦和隐梦。显梦是浅层次的，是能回忆起来的梦境；隐梦是深层的，是回忆不起来的梦境。由深层的梦转换成浅层次的梦有赖于梦的运作机制，即梦的凝缩、移置、理智等作用。

（1）梦的凝缩作用

梦的凝缩作用是指将梦者想要表达的丰富多彩的梦思（梦的隐意）经过一系列加工手法，浓缩到一个个简单的图像中。弗洛伊德认为，梦的"凝缩作用"是梦运作的"第一机制"，它构成梦象征的基础。他说："相对于梦的隐意的冗长丰富而言，梦的内容（即显意）则显得贫乏、简陋而粗略了，如果梦的叙述需要半张纸的话，那么解析所得的隐意就需要六八至十张纸才写得完。"这种说法一点都不夸张，显意与隐意之间的比例失调是凝缩作用的一个重要依据。凝缩与象征是梦的主要手法，但它并不能涵盖梦运作的全部过程。

（2）梦的移置作用

梦的移置作用是指在梦形成时，梦者将所要表达的重要内容隐藏在一些相对次要的、容易被忽略的梦境中，这就是移置。弗洛伊德假设，在每个人的内心有两种心理力量对梦的运作构成决定性影响：第一个力量是"愿望表达"的梦的内容，即梦思或梦的隐意；第2个力量则是扮演"检查者角色"的梦的稽查。他进一步指出："凡能为我们所意识到的，必得经过第2个心理力量所认可；而那些第一个心理力量的材料一旦无法通过第2关的话，则无从为意识所接受，而必须任由第2关加以各种变形到它满意的地步，才得以进入意识的境界。"这段话说出了梦境进入意识的两个必要条件：一是梦借助于图像能够准确表达梦者的愿望或梦思；二是梦能够经得起睡眠状态下梦者内心的道德审查。关于第一个条件，仅仅利用"象征手法"和"凝缩机制"配合以"写实"和"写意"的叙述方式，就得以充分满足。而要满足第2个条件，就必须使用"伪装"了。梦的伪装手法包括"替代""避重就轻""内容缺省""似是而非""掩饰性改装"等，目的是将某种不符合道德要求的、危险的梦思或欲念以某种安全的方式，或将其转移到安全的对象身上，以此通过梦的审查。移置的根本动机是逃避梦的道德稽查，它是针对梦的审查制度所产生的内在的精神自卫。

（3）梦的理智作用

梦的理智作用是指梦者道德化的自我（超我）针对已经形成并进入意识（能够被回忆）的梦境进行的补救性防御。在梦者清醒的日常生活中，超我作为一种（引发梦境的）道德力量，对梦者的本能欲念与情感冲动构成压抑，进而在意识与潜意识的界面上（即前意识区域）形成冲突，迫使梦者不得不借用"梦的伪装"等手法，将自己想要表达的意义以荒诞的梦境形式呈现到意识中来。在梦醒之后，梦者回顾或报告梦的时候，超我作为理智作用的力量，或者作为"梦的审查制度"的补充，对已经形成并进入意识的梦境，再次进行防御与控制，试图阻止梦者去理解梦的真实意图，这种情形下的超我作用机制被认为是梦的理智作用。

在弗洛伊德看来，梦就是人的潜意识欲望通过"象征手法""凝缩作用"和"转移作用"被"伪装"起来的表现形式，是一种很有价值的精神现象，是通往潜意识、挖掘潜意识的重要途径。其中，梦的"凝缩"与"移置"被弗洛伊德说成是梦运作的两大艺匠。

（二）释梦的技术

以精神分析学派的观点看，梦境仅是潜意识冲突与自我监察力量对抗的一种妥协形式，是被伪装后的潜意识冲突或欲望的表达，并不能直接反映现实情况，以致梦境古怪离奇，梦的意义抽象、不明确。这就需要使用一些方法对梦境做出解释，以便发掘梦所代表的真实含义。正如弗洛伊德在《梦的解析》中说的："分析者对患者梦的内容加以分析，以期发现象征的真谛。"

1. 释梦（dream analysis）

对梦的解释或分析过程，被称之为释梦。梦是一种自发的无意识语言，是通向无意识心理结构的坦途。根据梦有"显意"与"隐意"之分，释梦也就是将梦的显意转换为隐意的过程。"显意"即"梦境"，它是梦者能够意识到并报告出来的内容，是梦的表象；"隐意"则是梦者借助于梦境所要表达的意义，也叫"梦思"，是梦的真实意图和所指。一个人只要能记住自己的梦，就知道其显意。但是，如果不加以分析，对梦的"隐意"则意识不到，感到茫然。释梦的目的就是"从显意中找出隐意"。

要想从梦的显意中找出隐意，须从 4 个方面入手。①放大与浓缩：隐梦和显梦之比为 10∶1。所以对显梦分析时要将压缩的显梦放大复原，才能发现隐梦；而对隐梦分析时则要经过剪接、删除、融合浓缩才能成为显梦。②转移：由于隐梦的重心在显梦中，转移成次要、无关的内容，显得不重要了，所以要分析显梦中的无关点和不重要的梦境，才能找出隐梦的重点。③象征：显梦是用象征的手法反映隐梦或潜意识的欲望，梦中的思维要意象化，即翻译成具体的视觉表象，并将因果关系颠倒过来，找出哪些意象代表自身，哪些意象代表对立的梦境。④再修饰：将零乱的半成品梦境加工、连贯成为成品。唯此，才有可能挖掘出梦的真实含义。

2. 自由联想（free association）

通常在病人叙述梦的内容后，鼓励病人就梦的情景加以自由联想，治疗者根据梦的内容所产生的联想进行分析，直到弄清这场梦的欲望和冲突的真意。自由联想主要采用晤谈的方式进行，基本要求是治疗者要尽可能使来访者放松，鼓励其不加选择地、毫无保留地、不加修饰地诉说想说的一切事情，无论如何荒诞离奇、微不足道，均要原原本本地呈现出来。自由联想的目的是把来访者潜意识里的思想情感带入意识之中，并用语言表达出来。治疗者的责任是对来访者所报告的资料加以分析和解释，直至找出潜意识中的矛盾冲突即病因症结为止。自由联想过程中来访者往往突然停止叙述或不愿谈论某些细节，推说想不起来；或绕过某个话题；有时还伴有一些不适当的冲动行为，甚至不能按时前来治疗或表示要中止治疗，这种情况弗洛伊德称之为"阻抗"（resistance）。来访者所回避的内容往往是其心理症结的所在。阻抗的表现是有意识的，但其根源却是由于潜意识中有阻止被压抑的心理冲突重新进入意识的倾向。治疗者要善于识别来访者的阻抗，根据来访者当时的心理状态，用同情的语调引导其将早期的精神创伤倾诉出来，发泄压抑的情绪。一旦来访者所有的抗拒努力被逐一克服，就会在意识水平上认识自己，原有的心理困惑和各种症状便会消失，治疗也就成功结束。精神分析疗法一般需要较长时间，主要是因为病人潜意识的阻抗作用阻碍对心理症结的顺利挖掘。自由联想也可采取催眠的形式进行。

荣格的自由联想技术比弗洛伊德所规定的更加严格，他希望联想直接与梦的意象相连，而不是一条无限的思想链。这样，所收集到的梦的不同部分的联想就可以加以比较，并与梦者所意识到的情境相对照。将梦者的梦的联想与其清醒状态时的生活相结合，以揭示梦以一种补偿方式所指明的东西，这种能力与分析者的技能和知识有极大的关系。荣格认为，这是一种如医生诊断或外科手术一样的技艺，并且没有成功的保证。有些梦无论怎样努力都无法解释，在这种情况下唯一可做的只能是妄猜一下了。对此荣格的看法是，这是因为迄今为止还没有发现任何秘诀对特殊梦的解释，还没有出现一个切实可靠的方法或绝对令人满意的理论。荣格对梦的精神分析还有一个特点，就是除了对梦进行个别分析外，非常重视梦的系列分析。他认为梦的个别分析意义不大，而梦者在一段时期内的梦的系列则可以提供一个连贯的人格画面，可以通过对某些反复出现的主题的揭示，使梦者心灵的主要倾向得以显露。

3. 阐释（interpretation）

阐释是治疗者在心理分析治疗过程中，对来访者的一些心理实质问题，如所说话的潜意识含义进行解释、引导或劝阻，帮助其克服阻抗。解释是一个逐步深入的过程，根据每次谈话的内容，以来访者所说的话为依据，用来访者能够理解的语言告诉其心理症结的所在。通过解释，帮助来访者逐步重新认识自己，认识自己与他人的关系，使被压抑在潜意识的内容不断通过自由联想和梦的分析暴露出来，从而达到治疗疾病的目的。

在精神分析理论中，通过释梦的技术，了解梦所代表的真实含义，是挖掘人潜意识冲突或欲望的有效手段，而潜意识欲望或冲突常常是心理症结之所在。在实践中，释梦的技术解决了一部分由潜意识冲突造成的心理疾病。例如，释梦和自由联想的技术构成了精神分析法治疗神经症的核心部分。

二、精神分析学派关于情绪与梦的关系

情绪既有外部表现的特征，也是一种内在的主观体验，人的喜怒哀乐等不同情绪会自然地出现在不同的梦境中。此时，情绪成为梦的有机组成部分。精神分析学派认为梦中的情感与情绪是不会伪装的，因此梦中的情感体验就为释梦过程提供了重要的线索。并且，梦作为潜意识愿望的表达，可避免本能冲动在清醒时释放而引起的焦虑或痛苦，起到平衡情绪的作用。

1. 梦的动机在于愿望

弗洛伊德在阐述梦时认为："梦是一种（被压抑的、被抑制的）愿望的（经过改装的）满足""梦的内容是在于愿望的达成，其动机在于某种愿望"等。如果说愉快的、欢乐的、幸福的梦是愿望的达成，那么不愉快的甚至痛苦的、悲

惨的梦又是怎么回事呢？弗洛伊德的回答是无论怎么不愉快的梦都不外乎是愿望满足的一种"变相的改装"。他强调每一个梦都是以"自我"为中心并都与"自我"有关，即使"自我"不在梦中出现，那也只是利用"自居作用"隐藏在他人的背后，表现着"自我"的愿望。

弗洛伊德从梦的来源分析梦的动机在于达成愿望。他认为，梦的来源有3种可能：一是在白天受到刺激，却因为外在的理由无法满足，因此把一个被承认但却未满足的意愿留给晚上入梦；二是源于白天，但却遭受排斥，因此留给夜间的是一个不满足而且被潜抑的愿望；三是也许和白天全然无关，它是一些受到潜抑、并且只有在夜间才活动的愿望。在这里，第一种愿望起于前意识，被允许但未满足；第2种愿望遭受排斥，被压抑在潜意识中；第3种愿望可能是既往的一些冲突欲望，被压抑在潜意识的系统。除这3种来源之外，后来又强调"要加上第4个愿望的起源，就是晚间随时产生的愿望冲动（比如口渴或性的需求等）"。无论哪一类愿望都可以成为梦的内容。

另外，梦的情感体验又是释梦的重要线索。当梦产生时，人的情绪系统是闭合的，无法接受理智法则，不会受外界的干扰。因而，精神分析学派认为梦中的情感与情绪是不会伪装的，而梦的显意（梦境文本）却可以修饰与移置，以满足"梦象征"与"梦伪装"的要求。把梦中的情感作为梦的有机组成部分，在梦的显意与隐意的探索中也可以加入情绪探索的成分，无疑是为释梦提供了重要的线索。

但是，弗洛伊德也发现，存在梦的情感体验与梦的内容严重不符的情形。一是梦的内容与梦的情感严重不协调，甚至矛盾。例如：一些看来是平淡无奇的事件却会引起强烈的感情激动，而另一些看似处在一个十分可怕、危险及厌恶的情况下却不感到恐惧、害怕甚至得意非凡。二是梦中的情感与梦的内容虽然不矛盾，但却明显得到增强或减弱，显示出情感强度的不协调。例如，在梦中，尽管情感与内容一致，但情感体验则明显地被"夸大"或者"淡漠化"了，出现了情感与梦的显意之间的"解离"。

2. 梦有平衡情绪的功能

精神分析学派认为，梦是一种原始的防御机制，可避免本能冲动在清醒时释放而引起的焦虑或痛苦，有平衡情绪的功能。

弗洛伊德在《梦的解析》中写道："梦乃是做梦者潜意识冲突或欲望的象征；做梦者为了避免被人察觉，所以用象征性的方式进行表现以避免焦虑的产生。"梦是愿望的满足，被压抑的欲望在梦境中表达出来，绕开人在理性时起作用的心理检查机制，进行了种种"变形"，这样人就可以避免焦虑的产生，取得心理平衡而不致长期压抑影响健康。

荣格提出梦的主要功能是重建心理平衡和均势。荣格说："梦是无意识心灵自发的和没有扭曲的产物……梦给我们展示的是未加修饰的自然的真理。"又说："梦的一般功能是企图恢复心理的平衡，它通过制造梦的内容来重建整个精神的平衡和均势。"在荣格看来，梦是无意识心灵的产物，梦展示的内容是人们没有意识到的思想，未经修饰的、自然而真实的东西，不需要考虑社会伦理道德等的限制；并且他还认为，梦虽有象征作用，但梦的象征作用主要是集体无意识的表现，只有经过"放大"后才能真正了解它们的含义和原型，而象征是人格原型寻求和谐平衡的一种尝试。也就是说，梦提供了能帮助人们在生活中恢复心理平衡的信息，有助于平衡情绪。

另外，曾是弗洛伊德弟子的奥地利心理学家阿德勒认为，梦是在潜意识中进行的自我调整和激励，以及对未来目标的设定。后来的精神分析学派学者美国心理学家弗洛姆认为，梦的功能是探讨做梦者的人际关系，并帮其找到解决这些问题的答案。

归纳精神分析学派关于梦的论述，可以发现梦具有双重作用：①由于梦可以不受别人的检查，因此梦中人被压抑的欲望可以得到释放或得到满足，这是潜意识欲望的表达；②梦是一种原始的防御机制，可避免本能冲动在清醒时释放而引起的焦虑或痛苦。由此可见，通过对梦的分析有助于捕捉到压抑情绪的症结，进而更好地维持心理平衡。

第二节 中医阴阳睡梦论

睡眠与梦是我们习以为常的生活现象。人的一生有近三分之一的时间在睡眠中度过，睡眠过程伴随梦的发生，二者皆是重要的生理心理学现象。睡梦的机制非常复杂，一直以来是人们争论和探讨的重要问题之一。对这一命题的探索与讨论，也贯穿在中医学形成及发展的过程中。中医学典籍《黄帝内经》从形神统一观出发，运用阴阳理论解释睡梦，认为睡眠与梦是机体脏腑气血阴阳虚实变化的一种表现，寤寐交替的过程。后世医学家又在此基础上紧密地联系临床实践，不断地加以完善和发展，形成了独具特色的阴阳睡梦理论。

一、睡眠

中医学对睡眠的认识基于阴阳整体论。该理论认为，自然界有日月交替，人类有睡眠与觉醒交替，人的睡眠与觉醒现象是长期适应自然变化规律而形成的心身活动规律，是人体阴阳动静之间对立统一、相互交替的两种不同的机能状态。因此，阴阳睡梦理论中，睡眠是人体阴阳二气此消彼长变化过程中的一个阶段，即阳气入于阴则成睡眠，阳气出于阴则为觉醒。此外，阴阳睡梦理论认为，人体阴阳盛衰引发睡眠与觉醒现象的主要机制是阴阳变化影响营卫二气运行，卫气出于表运行于阳分则寤，入于里运行于阴分则寐。因此，可以这么认为，"阳气尽则卧，阴气尽则寤"以及"卫气出于表运行于阳分则寤，入于里运行于阴分则寐"，是中医阴阳睡梦理论中的核心内容。

当然，睡眠作为一种普遍而又重要的生理心理学现象，它的形成机制非常复杂。中医学还认为，睡眠的形成除了与阴阳变化、营卫运行有关外，还与脏腑气血功能活动、体质、饮食等有关。下面分别进行介绍。

（一）睡眠与阴阳盛衰

《素问·金匮真言论》记载："平旦至日中，天之阳，阳中之阳也；日中至黄昏，天之阳，阳中之阴也；合夜至鸡鸣，天之阴，阴中之阴也；鸡鸣至平旦，天之阴，阴中之阳也，人亦应之。"这说明昼为阳，平旦之时阳气初生，日中阳气隆盛，所以从平旦至日中为阳中之阳；日中之后，阳气逐渐衰减，所以日中至黄昏之时为阳中之阴。夜为阴，黄昏之时阴气初生，以后阴气逐渐旺盛，所以合夜至鸡鸣之时为阴中之阴；鸡鸣之时以后，阴气消减而阳气产生，所以鸡鸣之时至平旦为阴中之阳。自然界的阴阳盛衰变化是白天阳长阴消，晚上阴长阳消；人体的阴阳盛衰变化也是如此，白天阳气盛，夜晚阴气盛。

既然人体的阴阳盛衰随自然界阴阳盛衰的变化而变化，那么，人体内的阴阳变化又通过哪些具体形式表现出来？

《灵枢·口问》载："阳气尽，阴气盛，则目瞑；阴气尽而阳气气盛，则寤矣。"这说明人在阳气将尽、阴气渐盛之时，闭目休息；在阴气渐尽、阳气渐盛之时，则会觉醒。《类证治裁·不寐论治》也有记载："阳气自动而之静，则寐；阳气自静而之动，则寤。"即阳气由动转静时，则入睡；阳气由静转动时，则觉醒。《灵枢·口问》又说："阴阳相引，故数欠。"这说的是入夜后，人体阴气渐盛，阳气渐衰，卫气与心神将入阴分，衰阳与阴相争，因此出现呵欠频频，伴有两目沉涩、昏昏欲睡等入睡前兆；凌晨，阳气渐盛，阴气渐衰，卫阳与心神将出阴分，衰阴与阳相争，使睡眠渐变轻浅，身体辗转增多，两目振动而欲睁，睡意随之渐渐消失，便是苏醒的先兆。

中医阴阳论称之为"寐"者即现代生理心理学中的睡眠状态，称之为"寤"者即觉醒状态。人类的觉醒与睡眠是人体阴阳二气顺应日月交替而产生的周期性变化。在周期的不同阶段，人体应当从事不同的活动。

《素问·生气通天论》说："平旦人气生，日中阳气隆，日西阳气已虚，气门乃闭，是故暮而收拒，无扰筋骨，无见雾露，反此三时形乃困薄。"这说明平旦时，人体的阳气开始生发；日中的时候，阳气最为隆盛；太阳偏西的时候，阳气已经逐渐衰减，汗孔关闭。因此，夜幕降临应当深居简出，不要扰动筋骨，也不要暴于雾露，如果违背了这一规律，形体就会困顿而被外邪侵袭。

这就是说，人的生活起居要法于阴阳，依照天地日月运转规律循序渐进，昼作夜息，周而复始，顺应自然规律，人体才能保持阴阳平衡，才能不被外邪侵袭。这与现代生理学中内分泌系统功能活动呈现生物节律性变化不谋而合。

不仅如此，随着日月轮转，岁月流逝，人体本身的阴阳盛衰也会体现引起睡眠与觉醒规律的变化。明代医家戴元礼《证治要诀·虚损门》提出"年高人阳衰不寐"之论；清代《冯氏锦囊·卷十二》亦提出"壮年人肾阴强盛，则睡沉熟而长；老年人阴气衰弱，则睡轻微易知"等。这些论述均说明人体阴阳盛衰是引起睡眠与觉醒规律变化的直接原因。

可见，睡眠与觉醒是阴阳盛衰消长平衡的一个过程，"阳气入于阴分则寐，阳气出于阴分则寤"。这样动静相宜，弛张有度，才能保持生命活动的正常进行。

（二）睡眠与营卫运行

《灵枢·营卫生会》载："营在脉中，卫在脉外，营周不休，五十而复大会，阴阳相贯，如环无端。卫气行于阴二十五度，行于阳二十五度，分为昼夜，故气至阳而起，至阴而止。故曰：日中而阳陇为重阳，夜半而阴陇为重阴。故太阴主内，太阳主外，各行二十五度，分为昼夜。夜半为阴陇，夜半后为阴衰，平旦阴尽而阳受气矣。日中为阳陇，日西而阳衰，日入阳尽而阴受气矣。夜半而大会，万民皆卧，命曰合阴。平旦阴尽而阳受气，如是无已，与天地同纪。"这说明营气属阴主里，行于脉中；卫气属阳主表，行于脉外。二者阴阳相贯，一日一夜五十度而周于身，如环无端。卫气白天运行于阳分二十五周次，夜晚运行于阴分二十五周次，卫气出于表运行于阳分则寤，入于里运行于阴分则寐。因此，正午时分阳气聚集称为重阳，夜半时分阴气聚集称为重阴。于是太阴主内，太阳主外，各自运行二十五度，把一日分为昼夜。夜半时分阴气最集中，夜半以后阴气开始衰减，白天阴气消失而阳气开始充实。正午时分阳气最集中，日向西斜阳气开始衰减，日落阳气消失而阴气开始充实。夜半时分阴气集中，人们都睡了，称为合阴。白天阴气消失而阳气开始充实，如此反复，与天地同岁。

由这段话可知，营卫之气的周期性运行是人体阴阳出入的物质基础。人体的营卫之气运行正常，阴阳盛衰变化适度，寤寐有时，是合乎自然界的阴阳盛衰变化规律的。需要指出的是，卫气的运行与睡眠的关系更为密切。卫气在人体昼夜运行，运行于阳分则寤，运行于阴分则寐，如此周而复始。可见，卫气是人睡眠和觉醒的关键性物质。

此外，营卫二气运行畅通与否也是造成壮年人和老年人睡眠方面差异的原因所在。《灵枢·营卫生会》记载："黄帝曰：老人之不夜瞑者，何气使然？少壮之人不昼瞑者，何气使然？岐伯答曰：壮者之气血盛，其肌肉滑，气道通，营卫之行不失其常，故昼精而夜瞑。老者之气血衰，其肌肉枯，气道涩，五脏之气相搏，其营气衰少而卫气内伐，故昼不精，夜不瞑。"这里说到，壮者气血旺盛，肌肉精滑，气道通畅，营卫二气运行正常，因此白天有精神，晚上能入睡；而老者由于气血衰减，肌肉枯槁，气道运行不畅，五脏之气互相搏斗，使得营气衰少而卫气在体内损坏，因此白天没有精神，晚上不能入睡。

那么，生病的人出现睡眠失常，又与营卫二气的运行有什么关系呢？《灵枢·大惑论》记载了黄帝与岐伯的对话："黄帝曰：病而不得卧，何气使然？岐伯曰：卫气不得入于阴，常留于阳。留于阳则阳气满，阳气满则阳跷盛，不得入于阴则阴气虚，故不瞑矣。"即人因病失眠主要在于卫气不入于阴分，总停留于阳分，就会使在外的阳气充满，阳跷脉就随之偏盛；同时，卫气不能入于阴分，就形成阴气虚，阴虚不能敛阳，故不能闭目安睡。这就是说因某些疾病，人体出现卫气不能入于阴分，而是滞留在阳分，就会造成阳气过盛、阴气虚衰的阴阳失衡问题，进而形成失眠。可见，人体的阴阳气血营卫的盛衰变化、运行正常是睡眠得以保障的基本条件之一。

（三）睡眠与脏腑、气血

脏腑的功能活动正常与否直接影响到睡眠的质量。

心为君主之官，其生理功能与睡眠有直接的关系。心主血主脉，心气充沛，心阴与心阳协调，心脏搏动有力，血液正常输布全身，发挥濡养作用，营卫和津液入脉，正常运行，"血脉和利，精神乃居"（《灵枢·平人绝谷篇》）；心藏神，主神明，"神安则寐"（《景岳全书·不寐》）；心在志为喜，"喜则气和志达，营卫通利"（《素问·举痛论》）等。除此之外，心脏对睡眠的作用还体现在心脏对其他脏腑功能活动的主导方面，"心者，五脏六腑之大主也，精神之所舍也"（《灵枢·邪客》）。《景岳全书·不寐》又记载："盖寐本乎阴，神其主也，神安则寐，神不安则不寐。"这就是说睡眠是以阴为根本，由心神主导的，心神安宁，就会进入睡眠，心神不宁，就不能入睡。

肾脏的功能活动也与睡眠有密切的关系。肾者，阴气也，为五脏之根。肾之精气充足，元阴元阳可以互济互根，阴阳调和，有利于睡眠。清代《冯氏锦囊·卷十二》就指出"壮年人肾阴强盛，则睡沉熟而长"。另外，肾水还可以上升与心火相济，心神安宁，就会进入睡眠。若禀赋不足或房劳过度，耗伤阴精，肾水不能上济于心火，导致心肾不交，神不守舍，病人可出现腰膝酸软、头晕耳鸣、心烦而不寐。或者久病体弱，脾肾虚损，阳气不足，则卫阳久羁阴分，无力出阳，因此，除身疲乏力、饮食减少、懒言多汗、畏寒肢冷外，还会嗜睡、多眠。

肝藏血，肝血虚常有惊悸、失眠、多梦等不安的表现；肝主疏泄，调节精神情志，疏泄太过，则表现为兴奋状态，如烦躁易怒、头晕胀痛、失眠多梦等。

脾为后天之本，气血生化之源。血是神志活动的主要物质基础，《灵枢·营卫生会》说："血者，神气也。"脾主运化，脾的运化功能强健，机体的消化吸收功能才能健全，才能化生气血津液等；若脾失健运，则机体的消化吸收功能失常，营卫运行失常，就会湿痰偏盛，阴邪困阻，蒙蔽清窍，心神郁遏而不伸，病人则感到胸闷食少、身重倦意、神志迷糊、嗜睡不醒等。

肺主气，司一身之气的生成和运行，维持气血、津液的运行，宣散卫气于皮毛，营卫二气运行正常，晚上就能入睡。因此，《素问·生气通天论》说："日西阳气已虚，气门乃闭，是故暮而收拒，无扰筋骨，无见雾露，反此三时形乃困薄。"

肠胃不和影响睡眠。《素问·逆调论》说："胃不和则卧不安。"卫气生于水谷，源于脾胃。饮食不节，肠胃不和的病人，由于阳明失调，阴阳二跷脉满溢影响卫气正常出入于阴分，因此除感到脘腹胀满、嗳气吞酸外，还会出现辗转反侧、彻夜不眠。

此外，气血与营卫相互转化也会起到调节睡眠的作用。《灵枢·营卫生会》说："营卫者，精气也；血者，神气也。故血之与气，异名同类焉。"《灵枢·邪客》又说："营气者，泌其津液，注之于脉，化以为血。"如果阴血受到损耗，血不养心，神不内藏，病人则感到心悸健忘、体倦神疲、饮食乏味、面部无华，出现多梦而少寐。

综上可知，各个脏腑的功能活动和人体的气血运行均与睡眠有关。心神主宰人的睡眠和觉醒：一方面阴阳出入影响心神，当卫气入于里则神安而入睡，卫气出于表则神动而苏醒；另一方面心神又能控制和影响阴阳出入、营卫运行，人们可以通过有意识的锻炼，如气功，使意念内守，调整气血和营卫运行，从而达到调整睡眠的目的。脏腑的功能活动良好，阴阳协调，营气、卫气运行正常，阴阳盛衰变化适度，寤寐有时，是心身健康的表现。

如果脏腑功能失调或气血运行不畅，就会引发睡眠不良问题。汉代张仲景在《伤寒论》及《金匮要略》中将不寐证病因分为外感和内伤两类，提出"虚劳虚烦不得眠"的论述。明代张景岳在《景岳全书·不寐》中将不寐病机概括为有邪、无邪两种类型："不寐证虽病有不一，然唯知邪正二字则尽之矣。盖寐本乎阴，神其主也，神安则寐，神不安则不寐。其所以不安者，一由邪气之扰，一由营气不足耳。有邪者多实证，无邪者皆虚证。"并提出了"有邪而不寐者去其邪而神自安也"的不寐证治疗原则。明代李中梓也结合临床经验对不寐证的病因提出了自己的论述，认为"不寐之故，大约有五：一曰气虚，一曰阴虚，一曰痰滞，一曰水停，一曰胃不和"。这些关于不寐证的卓有见识的论述至今在临床仍有应用价值。

（四）睡眠与体质

《灵枢·大惑论》记载："黄帝曰：人之多卧者，何气使然？岐伯曰：此人肠胃大而皮肤涩，而分肉不解焉。肠胃大则卫气留久，皮肤涩则分肉不解，其行迟。夫卫气者，昼日常行于阳，夜行于阴，故阳气尽则卧，阴气尽则寤。故肠胃大，则卫气行留久；皮肤涩，分肉不解，则行迟。留于阴也久，其气不精，则欲瞑，故多卧矣。其肠胃小，皮肤滑以缓，分肉解利，卫气之留于阳也久，故少卧焉。"即肥胖的人（肠胃大）大多阳虚阴盛，皮肤滞涩，皮下脂肪（白肉）与肌肉组织（赤肉）间赤白界限不分明，气道不畅，卫阳之气出入滞涩，滞留的时间较长，卫气运行于外就迟缓，常留于阴分，出现嗜睡多卧；而瘦削的人（肠胃小），多阳盛阴虚，皮肤润滑舒缓，皮下脂肪（白肉）与肌肉组织（赤肉）间赤白界限分明，卫阳之气出入通畅，留于阳分的时间也多，精神易于振奋，所以睡眠较少。

由此可见，睡眠与个体的体质肥瘦有关。个体体质差异，肥瘦有别，那么阴阳虚实盛衰就有所不同：阴盛阳虚体质的人，卫气运行迟缓，滞留于阴分较多，就会有嗜睡多卧；而阳盛阴虚体质的人，卫气运行畅通，不容易滞留于阴分，而是停留在阳分较多，就会精力旺盛，睡眠较少。体质也是通过阴阳变化、营卫运行体现"阳气尽则卧，阴气尽则寤"的阴阳睡眠论的。

（五）其他

生活中的各种因素对睡眠均会造成影响。如饮食影响睡眠，张景岳《景岳全书》中记载了饮浓茶可影响睡眠的问题，指出："饮浓茶则不寐……而浓茶以阴寒之性，大制元阳，阳为阴抑，则神索不安，是以不寐也。"情绪影响睡眠，如《续名医类案》记载张子和治疗一富家妇人，其主要病症就是"伤思过虑，二年不寐"。如此种种，不再一一列举。

综上所述，睡眠这一普通的生理心理过程其形成机制却非常复杂。睡眠首先是一个生理过程，人体阴阳盛衰变化、营气卫气周期性运行是形成睡眠的主要机制，即"阳气尽则卧，阴气尽则寤"以及"卫气不得入于阴则阴气虚，故目不瞑"。睡眠的形成又与脏腑气血功能活动、体质、饮食等多种因素有关，这些因素对睡眠的影响作用也是通过人体阴阳盛衰、营卫运行等实现的。除此之外，睡眠也是个心理过程，"盖寐本乎阴，神其主也，神安则寐，神不安则不寐"。实际上，睡眠和觉醒均受心神的主宰：一方面神受阴阳出入的影响，当卫气入于里则神安而入睡，卫气出于表则神动而苏醒；另一方面神又能控制和影响阴阳出入、营卫运行，进而有意识地调节和控制睡眠。因此，阴阳盛衰变化、营气卫气周期性运行构成了中医阴阳睡眠理论的核心内容。

二、梦

梦是一种复杂而又神奇的生理心理现象，它千奇百怪，捉摸不定，伴随人体功能状态的改变愈加变化多端。《说文解字》中将梦解释为"寐而觉也"，即"梦"就是睡觉的时候有"觉"。一般地，"梦"被看作"觉"的对立面，"梦"就是入睡后人体没有知觉时的意识状态。然而，迄今为止，人们对梦依然没有统一的认识。

中医学对梦的研究，有文字记载的历史已有数千年。在殷墟出土的甲骨文中不但有了较为规范的"梦"字，而且有很多关于占梦的记载。从中医学最早典籍《黄帝内经》到后世的历代医家源源不断地对梦的各个方面进行了深入研究，形成了各种各样的理论学说，共同构筑成别具特色的中医释梦理论。

（一）梦的形成

古代的人们对梦的认识各不相同。有的认为梦是一种很自然的睡眠伴随现象，"卧而梦也"；有的认为梦是人体受到外邪侵袭而产生的病理现象；还有的认为，梦是人在睡眠中与上天的感应等。将这些说法进行概括归纳，不外乎身体、情志、外界刺激等因素。中医学认为淫邪、脏腑的阴阳盛衰及气血变化、情志等因素会影响到梦的形成。

1. "淫邪发梦"说

古代中医学已经认识到外部刺激可以引起梦，《灵枢》中将关于梦这部分内容的篇章命名为"淫邪发梦"，这就是"淫邪发梦"说。

（1）淫邪发梦

外来的淫邪侵袭人体，是使人魂魄不定、产生睡梦的原因。

《灵枢·淫邪发梦》记载："黄帝曰：愿闻淫邪泮衍奈何？岐伯曰：正邪从外袭内，而未有定舍，反淫于脏，不得定处，与营卫俱行，而与魂魄飞扬，使人卧不得安而喜梦。"即从外部侵袭人体的淫邪向内侵犯脏腑，居无定处，而且与营气、卫气一起在体内行走，致使魂魄不能安定，使人睡卧不宁而多梦。

"淫邪发梦"说为后世医家所重视，并对所谓"淫邪"进行了进一步的说明。明代医家马莳对《灵枢·淫邪发梦》篇名的解释是："内有淫邪泮衍，使人卧不安而发梦，故名篇。"对于淫邪，马莳认为："淫邪者，非另有其邪，即后篇燥湿寒暑风雨之正邪，从外袭而未有定舍。"这里的燥湿寒暑风雨等淫邪都是从外部侵袭人体，干扰人睡眠的因素。也有的学者将自然界客观存在的气候现象"燥湿寒暑风雨"称之为六气。六气指的是正常条件下的风雨寒暑燥湿等六类外界事物，即所谓的正邪；六淫是异常条件下的风雨寒暑燥湿等六类外界事物，即所谓的淫邪。这些描述虽然不尽相同，但都认为"淫邪发梦"中的淫邪即是正邪，就是外界自然气候的风雨寒暑燥湿。无论是六淫还是六气均是引发梦形成的外界刺激因素。

而明代的张景岳对所谓正邪另有一番阐述。他在《类经》中对正邪的解释是："正邪者，非正风之谓也。凡阴阳劳逸之感于外，声色嗜欲之动于内，但有干于身心者，皆谓之正邪。亦无非从外袭内者也。"这里涉及的正邪不仅仅是指外界气候的刺激，还有声音、色彩等一切可以"惑于外"而"动于内"的外来刺激，当这些外来刺激影响到人体阴阳盛衰变化，就会形成梦。同样，明代陈士元也认为梦的形成与外界刺激有关。他在《梦占逸旨》中说："口有含，则梦强言而喑；足有绊，则梦强行而蹙；首堕枕，则梦跻高而坠；卧藉徽绳，则梦蛇虺；卧藉彩衣，则梦虎豹；发挂树枝，则梦倒悬。"这些梦的现象实际上主要是外界事物对机体触觉刺激所造成的。

总之，不管"淫邪"或"正邪"的具体内容是指什么，无一例外，它们都是作用于人体而引梦产生的外来刺激。

（2）淫邪发梦的机制

中医强调"阴平阳秘，精神乃治"，如果淫邪引起人体阴阳盛衰失衡，就会导致梦的形成。《灵枢·淫邪发梦》记载："气淫于府，则有余于外，不足于内；气淫于脏，则有余于内，不足于外。"即如果邪气侵犯六腑，就会使在外的阳气过盛而在内的阴气不足；如果邪气侵犯五脏，就会使在内的阴气过盛而在外的阳气不足。

《灵枢·淫邪发梦》又载："黄帝曰：有余不足，有形乎？岐伯曰：阴气盛，则梦涉大水而恐惧；阳气盛，则梦大火而燔灼；阴阳俱盛，则梦相杀。上盛则梦飞，下盛则梦堕。"即人体阴气和阳气的过盛、不足在做梦方面都有具体表现：如果阴气亢盛，会梦见渡涉大水而感到恐惧；如果阳气亢盛，就会梦见大火烧灼的景象；如果阴气和阳气都亢盛，就会梦见相互厮杀；如果人体上部邪气亢盛，就会梦见身体在天空飞腾；而人体下部邪气亢盛，就梦见身体向下坠堕。清代学者熊伯龙认为妇女在妊娠期间身体阴阳变化巨大，所做的梦与生男或生女有关："生男阳气盛，阳盛则肠热，故梦刚物；生女阴气盛，阴盛则肠冷，故梦柔物。"汉代的王符也有"阴病梦寒，阳病梦热"的论说。可见，体内阴阳之气缺少或过量会造成睡眠中的不安稳状态，使人产生梦境。

（3）淫邪客脏腑

淫邪侵入脏腑，因脏腑的功能、属性不同，引发的梦境内容也因此而有所不同。

《灵枢·淫邪发梦》记载："厥气客于心，则梦见丘山烟火。客于肺，则梦飞扬，见金铁之奇物。客于肝，则梦山林树木。客于脾，则梦见丘陵大泽，坏屋风雨。客于肾，则梦临渊，没居水中。客于膀胱，则梦游行。客于胃，则梦饮食。客于大肠，则梦田野。客于小肠，则梦聚邑冲衢。客于胆，则梦斗讼自刭。客于阴器，则梦接内；客于项，则梦斩首；客于胫，则梦行走而不能前，及居深地布苑中；客于股肱，则梦礼节拜起；客于胞腫，则梦溲便。"这里的"厥气"在《灵枢·淫邪发梦》中与"淫邪"是同类事物。即淫邪侵入不同脏器，梦境内容体现这些脏器的相应属性：梦见丘山烟火，是淫邪侵犯了心，因为心属"火"；梦见山林树木，是淫邪侵犯了肝，因为肝属"木"；梦见金铁之物，是淫邪侵犯了肺，因为肺属"金"；梦见丘泽坏屋，是淫邪侵犯了脾，因为脾属"土"；梦见临渊有水，是淫邪侵犯了肾，因为肾属"水"；淫邪侵犯膀胱，梦见漂荡流行，因膀胱为水府，有移行、排泄功能；淫邪侵犯大肠，梦见田野，因为大肠为"传道之官，变化出焉"；淫邪侵犯小肠，许多人聚集在广场或要塞，因为小肠为"受盛之官，化物出焉"；淫邪侵犯胃，梦见饮食；淫邪侵犯胆，梦见同人争斗、诉讼或自杀；淫邪侵犯生殖器，梦见性交；淫邪侵犯项部，梦见被杀头；淫邪侵犯小腿，梦见想走路而不能前进，或被困在地下深处的窖园中；淫邪侵犯大腿，梦见行礼跪拜；淫邪侵犯尿道和直肠，梦见解大便、小便等。以上种种都是人体正气不足而致邪气侵入，并且侵入的脏器不同产生的梦的内容也不同。

2. 脏腑功能与梦

机体内部的各种刺激，包括脏腑的生理活动、脏腑的阴阳气血失调以及脏腑的其他病变等刺激均可影响梦的形成。

（1）脏腑的生理活动

梦体现了脏腑的生理活动。《列子》及《黄帝内经》中均有"甚饱则梦予，甚饥则梦取"的记载。《诸病源候论》亦有"甚饱则梦行，甚饥则梦卧"的论述。过饱的时候，会梦见给予别人东西或者起身行走；而过饥的时候，会梦见向人索取东西或躺卧在床。这些梦是"内脏所感"造成的。

（2）脏腑的阴阳盛衰

脏腑阴阳的偏盛偏衰是各种梦境形成的常见原因。唐代孙思邈在《千金翼方》中也说："阳盛心躁者，梦火。"这些说明梦的形成与脏腑阴阳偏盛偏衰有密切的关系。

（3）脏腑的气血失调

脏腑的气血失调也影响到梦的产生。

《灵枢·淫邪发梦》载："肝气盛，则梦怒；肺气盛，则梦恐惧哭泣飞扬；心气盛，则梦善笑恐畏；脾气盛，则梦歌乐、身体重不举；肾气盛，则梦腰脊两解不属。"五脏气盛会引发如下梦境：肝气亢盛，做忿怒的梦；肺气亢盛，做恐惧、哭泣和飞扬腾越的梦；心气亢盛，梦见好喜笑或恐惧畏怯；脾气亢盛，梦见歌唱奏乐或身体沉重不能举动；肾气亢盛，会梦见腰脊分离而不相连接。若是五脏气虚，则使人出现与之不同的梦境。《素问·方盛衰论》云："肺气虚，则使人梦见白物，见人斩血藉藉，得其时则梦见兵战。肾气虚，则使人梦见舟船溺人，得其时则梦伏水中，若有畏恐。肝气虚，则梦见菌香生草，得其时则梦伏树下不敢起。心气虚，则梦救火阳物，得其时则梦燔灼。脾气虚，则梦饮食不足，得其时则梦筑垣盖屋。"可见，五脏气虚使人出现的是离奇迷乱的梦境。清代王夫之说："形者，血气之所感也。梦者，血气之余灵也。"这说明气血有余则致梦。此外，脏腑血虚血瘀也是常见的致梦原因。若脾胃生化之源不足，或久病耗伤气血，或因各种失血造成血虚，则可导致神魂不藏，发为多梦、妄梦、噩梦、梦交、梦遗等。清代医学家王清任首先提出了瘀血发梦，并指出是由于"气血凝滞脑气，与脏腑气不接"的缘故。

3. 情志因素

古代对情志因素与梦之间的关系也有记载。

喜怒哀乐等情志是成梦的原因。战国时期的庄子说："梦者，阳气之精也，人所喜怒，则精气从之。"而成书于先秦时期的巨著《类经·梦寐》则根据梦产生时人的情志状态，对梦进行了详细的分类。《类经·梦寐》载到："周礼六梦：一曰正梦，谓无所感而自梦也。二曰噩梦，有所惊而梦也。三曰思梦，因于思忆而梦也。四曰寤梦，因觉时所为而梦也。五曰喜梦，因所好而梦也。六曰惧梦，因于恐畏而梦也。"在这里，依据情志把梦分为无感梦、噩梦、思梦、寤梦、喜梦和惧梦6类。汉代的郑玄等在注解"六梦"时将"喜梦""噩梦""思梦""惧梦"等明确解释为"喜悦而梦""惊愕而梦""觉时思念之而梦""恐惧而梦"。

明代医学家陈士元提出了"情溢之梦"的说法。陈士元在《梦占逸旨》中论述："过喜则梦开，过怒则梦闭，过恐则梦匿，过忧则梦嗔，过哀则梦救，过忿则梦詈，过惊则梦狂。此情溢之梦，其类可推也。"这里说的"情溢之梦"是过度的情绪变化都可引发做梦，并且影响梦的内容。

由此可见，古代探索梦的形成时非常注重情志因素对梦的影响。梦是人们情志变化的特殊表现形式之一。

4. 其他

痰涎是致梦因素之一。元代王隐君认为梦可由痰引起，"痰为之物，随气升降，无处不到"。因此，"或心下如停冰雪，心头冷痛时作；或梦寐奇怪鬼魅之状；或足腕酸软，腰背卒痛……其为内疾病，非止百端，皆痰之所致也。"明代医家皇甫中在《明医指掌·痰证》中亦云："夜寐不安奇怪梦，游风肿痛并无名……如斯怪异延缠病，都是痰涎里面生。"

虫类也是引起做梦的因素之一。《素问·脉要精微论》云："短虫多则梦聚众，长虫多则梦相击毁伤。"这里的短虫、长虫就是寄生在人体内各种虫类，如果体内有寄生虫会梦到与他人聚众相争，甚至相互攻击、伤害。清代医学家唐容川也认为夜梦烦扰、不得安宁，是痨虫侵害的表现之一。

清代医家周学海在《读医随笔》中指出："大抵虫证与痰证相类，痰多怪证，虫亦多怪证也。为晕眩昏厥，为癫痫狂妄，为吐利血水，为皮肤顽麻，奇痛奇痒，为四肢拘急，痿缓振掉，为怪梦纷纭，不可思议。"说明了虫证与痰证会引起怪梦纷纭。

一些古代文献中，把"梦"看作是"觉"的对立面，梦是人体在睡眠中失去知觉时的意识状态，属于正常生理现象，不属于病理现象。

梦是睡眠时的一种自觉现象。据《周礼》记载，梦有6类，其中之一为"正梦"。东汉的经学大师郑玄解注《周礼》时，对"正梦"的解释是"无所感动，平安自梦"。中国古代的《梦书》说："梦者象也，精气动也；魂魄离身，神来往也。"这认为梦是精气的一种运动形式，是人睡眠后魂魄出游，目之所见。《论衡·死伪篇》亦说："梦者，象也。"《庄子·齐物论》里说："其寝也魂交，其觉也形开。"意思是人在睡眠时精神与上天相感应，就是梦；在清醒状态，肉体感官才能对外物接触。《荀子》曰："心卧则梦。"《墨子》说："卧，知无知。"又说："梦，卧而以为然也。"宋代哲学家张载认为"梦，形闭而气专于内也"。明末清初王夫之认为"气专于内而志隐，则神亦藏而不灵"。这些都是说人入睡后，知觉丧失了感知外物的能力，没有了知觉活动，意识处于潜在状态，因而产生了梦。无论是"平安自梦"，还是"精气动而梦"，或者"形闭而气专"，显然，这样的梦都是生理性的不属于病理现象。

梦是人们对白天所感受和思考的事物在睡眠中的反映。汉代哲学家王充提出了"精念存想"之梦的说法。他在《论衡·订鬼篇》中说到："夫精念存想，或泄于目，或泄于口，或泄于耳。泄于目，目见其形；泄于耳，耳闻其声；泄于口，口言其事。昼日则鬼见，暮卧则梦闻，独卧空室之中，若有所畏惧，则梦见夫人据按其身哭矣。"王充分析做梦的原因，认为晚上做梦不是鬼神作怪，而是人们白天的心理活动转化成为梦的缘故。汉代的王符也认为："人有所思，即梦其到；有忧，即梦其事。"又说："昼有所思，夜梦其事。"他还曾举例说："孔子生于乱世，日思周公之德，夜即梦之。"他们对梦的观点基本相同，即人们在觉醒状态常常思念着某种事物，充满着某种想象或希望，睡眠时就会梦见思念的东西或想象中的事情，所谓日有所思，夜有所梦也。

明代张景岳也认为梦象虽然多变，但都可以还原到现实生活中，是"因情有所着"而做梦。他在《类经》中说："至其变换之多，则有如宋昭公之梦为鸟，庄周之梦为蝶，光武之梦乘龙而登天，陶侃之梦生八翼飞入天门之类，又皆何所因也？夫五行之化，本自无穷，而梦造于心，其原则一。盖心为君主之官，神之舍也。神动于心，则五脏之神皆应之，故心之所至即神也，神之所至即心也。第心帅乎神而梦者，因情有所着，心之障也。神帅乎心而梦者，能先兆于无形，神之灵也。夫人心之灵，无所不至，故梦象之奇，亦无所不见，诚有不可以言语形容者。"由于梦造于心神，而人的心灵又无所不至，因此，千奇百怪的梦象就无所不见。可见，最终还是能够从现实生活找出梦者做梦的原因、梦象形成的材料和梦的意义来。

综上所述，梦的形成机制非常复杂，身体内外的各种因素都会影响到梦的形成。梦既是睡眠中自然而然产生的特殊意识活动，也是人体阴阳盛衰、脏腑气血变化、情志活动以及外界刺激等因素作用后的反应。总之，梦的形成离不开人体对自身功能的感应以及对其所处外周环境的感应，内外因素共同作用下使人产生了梦境。

（二）中医释梦

中医释梦有数千年的发展历史，它是以中医形神观、阴阳五行学说、"司外揣内"方法论等为基础建立起来的一系列理论学说和具体方法，其中涉及梦诊、释梦的方法、梦的作用等，对当前的生活实践仍有一定的参考的价值。

1. 梦诊

中医学认为，梦是睡眠中心神活动的表现，因此，通过对梦的辨析与解释，可以了解做梦者的心理状态和致梦原因，甚至通过梦诊来认识人体的内部病变。梦诊内容可以概括为辨梦因、辨梦境、辨梦量等。

（1）辨梦因

辨梦因主要是区分生理性梦与病理性梦。纵观历代学者对梦的阐述，梦可以分成两类，一类为正常的生理性梦，梦是人体睡眠时的正常现象，与疾病无关；如"无所感动，平安自梦"的"正梦""卧而以为然也"等。另外一类为病理性梦，许多梦是人体生理病理变化引起的诸多症状的其中之一。《诸病源候论》说："寻其致梦，以设法治，则病无所逃矣。"辨梦的原因是为了治病。归纳起来，常用的辨梦因方法有：①审梦求因。根据梦中景物属性来推求致梦的脏腑及其性质的一种方法，是中医学病因辨证最常用的方法。如"厥气客于心，则梦见丘山烟火"（《灵枢·淫邪发梦》），"阳盛心躁者，梦火"（《千金翼方》）等。②审证求因。中医学理论认为梦象是藏象的证候之一，分析梦象要与脏腑的其他证候结合。如"或心下如停冰雪，心头冷痛时作；或梦寐奇怪鬼魅之状；或足腕酸软，腰背卒痛……其为内疾病，非止百端，皆痰之所致也"（《泰定养生主论》）。

（2）辨梦境

通过对梦境（即梦的内容）的分析，了解梦象所反映的心理状态，以及病理性梦境所提示的脏腑病变及其性质等。如"昔有庄周梦为蝴蝶，栩栩然蝴蝶也，自喻适志与"（《庄子·齐物论》）。"肝气盛，则梦怒；肺气盛，则梦恐惧哭泣飞扬；心气盛，则梦善笑恐畏；脾气盛，则梦歌乐、身体重不举；肾气盛，则梦腰脊两解不属"（《灵枢·淫邪发梦》）。

（3）辨梦量

辨梦量即辨别梦的多寡。通常睡眠中做梦过于频繁，如梦寐不已、怪梦纷纭等，可能与疾病有关。如"正邪从外袭内，而未有定舍，反淫于脏，不得定处，与营卫俱行，而与魂魄飞扬，使人卧不得安而喜梦"（《灵枢·淫邪发梦》）。

"入寐则梦境纷纭，神思烦扰，近日痰中带紫，此必有热邪流入胆经，热熏入肝，故魂不能藏"。

需要注意的是，在梦诊的过程中，要求诊断者尽可能全面地搜集做梦者的各项资料，包括年龄、性别、职业等一般资料，以及做梦者的性格特征、生活经历、躯体健康状态、情志变化等，便于综合分析和判断。另外，梦诊时还要注意避免把对梦的分析与对躯体健康状态、情志变化的分析割裂开来，便于做出更为客观的判断。

2. 释梦方法

中医学的释梦方法，根据历代医家的经验，可以归纳为阴阳五行类推法、脏腑辨证纳梦法、怪梦归痰（瘀）法、求本还原法、辨析翻译法等。

（1）阴阳五行类推法

阴阳五行类推法是根据梦象内容的阴阳五行属性，与人体脏腑相联系，再从脏腑的功能、五行特点进行解释，如"阴盛则梦涉大水恐惧，阳盛则梦大火燔灼，阴阳俱盛则梦相杀毁伤"（《素问·脉要精微论》）。梦到涉大水、恐惧是阴盛，梦到大火灼烧是阳盛。"肺气虚则使人梦见白物，见人斩血籍籍，得其时则梦见兵战。肾气虚则使人梦见舟船溺人，得其时梦伏水中，若有恐畏"（《素问·方盛衰论》）。梦见金铁之物，是肺气虚，因为肺属"金"；梦见舟船溺水，是肾气虚，因为肾属"水"等。

（2）脏腑辨证纳梦法

脏腑辨证纳梦法是将各种梦象作为藏象证候之一，分析梦象要与其他藏象结合，综合对梦进行解释。如《丹溪治法心要》云："郑叔鲁年二十余，攻举业，夜读书，每四鼓犹未已，忽发病卧间，但阴着物，便梦交接脱精，悬空则无梦，饮食日减，倦息少气。盖用心太过，二火俱起，夜不得眠，血不归肾，肾水不足，火乘阴虚，入客下焦，鼓其精房，则精不得聚藏而欲走，故于睡卧之间，因阴着物，由厥气客之，遂作接内之梦。"这是心火太过，肾水不足，火乘阴虚，于是出现梦交。

（3）怪梦归痰（瘀）法

中医学在长期的医疗实践中，发现很多怪病与痰或瘀血有关，逐步形成了"怪病多痰""怪病多瘀"的认识，例如"夜寐不安奇怪梦，游风肿痛并无名……如斯怪异延缠病，都是痰涎里面生"以及"夜睡梦多，是血瘀"等，都是从多痰、多瘀的角度来认识梦。

（4）求本还原法

求本还原法是将梦境中的事物与现实中的事物相联系，分析梦境的一种方法。例如《名医类案》记载，吕沧洲诊治"一室女不月之案"，梦者自云："去夏追凉庙庑下，薄暮过木神心动。是夕梦一男子，如暮间所见者，即我寝亲狎，由是感病，我惭赧不敢以告人，医言是也。"通过患者自述梦境中亲近之人乃是白天庙宇中所见之人，把梦与现实联系在一起，即所谓日有所思，夜有所梦。

（5）辨析翻译法

辨析翻译法是通过对梦中景物、事件等的辨析，揭示梦象本来含义的方法。例如，《灵枢·淫邪发梦》说到，淫邪侵入不同脏器，会引发不同梦境：梦见丘山烟火，是淫邪侵犯了心；梦见山林树木，是淫邪侵犯了肝；梦见金铁之物，是淫邪侵犯了肺；梦见丘泽坏屋，是淫邪侵犯了脾；梦见临渊有水，是淫邪侵犯了肾等。这里的梦象常常具有象征性的意义，需要加以辨析、翻译，才能揭示其象征的意义。

根据古代占梦家对梦的解释，将辨析翻译法归为3类：①直解，就是把某种梦象直接解释成它所预兆的人事。例如流传广泛的故事"殷高宗梦傅说""周文王占卜得吕尚"，殷高宗、周文王均是按照梦中所见，遍访各地，终于找到了梦中人傅说、吕尚。②转释，是先把梦象进行一定形式的转换，再根据转换以后的意思解释它所预兆的人和事。例如将梦白衣解释为将遭遇丧事，将梦衣锦解释为沐浴恩宠，梦登高解释为将要显贵发达，梦荆棘泥途解释为谋事不遂，梦神仙、女子、花草解释为魂的病变，梦予梦取解释为饥饱的象征等。依据转释的手法，又可分为象征、连类、类比、破译、解字、谐音等诸法。③反解，就是按照与梦象所呈现的相反的内容来解释梦所预兆的人或事。如唐代沈既济

《枕中记》有关"黄粱美梦"的典故，说到一位卢生在梦中享尽了荣华富贵，醒来时蒸的黄粱米饭尚未熟，只落得一场空。

总体上看，中医学释梦的理论与方法有一定的合理性，如"昼有所思，夜梦其事"，但是因其产生时的社会条件所限，还没有从根本脱离迷信思想的影响，因此，在释梦时常常牵强附会，脱离客观实际，有不少荒诞之谈。因此，在了解这些理论和方法的过程中，要有清醒的认识，以便更加客观地对待梦象与现实的关系。

3. 梦的意义

梦是特殊的神志活动，与外邪侵袭、脏腑阴阳盛衰、气血营卫运行、情志刺激等因素密切相关。梦境的内容不仅是人的心理活动的反映，而且还是人体生理活动的反映。据临床观察，某些疾病在未明显形于外之前，常常先有奇异怪梦先兆。应用阴阳五行、藏象理论认真分析，往往可早期发现，有利于早期治疗。如汉代王符提出"阴病梦寒，阳病梦热，内病梦乱，外病梦发"的论述，据此，可作为疾病脏腑阴阳虚实辨证的参考。疾病与梦境的关系已被古今中外大量的医疗实践所证实。

噩梦往往具有特殊的临床意义。如果患者常常出现噩梦，除外情绪刺激、过度疲劳、卧具不当等非致病因素，那么很有可能是某些疾病的征兆，故有"噩梦兆病"一说。临床上有肺部疾患的患者常常会梦见胸部受压、呼吸受限，如肺炎、胸膜炎、肺结核等；有心脏疾病的患者常常梦到被人追赶、惊恐欲逃；有神经衰弱的患者常常噩梦连连、非醒似睡等。噩梦或许是人们特殊的一种保护性本能。

总而言之，中医的阴阳睡梦论以阴阳学说为基础阐述睡眠和梦的机理。睡眠与梦是重要的心理生理现象，它们是机体脏腑、气血、阴阳、虚实变化的一种表现。寤寐的交替过程就是卫阳之气由阳入阴及由阴出阳的过程。卫气之阴阳出入与昼夜之阴阳变化、体质之阴阳盛衰等密切相关。正因寤寐之理本于阴阳，所以生活起居法于阴阳，才有利于身心健康。

现代心理学认为，梦只是人睡眠时的一种心理活动，梦中的心理活动与人清醒时的心理活动一样都是客观事物在人脑中的反映。一般认为，睡眠时并不是全部大脑皮层都处于不活动的抑制状态，而是局部的大脑皮层细胞仍在活动，有部分记忆痕迹。因此，梦的形成可能与入睡后某些器官（包括感觉器官）的活动保持活跃有关，并且梦的内容也与人们生活经验中的事件、行动与情绪等有关，体现人们的期望、企图、担心等各种心理趋势，是现实生活投射于睡眠状态时的意识碎片。从这个意义上说，梦境并不见得是对疾病的预兆，因此对梦与疾病的关系要有较为客观的认识。

（吴海英）

附录一　情商测试

几十年来，认知心理学家把大量的研究重点一直放在智商方面，如逻辑推理、数学技能、空间技能、理解类比、语言能力等。毋庸置疑，智商可以在很大程度上预测学业成绩，但在另一些方面，如专长和个人的成功上却少了些什么，无法很好预测。为此，研究人员感到很困惑。那些拥有惊人智商分数的人却生活在一个糟糕的状态中。有人会说，他们正在浪费潜在的思维、行为和沟通方式。在某种程度上，这阻碍了他们成功的机会。

在成功方程式中，情商应该扮演一个重要的角色。丹尼尔·戈尔曼基的一本开创性的书中提及了这一流行概念，这是根据多位科学家、多年研究提出的，这些研究者包括彼得·萨洛维、约翰·迈耶、霍华德·加德纳、罗伯特·斯坦伯格和杰克·布莱克，当然，他们只是其中的一部分。由于各种原因和自身的能力，即使智商在同一水平线上，拥有高情商的人比情商分数低的人更易于取得成就。

情商测试是从英语版翻译过来，目的不是为了测验，而是未来了解情商测验的内容。http://www.queendom.com/tests/access_page/index.htm?idReg Test 3037#nn。

	完全正确	主要是真	有些真/假	主要是假	完全错误的
1. 我根据不同的交往对象，采取不同的行为态度（如温和友善地对待孩子、严谨专业地面对老板等）。	○	○	○	○	○

2. 我倾向于延缓或避开讨论敏感话题。 ○ ○ ○ ○ ○

3. 我甚至不知道为什么对某些情境或事件，感到担忧。 ○ ○ ○ ○ ○

4. 我发现很难列出自身的 3 大主要优点。 ○ ○ ○ ○ ○

5. 我有一定的强迫性习惯，且不能停止（如暴饮暴食）。 ○ ○ ○ ○ ○

6. 一旦产生一种悲观想法，就如同打开洪水的闸门，我的思想也变得越来越消极。 ○ ○ ○ ○ ○

7. 我喜欢学习新鲜事物。 ○ ○ ○ ○ ○

8. 我是个固执的人。 ○ ○ ○ ○ ○

9. 当有心事时，我就不停地思考这件事。 ○ ○ ○ ○ ○

10. 我不满自身的工作，除非获得他人的赞美。 ○ ○ ○ ○ ○

11. 我能明辨遇到的情况，能正确处理，以达到情感舒适。 ○ ○ ○ ○ ○

12. 在特定的情况下，我能礼貌地对待讨厌的人（如在共同朋友的聚会或者商务会议中）。 ○ ○ ○ ○ ○

13. 当不得不做困难或讨厌的事情时，我很难激励自己。 ○ ○ ○ ○ ○

14. 即使别人肯定会提出反对意见，我还是会表达我的观点。 ○ ○ ○ ○ ○

15. 我清楚地明白 5 年后我将在哪儿。 ○ ○ ○ ○ ○

16. 我需要他人激励我前行。 ○ ○ ○ ○ ○

17. 对某些人生际遇的情绪反应，我很吃惊。 ○ ○ ○ ○ ○

18. 为了取悦他人，我会改变自己的态度、行为或表现。 ○ ○ ○ ○ ○

19. 当其他人让我做决定时，我会觉得更舒适。 ○ ○ ○ ○ ○

20. 我有一个强迫性的思维方式。 ○ ○ ○ ○ ○

21. 当我情绪低落的时候，我会提醒自己关注好的事物，无论多么小。 ○ ○ ○ ○ ○

22. 如果不能马上做好某事，我宁愿辞职也不浪费时间。 ○ ○ ○ ○ ○

23. 我羞于自己的外在。　　　　　　　　　　○　○　○　○　○

24. 我通过寻找资料（研究或专家的建议等）来帮　○　○　○　○　○
助自身找寻处理问题的途径。

25. 在特定的情况下，即使没有好好享受，我也可　○　○　○　○　○
以假装玩得很开心（如在一场陌生人的业务活
动或一场婚礼中）。

26. 即使不想那么做，我也始终把别人的需求放于　○　○　○　○　○
我之前。

27. 即使真正想要，但在争取这些权利时，我会感　○　○　○　○　○
到不舒服（如加薪、在办公室得到更多尊重
等）。

28. 人们以随便的态度说出的话，我会花几个小时　○　○　○　○　○
思考其中的含义。

29. 我对自己做出的决定承担相应的道德责任。　　○　○　○　○　○

30. 如果和我交流的人看起来局促不安或害怕，我　○　○　○　○　○
将试图使他/她放松（如运用不同的手势、语调
放轻、微笑等）。

31. 我避免争吵，不解释自己观点或者不做想做的　○　○　○　○　○
事情是因为害怕让朋友难过，进而失去友谊或
爱情。

32. 当我感受到负面情绪，如愤怒或悲伤时，我试　○　○　○　○　○
图尽可能忽略它们。

33. 当我陷入困境时，我会说些自贬的话，如"我　○　○　○　○　○
是如此的失败啊""蠢呐，蠢呐，蠢呐"或"我
不能做对任何事啊"。

34. 我倾向于过度分析情况，发现并不存在的问题。　○　○　○　○　○

35. 我倾向于假装最糟糕的人。　　　　　　　　　○　○　○　○　○

36. 我常常整夜思考人生问题，进而夜不能寐。　　○　○　○　○　○

37. 我一旦生气，就没什么能阻止。我会让一切事　○　○　○　○　○
物都滚开。

38. 我会仔细思考我的决定。　　　　　　　　　　○　○　○　○　○

39. 我会做一些事情进一步来感受自身的情绪（如　○　○　○　○　○
写日记、沉思等）。

40. 有太多糟糕的事情围绕着我，以至于我都不像我自己了。 ○ ○ ○ ○ ○

41. 不管生活抛给我什么，我都相信自己能应对。 ○ ○ ○ ○ ○

42. 做重要的决定时，理性要多于感性。 ○ ○ ○ ○ ○

43. 我觉得如果没有我的朋友或家人，我将一事无成甚至没有存在的意义。 ○ ○ ○ ○ ○

44. 我想完善自身某些领域的技能。 ○ ○ ○ ○ ○

45. 我觉得自我完善是一个终身的过程。 ○ ○ ○ ○ ○

46. 我觉得最好不要有希望，这样就不会失望。 ○ ○ ○ ○ ○

47. 我觉得在我的生活中我只是走走过场罢了……就像我上了运行"自动驾驶"状态。 ○ ○ ○ ○ ○

48. 当申请一份工作或参与团队项目，我知道如何正确运用自身的技能。 ○ ○ ○ ○ ○

49. 我是个不耐烦的人。 ○ ○ ○ ○ ○

50. 当我感到负面情绪开始出现，我就停下来，花点时间问问自己感觉如何以及为什么会这样。 ○ ○ ○ ○ ○

51. 我希望能收回我做的评论。 ○ ○ ○ ○ ○

52. 当我感到焦虑不安时，我可以想办法让自己冷静下来。 ○ ○ ○ ○ ○

53. 我感到很难迅速走出脾气暴躁的情绪。 ○ ○ ○ ○ ○

54. 我感到气馁。 ○ ○ ○ ○ ○

55. 当某人让我心烦意乱时，我会让他或她知道。 ○ ○ ○ ○ ○

56. 我觉得人们利用我。 ○ ○ ○ ○ ○

57. 当遇到不开心的事时，我设法找到一线希望。 ○ ○ ○ ○ ○

58. 在做决定之前，我会请教别人以便能做出正确的选择。 ○ ○ ○ ○ ○

59. 我寻找方法来提高在工作、学校或生活兴趣中的表现。 ○ ○ ○ ○ ○

60. 我冲动购买。 ○ ○ ○ ○ ○

61. 当谈话转移到感情的话题时，我完全放心。 ○ ○ ○ ○ ○

62. 当对某种情况或某个人让我有不安感而又搞不清为什么时，我也不放在心上，还是该干什么干什么。 ○ ○ ○ ○ ○

63. 我将尽我所能不让自己哭出来。 ○ ○ ○ ○ ○

64. 当有人试图左右我情绪时，我有逃离的冲动。 ○ ○ ○ ○ ○

65. 我感到无助。 ○ ○ ○ ○ ○

66. 我很难表达我的情感。 ○ ○ ○ ○ ○

67. 在没有人或事情困扰我的情况下，我也会莫名的生气。 ○ ○ ○ ○ ○

68. 我想结束自己的生命。 ○ ○ ○ ○ ○

69. 当我的生活出现一个很大的压力时，我设法找到一个出口来释放我的情绪（如写日记或者博客、玩音乐、素描或绘画等）。 ○ ○ ○ ○ ○

70. 我拒绝放弃。 ○ ○ ○ ○ ○

对于以下事件或情境，指出你会考虑哪种答案：

轻微的压力源：至多一个烦恼，较易克服。

较大的压力源：情感／或生理上的挑战，较难克服。

灾难：极具压倒性的情感／或生理上的挑战，若真的有的话，几乎克服不了。

	较轻	较大	灾难
71. 变老。	○	○	○
72. 应对恶劣天气。	○	○	○
73. 遗忘或丢失东西。	○	○	○
74. 交通堵塞。	○	○	○
75. 计划一个假期。	○	○	○
76. 运动。	○	○	○
77. 没有得到足够的休息时间。	○	○	○

78. 当我即将面临问题时，

○ 完全像我——分析情况，寻找解决方案，并选择最好的一个。

○ 有点像我，我可能会尽量避开它，希望它自动消失，但如果不能的话，我将试图找到一个解决方案。

292

$\bigcirc$ 不会是我，遗憾的是，拒绝是我的座右铭。

79. 当事情真的很烦我，我

$\bigcirc$ 屈服于消极情绪，直到我能考虑清楚为止。

$\bigcirc$ 尽可能多分散自己注意力。

$\bigcirc$ 寻求别人的帮助，哪怕只是找人倾诉。

$\bigcirc$ 发现问题的根源，并独自找寻一种解决问题的方式。

$\bigcirc$ 允许自己沉湎于痛苦一会儿，然后振作，找到一个解决方案。

80. 我对自身的能力 ＿＿＿ 信心。

$\bigcirc$ 没有

$\bigcirc$ 很小

$\bigcirc$ 一些

$\bigcirc$ 很大

$\bigcirc$ 完全

81. 当一个准备妥当的计划落空时，我

$\bigcirc$ 认为这是一个好时机，有助于重新做一个更好的。

$\bigcirc$ 气馁，并放弃整个主意。

$\bigcirc$ 再考虑是否真的值得一试。

82. 在工作或学校中，当事情变得棘手的时候，我

$\bigcirc$ 会暂停，因为我不能改变这种情况。

$\bigcirc$ 不打算尝试更大的困难，但我也不轻言放弃。

$\bigcirc$ 坚信努力工作就会成功。

83. 当面对自己不喜欢的东西、生活状态或亲密关系，我将采取措施改变现状。

$\bigcirc$ 这很理想化，是的，但并不总是可行的或现实的。

$\bigcirc$ 没有，我必须承认，这是我第一次着手处理这事。

$\bigcirc$ 我试图改变能做的，并学着接受那些无法改变的。

$\bigcirc$ 是的，即使我不能完全改变点什么，至少我可以做到更好或更合适。

84. 大部分人反对时，我

$\bigcirc$ 半路妥协并满足对方要求。

$\bigcirc$ 争取一场胜利，但是无法争取的话，就会妥协。

○ 拒绝放弃，坚守到有人或事物来支持我。

○ 让步，给对方他们所需要的。

85. 总的来说，我的业绩评估倾向于

○ 结果如我所料。我知道这正是我给公司，同时也是我需要工作的领域。

○ 与我的预期大致相同，但也有意料之外的评价，有的积极，有的消极。

○ 让我吃惊——最终收到评论比我想象的好多了。

○ 让我吃惊——最终收到负面评论比我预计的要多得多。

86. 当评价对某一情况或某一人的情感时，我

○ 关注任何不良情绪，忽略了积极的情感。

○ 关注积极的一面，尽量忽略负面情绪。

○ 同等关注积极和消极的情绪。

○ 压制自己的情绪，试着理性对待。

87. 总得来说，适应变化

○ 一点也不吸引我。在大多数情况下，我倾向于避免变化。

○ 对我来说需要一些时间。适应改变是必要的，但我并不总喜欢它。

○ 对我来说是简单的事，我易于适应。

88. 当一个人的观点异于我时，且我也怀疑他/她的论点的有效性，我通常

○ 听完他/她的整个论点——在做出判断之前。

○ 听听他/她的意见，但偶尔会中断，进而提些问题。

○ 听但立即反驳他/她，表示其观点值得商榷。

○ 完全不听他/她——我没有耐心对待看不到真相的人。

89. 我是 ____ 对待生活。

○ 完全快乐

○ 主要是开心

○ 有点开心

○ 不是很快乐

○ 一点也不快乐

90. 当我面临更困难的挑战时

○ 更坚定我能成功

○ 我质疑我的能力会取得成功

○ 我更加气馁

○ 我越想放弃

91. 当交流的对象词汇量少于我时，

○ 将结束谈话，我没有耐心听太久。

○ 显而易见，我会变得非常急躁。

○ 纠正其重要的语法或他 / 她的发音错误。

○ 解释那些我不明白他 / 她说的内容。

○ 继续让他 / 她说话，不中断，并相应地调整我的演讲，让大家更容易理解。

92. 回忆下，你能说出 3 件激励你努力工作的事情吗？（在任务工作、个人目标、减肥、运动等方面）

○ 能

○ 只能说出一两件

○ 不能

93. 如果你发现你工作的公司在做些显然不道德的事（例如向河流倾倒垃圾、虐待动物），你会如何反应？

○ 立即辞职。

○ 很沮丧，想要放弃，但我怕找不到另一份合适的工作，继续工作并忍受这种做法。

○ 不做任何事情，因为我仅需工作而已。

○ 会写一封措辞严厉的信件直接报告公司的负责人，并强调他们必须有所改善。

○ 会向朋友、家人和同事抱怨其不道德的行为，但是我认为自己不会做任何事情。

○ 将收集证据并报告相关部门。

94. 你是否经常发现自己干些违背道德 / 原则的事情，尽管你有能力更好去判断。（如你睁一只眼闭一只眼，让朋友侥幸地做成某事，但自己明知是错误的，等等）

○ 所有时间

○ 经常

○ 有时

○ 很少

○ 从来没有

295

95. 你的公司为一家儿童慈善机构筹集善款，并收集来自雇员的捐款。你和你的老板统计数额，总金额 10200 美元。可是你的老板决定从中拿走 200 美元。房间里只有你们两个人，没有摄像，所以他 / 她可以很容易就侥幸成功。你的老板似乎认为这很正常，强调大多数慈善机构诈骗。你会做何反应？

○ 坚持认为他 / 她该把钱放回去，挪用给孩子们的钱是不对的。我希望他 / 她能改变他 / 她的想法。

○ 坚持认为他 / 她该把钱放回去，否则我就告诉高层管理或其他员工。如果他 / 她没有归还的话，我确实会这么做。

○ 如果不归还的话，我会威胁警告他 / 她，但实际上我不会这样做。

○ 我至少脸部表情是不赞成的，但也会默认。

○ 会让他 / 她侥幸成功，200 美元并不多，总之，该慈善机构还可以得到 10000 美元。

○ 我威胁他 / 她，除非给我一半。

96. 作为一个公司的销售人员，你是否提倡客户有权知道产品或服务是否适合他的需求？

○ 绝对不提倡

○ 可能不提倡

○ 也许提倡

○ 可能提倡

○ 绝对提倡

97. 你正在从事一个长期项目，未来会有一个很大的潜在回报。但从局外人的角度看，你已经持续工作至少六个月了，且没有太多进展。此刻，你最有可能的感觉是什么？

○ 受够了，准备放弃。

○ 有点沮丧，但试着提醒自己，这都是值得的。

○ 有点失望，比预计的时间要长，但我会设法继续投资。

○ 我感觉很好，因为我知道我正朝着一个了不起的目标前进。

○ 说实话，我可能不会坚持长达六个月之久。我可能现在就放弃了。

98. 艾琳的朋友很生她的气，艾琳却不知道为什么。你认为她应该如何解决这种情况？

○ 忽视他，直到他恢复如常。

○ 愤怒地要求给出一个解释。

○ 冷静地询问有什么惹恼了他。

○ 表现得像平常那样，希望这一问题被淡忘。

○ 为这个无名的生气而道歉，希望这位朋友可以原谅和忘记。

○ 我不知道。

99. 阿米莉亚对她的工作很纠结——她为此不高兴了很长时间。她想辞职，但和以往的工作比，这份工资确实不错，同时，她也担心目前不景气的经济环境。为此，她感到极度沮丧。有什么好办法来帮助阿米莉亚吗？

○ 告诉她的老板，并想出一个方法，使目前的工作变得可以接受。

○ 在事态进一步恶化之前，立即辞掉工作。

○ 寻找另一份工作。

○ 最终什么也不做，希望事态会变好。

○ 故意破坏自己的工作（工作效率低下或粗心大意），直到被解雇。

○ 我不知道。

100. 亚历克斯正准备晚餐，却接到了一个电话，对方是一位恐慌的朋友。她非常担心安排在第2天的面试。她认为她不会达到潜在雇主的标准，且觉得自己会丢人。假设你是亚历克斯，如何帮助她来恢复信心呢？

○ 帮助她回忆曾经的所有成功，以重建对自己的信心。

○ 嘲笑她的担忧，并告诉她担心是无用的。

○ 提出她过去失败的例子，以帮助她避免重蹈覆辙。

○ 告诉她，她的担忧是可以理解的，因为面试听起来真的很艰难。

○ 训练他一些自己过去面试的有效策略。

○ 我不知道。

101. 安德鲁和他的女友结束了一段长期的亲密关系且没有回旋的余地，他悲痛欲绝。如果安德鲁来找我咨询这件事，关于如何面对他的悲伤，你有何建议？

○ 待在家里，就这样，直到他恢复。

○ 保持忙碌——让他的身心参与各式各样的活动。

○ 把这段分手经验不断在脑海中重演，弄明白到底发生了什么。

○ 展望未来，试图从这段关系中学到什么。

○ 关注自己快乐，好好享受时光。

○ 不惜任何代价，和前女友复合。

○ 寻求心理医生的帮助。

○ 尽快找一个新的女友。

○　我不知道。

102. 下班后，帕特里克在一家餐馆约会了女友艾琳。迟到 45 分钟后，她终于来了，还带了一个同事。迟到很久也没有什么重要的原因，只是她们忘记时间而已。帕特里克为此而大发雷霆。假设你是帕特里克，在这种情况下，你认为最好的处理方式是什么？

○　不理艾琳，来表达自己的不满，然后让她的朋友加入，试着有一个美好的时光。

○　在艾琳朋友面前，很生气地教训他。

○　什么也不说，但是把这个情绪一起带到下次艾琳让我抓狂的时候。

○　在晚餐时贯穿一些微妙的言论，让她知道我并不开心（如评论她们吃饭是如此之晚）。

○　离开饭店，我吃不下这顿晚餐。

○　整个晚上，尽可能忽视艾琳，给她一个教训。

○　试着忘记这件事，艾琳就在我面前，不值得生气。

○　把这事带回家，告诉她，下次，我希望得到一个道歉或至少一个电话。

○　我不知道。

103. 丹尼尔在牙医的办公室里等待他的年度洗牙。为了这个活动，他推掉了上午的工作，虽然他有一个很大的项目，且该项目临近最后期限，但他认为半小时内可以洗完牙，这不会是一个大问题。不幸的是，他预约的九点半，可直到十点一刻，还没见到牙医。他等待得很沮丧，有点厌烦，并开始担心项目。他走向接待员希望能解决问题。她再次重申牙医马上将见他——但经验证明，这是不可能的。丹尼尔该如何处理这种情况呢？

○　他应该告诉接待员他的行程表，以及在这里耗费时间对他的工作而言是一种折磨，也许她可以做些事情，来终结这个等待过程。

○　他应该预约另一天。

○　他应该接受已发生的事实——忙的人并非只有他一人。

○　他应该利用等待的时间，来集中精力解决有关项目的工作。

○　跟接待员生气，告诉她让忙碌的人等待检查是多么不可理喻。他应该指出他为了安排约会而调整了工作，并立即坚持看牙医或威胁换牙医。

○　他这回再等一下，然后下回换一个牙医。

○　他应该预约另一天，并且寻找一个新的牙医。

104. 假设是你，你会如何处理上诉情况？

○ 我将告诉接待员我的行程表，以及在这里耗费时间对我的工作而言是一种折磨，也许她可以做些事情，来终结这个等待过程。

○ 我需要预约另一天。

○ 我将接受已发生的事实——忙的人并非只有我一人。

○ 我会利用等待的时间，来集中精力解决有关项目的工作。

○ 跟接待员生气，告诉她让忙碌的人等待检查，是多么不可理喻。我会指出我为了安排约会而调整了工作，并立即坚持看牙医或威胁换牙医。

○ 我这回再等一下，然后下回换一个牙医。

○ 我需要预约另一天，并且寻找一个新的牙医。

105. 爱丽丝的经理不断地给她加工作。且这些任务不得不在上午前完成，可他总是在一天快结束了才给她。这些任务并不在她的职责范围内，但她毫无怨言地帮了几个星期。她很耐心地听经理解释，即为什么他自己不能做完它们，但这种帮忙似乎成了家常便饭。爱丽丝应该怎么做呢？

○ 她和经理讨论可以一直从他手中接管任务，但需要以加薪、升职或额外的假期来换取。

○ 向她的老板提出这个问题。如果他给出一个很好的解释，她就应该同意且不再抱怨。

○ 威胁要辞职，或告诉工会，或让人力资源来解决。

○ 继续做额外的工作，但故意犯错误，让经理抓狂。

○ 告诉她的经理，额外的工作很困扰她，因为她得努力完成自己的任务，甚至有时不得不加班来完成。

○ 不做什么，因为他是她的经理，她没有权利来反对或质疑他的决定。

○ 仅仅是锻炼做好这些任务的能力而已——不可能一直这样的。

○ 告诉经理，她很乐意做这些额外的工作——前提是，如果他同意在每天一开始就给她，且接受在她完成自己的工作后，再做额外任务的话。

106. 假设你是爱丽丝，你会怎么做呢？

○ 和经理讨论可以一直从他手中接管任务，但需要以加薪、升职或额外的假期来换取。

○ 向我的老板提出这个问题，如果他给出一个很好的解释，我就同意且不再抱怨。

○ 威胁要辞职，或告诉工会，或让人力资源来解决。

○ 继续做额外的工作，但故意犯错误，让经理抓狂。

○ 告诉我的经理，额外的工作很困扰我，因为我得努力完成自己的任务，甚至有时不得不加班来完成。

○ 不做什么，因为他是我的经理，我没有权利来反对或质疑他的决定。

○ 仅仅是锻炼做好这些任务的能力而已——不可能一直这样的。

○ 告诉经理，我很乐意做这些额外的工作——前提是，如果他同意在每天一开始就给我，且接受在我完成自己的工作后，再做额外任务的话。

107. 在一次会议上，艾丹的一位同事做出一个提议——艾丹简直不敢相信自己的耳朵，因为同事提出的想法是他的！在上周，他和同事讨论了这个想法。他想得到她反馈，以便在呈报上级之前能完善他的观点。直到报告的结束，他都耐心地等待，希望同事至少将提议多少归功于他，但什么都没发生！艾丹应该怎么做呢？

○ 同意这个提议，并认为它非常有趣和值得进一步研究。他应该再加一些主意，从而明确表明，关于这提议，他知道许多且这创新提议与他有关。

○ 他不应该在意这倡议是由谁提出——至少它被提出了且收获好评。

○ 他应该说出来，他和同事上周讨论了这个倡议的整个过程，当时他也提出一些额外有趣的观点。他应该清楚表明，也知道很多相关内容，不能完全归功于同事。

○ 在她报告完后，他应该站起来，而后在整组人面前嘲笑她：她已经不能提出自己的想法。这样，在下次她想抢别人的提议时，就会三思而后行。

○ 什么都不做。她现在要做所有的工作，且在某些方面可能需要他的帮助，到时可选择袖手旁观。

○ 有关剽窃的事什么都不说，但开始忽视他的同事，从那刻起，拒绝承认她的存在。在未来，她在场时，讨论自己任何想法，他应该保持警惕。

○ 在提案过程中，就站起来，申明该观点是自己的。通过问她只有自己能回答的问题来证明这一点（研究项目的基础、所有的优点和缺点、成本等）。

○ 他应该威胁要诋毁或恐吓她，让她和老板承认——她偷了他的想法。

108. 假设你站在艾丹的立场，你会如何处理此事？

○ 同意这个提议，并认为它非常有趣和值得进一步研究。我会再加一些主意，从而明确表明，关于这提议，我知道许多且这创新提议与我有关

○ 我不应该在意这倡议是由谁提出——至少它被提出了且收获好评。

○ 我会说出来，我和同事上周讨论了这个倡议的整个过程，当时我也提出一些额外有趣的观点。我应该清楚表明，也知道很多相关内容，不能完全归功于同事。

○ 在她报告完后，我会站起来，而后在整组人面前嘲笑她：她已经不能提出自己的想法。这样，在下次她想抢别人的提议时，就会三思而后行。

○ 什么都不做。她现在要做所有的工作，且在某些方面可能需要我的帮助，到时可选择袖手旁观。

○ 有关剽窃的事什么都不说，但开始忽视我的同事，从那刻起，拒绝承认她的存在。在未来，她在场时，讨论自己任何想法，我都应该保持警惕。

○ 在提案过程中，就站起来，申明该观点是自己的。通过问她只有自己能回答的问题，来证明这一点（研究项目的基础、所有的优点和缺点、成本等）。

○ 我会威胁要诋毁或恐吓她，让她去老板那承认——她偷了我的想法。

109. 公司的董事长刚雇佣了他儿子在娜塔莉管理的部门担任暑期工。在他父亲的眼中，他的儿子是聪明，能够做好工作，不会做错事的人。随着时间的推移，娜塔莉注意到这儿子做的工作越来越少，下午很早就离开。对其他长时间工作并遵守制度到最后期限的员工，这是不公平的。娜塔莉应该如何应对这种行为？

○ 等他下次早退时，大声质问他去哪里，让他知道，只要他是在这个部门工作，他将遵守她制定的规则。她应该威胁会通知他父亲，报告他缺乏职业道德。

○ 她应该放手，假装没注意到他过早离开。如果她抱怨，她的老板会解雇她。

○ 她应该私下与他交流，告诉他，她希望他会一整天都在工作。但如果他必须消失，她应该问他更多，这么谨慎是因为其他员工不太知道他的特殊待遇。

○ 她应该面对他，并告诉他，他需要工作整天。任何早退的借口都不被接受。她也要让他知道，他与他父亲的关系在她的部门不起作用。

○ 她应该忽略他的消失，但是当他们再次交集时，她会露出不赞成的表情。希望如此，让他明白她对他没好印象。

○ 她应该私下与他交流，给他两个选择：要么他工作一整天，要么换成按小时付薪。

○ 她应该和他父亲讨论这个问题，并解释说，虽然这是他的儿子，但留下一个坏印象，且对其他员工是不公平的。

110. 假设你是娜塔莎，你会如何处理这种情况？

○ 等他下次早退时，大声质问他去哪里，让他知道，只要他是在这个部门工作，他将遵守我制定的规则。我将威胁会通知他父亲，报告他缺乏职业道德。

○ 我应该放手，假装没注意到他过早离开。如果我抱怨，老板会解雇我。

○ 我应该私下与他交流，告诉他，我希望他会一整天都在工作。但如果他必须消失，我应该问他更多，这么谨慎是因为其他员工不太知道他的特殊待遇。

○ 我应该面对他，并告诉他，他需要工作整天。任何早退的借口都不被接受。我也要让他知道，他与他父亲的关系在我的部门不起作用。

○ 我应该忽略他的消失，但是当我们再次交集时，我会露出不赞成的表情。希望如此，让他明白我对他没好印象。

○ 我应该私下与他交流，给他两个选择：要么他工作一整天，要么换成按小时付薪。

○ 我应该和他父亲讨论这个问题，并解释说，虽然这是他的儿子，但留下一个坏印象，且对其他员工是不公平的。

111. 埃里克在他父母的住处参加一场午宴。赴宴的客人，一些是认识的，一些是初次见面。在吃饭期间，他的母亲数落了他的餐桌礼仪，他很羞愧地在解释。他感到非常尴尬，因为每个人都听到了。埃里克此刻该如何反应呢？

○ 在一个非常冷静场合建议他的母亲，在那种氛围讲这些话不合适。同时，他也该改善自己的餐桌礼仪。

○ 没什么，尽管他有受伤的感觉。但自己的礼仪始终是不礼貌的。

○ 他应该指出一些他的母亲最明显的礼仪缺点，并说，在当今世界，没有人真正遵循餐桌礼仪了。

○ 他应该刻意粗鲁地吃饭和放弃任何餐桌礼仪，只是为了进一步羞辱母亲。

○ 他应该笑着说出原因，"我都是从您那得知所有礼仪的，妈妈"！

○ 他应该在餐桌上大闹一场，继而她会粗鲁地吼一声，让她知道，他不堪忍受这样的评论。然后，他应该离开桌子。让她处理尴尬地沉默——这样她就会在别人面前抬不起头来了。

○ 没有什么——他应该只微笑和享受这顿饭。他不能让母亲有关餐桌礼仪的评论而打扰了自己——特别是如果她是对的！

○ 客人离开后，他应该提醒他的母亲或者当他们有独处时间的话，告诉她，她的评论让他很不舒服。他应该承认自己的餐桌礼仪也许是不完美，但如果他的母亲教导他，他愿意做得更好

112. 假设你处在埃里克的位置上，你会如何反应？

○ 在一个非常冷静场合建议我的母亲，在那种氛围讲这些话不合适。同时，我也将改善自己的餐桌礼仪。

○ 没什么，尽管我有受伤的感觉，但自己的礼仪始终是不礼貌的。

○ 我会指出一些母亲最明显的礼仪缺点，并说，在当今世界，没有人真正遵循餐桌礼仪了。

○ 我将刻意粗鲁地吃饭和放弃任何餐桌礼仪，只是为了进一步羞辱她。

○ 我将笑着说出原因，"我都是从您那得知所有礼仪的，妈妈"！

○ 我将在餐桌上大闹一场，继而她会粗鲁的吼一声，让她知道，我不堪忍受这样的评论。然后，我会离开桌子。让她处理尴尬的沉默——这样她就会在别人面前抬不起头来了。

○ 没有什么——我只会微笑和享受这顿饭。我不能让母亲有关餐桌礼仪的评论打扰了自己——特别是如果她是对的！

○ 客人离开后，我将提醒母亲或者当我们有独处时间的话，告诉她，她的评论让我很不舒服。我会承认自己的餐桌礼仪也许是不完美，但如果母亲教导我，我愿意做得更好。

113. 罗文的一个密友正处于一段艰难时期。他刚刚做完大手术，在接下来的复原期，需要有人帮忙几个月家务。一周中，罗文多次自愿承担大扫除、超市购物、洗衣等职责。但最近，朋友的要求变本加厉，她似乎承受不了了。她感觉自己超额工作，且不被感激。随着时间的推移，她的朋友似乎只会如此！罗文应如何解决这个问题？

○ 她应该接受这种不公正的感觉，只按照他的要求做事。毕竟他真的很需要她的帮忙，如果需要，他也会为她做同样的事情。

○ 她应该立马停止帮助他。

○ 她应该告诉她的朋友，现在她感到非常苦恼，试图照顾好两个家庭。她仍会继续来帮忙，可能会干的少一些。

○ 她应该继续做家务，但不像最初做得完美……也许这样会减少体力的消耗，进而做好自己家中的事情。

○ 她应该告诉她的朋友为了他，她忽视了自己的家里，且她满足不了他的要求。她应该强调，她也在设法做好他的要求，要不他再找其他人。

○ 她应该解释说，她也有自己的家务需要完成，但想设计一个安排表，把他们都列进去。

114. 如果你的朋友也在手术康复期，你会怎样做？

○ 我会接受这种不公正的感觉，只按照他的要求做事。毕竟他真的很需要我的帮忙，如果需要，他也会为我做同样的事情。

○ 我将立马停止帮助他。

○ 我会告诉我的朋友，我现在感到非常苦恼，试图照顾好两个家庭。我仍会继续来帮忙，可能会干的少一些。

○ 我会继续做家务，但不像最初做得完美……也许这样会减少体力的消耗，进而做好自己家中的事情。

○ 我将告诉我的朋友为了他，我忽视了自己的家里，且我满足不了他的要求。我会强调我也在设法做好他的要求，要不他再找其他人。

○ 我将解释说，我也有自己的家务需要完成，但想设计一个安排表，把他们都列进去。

115. 如图所示，Ellen 目前最有可能的感觉是什么？（如果你认为他的感觉不明显，请选择"不能确定"；如果你不知道什么是适合的选项，选择"我不知道"）

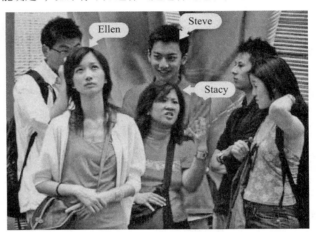

○ 无聊

○ 充满希望

○ 紧张

○ 吓坏了

○ 震惊了

○ 不能确定／以上皆不是

○ 我不知道

116. 如图所示，Stacy 目前最有可能的感觉是什么？（如果你认为他的感觉不明显，请选择"不能确定"；如果你不知道什么是适合的选项，选择"我不知道"）

○ 厌恶

○ 兴奋

○ 悲伤

○ 沮丧

○ 激怒了

○ 不能确定 / 以上皆不是

○ 我不知道

117. 如图所示，Steve 目前最有可能的感觉是什么？（如果你认为他的感觉不明显，请选择"不能确定"；如果你不知道什么是适合的选项，选择"我不知道"）

○ 中性

○ 感激

○ 开心

○ 好奇

○ 快乐

○ 不能确定 / 以上皆不是

○ 我不知道

118. 请设想一下，Ellen 与男友约会归来，有人突然打断了她。了解这点后，看看她的表情，她最有可能感到下面的哪一种情绪？

○ 悲惨

○ 困惑

○ 中性

○ 悲伤

○ 可疑

○ 不能确定 / 以上

○ 我不知道

119. 请设想一下，Stacy 正在对穿绿衣服的朋友讲故事，可是朋友显然没用心听，她看朋友的反应，最有可能感到下面的哪一种情绪？

○ 沮丧

○ 冒犯了

○ 不好意思

○ 中性

○ 惊讶

○ 不能确定 / 以上皆不是

○ 我不知道

120. 请设想一下，Steve 刚刚注意到他的好朋友 Ellen 正站在他前面的拐角处。他一直有点迷恋她。他们很长时间没见了。了解了这点后，看下他的表情，很可能表达了以下哪种情绪呢？

   ○　激动

   ○　满意

   ○　紧张

   ○　很高兴

   ○　平静

   ○　不能确定 / 以上皆不是

   ○　我不知道？

121. 如图所示，Aisha 目前最有可能的感觉是什么？（如果你认为他的感觉不明显，请选择"不能确定"；如果你不知道什么是适合的选项，选择"我不知道"）

   ○　不耐烦

   ○　无聊

   ○　悲伤

   ○　兴奋

   ○　放松

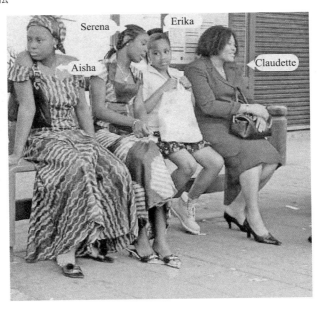

○　不能确定 / 以上皆不是

○　我不知道

122.　如图所示，Claudette 目前最有可能的感觉是什么？（如果你认为他的感觉不明显，请选择"不能确定"；如果你不知道什么是适合的选项，选择"我不知道"）

○　满足

○　担心

○　中性

○　兴奋

○　快乐

○　不能确定 / 以上皆不是

○　不知道

123.　如图所示，Serena 目前最有可能的感觉是什么？（如果你认为他的感觉不明显，请选择"不能确定"；如果你不知道什么是适合的选项，选择"我不知道"）

○　愤怒

○　兴奋

○　中性

○　好奇

○　困惑

○　满足

○　不能确定 / 以上皆不是

○　不知道

124.　如图所示，Erika 目前最有可能的感觉是什么？（如果你认为他的感觉不明显，请选择"不能确定"；如果你不知道什么是适合的选项，选择"我不知道"）

○　愤怒

○　生气

○　满意

○　无聊

○　没耐心

○　焦虑

○　不能确定 / 以上皆不是

○ 不知道

125. 请设想一下，Claudette 坐在这 3 个女孩的最右边，可以听到两个女孩在闲聊。看着
他们，她想起自己的青春岁月，她还记得她最好的朋友已经 15 年没看到了。追
忆她的朋友，她最有可能感受到以下哪种情绪呢？

○ 快乐，悲伤

○ 满意，冷漠

○ 欢喜，郑重

○ 兴奋，沮丧

○ 紧张，不安

○ 我不知道

126. 请设想一下，Aisha 是 Serena 和 Erika 的朋友，但在照片中，他们却在争吵。 等待
公共汽车时，Serena 和 Erika 在闲聊，Aisha 被忽略。了解了这点后，看到她脸上
的表情，Aisha 最有可能感受到以下哪种情绪？

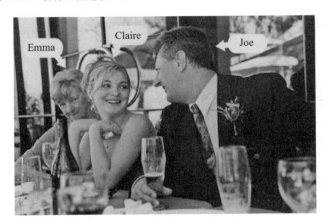

○ 孤独

○ 痛心

○ 担心

○ 愤怒

○ 惊讶

○ 不能确定 / 以上皆不是

○ 我不知道

127. 如图所示，Claire（年轻女子）目前最有可能的感觉是什么？（如果你认为他的感觉不明显，请选择"不能确定"；如果你不知道什么是适合的选项，选择"我不知道"）

- ○　失望
- ○　害羞
- ○　快乐
- ○　松了一口气
- ○　惊讶
- ○　不能确定 / 以上皆不是
- ○　我不知道

128. 如图所示，Emma 目前最有可能的感觉是什么？（如果你认为他的感觉不明显，请选择"不能确定"；如果你不知道什么是适合的选项，选择"我不知道"）

- ○　困惑
- ○　孤独
- ○　感激
- ○　快乐
- ○　苦乐参半
- ○　不能确定 / 以上
- ○　我不知道

129. 如图所示，Joe 目前最有可能的感觉是什么？（如果你认为他的感觉不明显，请选择"不能确定"；如果你不知道什么是适合的选项，选择"我不知道"）

- ○　骄傲
- ○　紧张
- ○　羞愧
- ○　放松
- ○　冷漠
- ○　不能确定 / 以上皆不是
- ○　我不知道

309

130. 请设想一下，这些人相聚在 Claire 妹妹的婚宴上。Claire 总是和她妹妹有些良性的手足之争，她妹妹总是先完成人生中的一些大事，包括先结婚。知道了这一点，就不难想象 Claire 正有些复杂的情绪。很可能是以下哪些呢？

   ○ 愤怒和嫉妒
   ○ 嫉妒和快乐
   ○ 快乐和悲伤
   ○ 厌恶和嫉妒
   ○ 尴尬和快乐
   ○ 我不知道

131. 请设想一下，Emma，新娘的祖母，保守着一个秘密。1 个月前，她发现自己患了癌症，她没有告诉任何人，因为不想因此破坏孙女的婚礼。此刻，她会有哪些复杂的情绪？

   ○ 快乐和愤怒
   ○ 悲伤和快乐
   ○ 害怕和矛盾
   ○ 沮丧和尴尬
   ○ 恐惧和紧张
   ○ 我不知道

132. 更为复杂的是，新娘的父亲，Joe，有自己的苦恼。他非常不喜欢女儿的结婚对象，为女儿日后的婚姻生活担心。此刻，在女儿婚礼上，他最有可能有哪些复杂情绪呢？

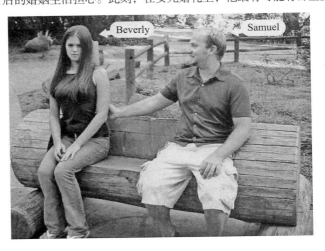

- ○ 愤怒
- ○ 生气
- ○ 气馁
- ○ 矛盾
- ○ 冷漠
- ○ 我不知道

133. 如图所示，Samuel 目前最有可能的感觉是什么？（如果你认为他的感觉不明显，请选择"不能确定"；如果你不知道什么是适合的选项，选择"我不知道"）

- ○ 中性
- ○ 快乐
- ○ 开心
- ○ 担心
- ○ 好奇
- ○ 不能确定 / 以上皆不是
- ○ 我不知道

134. 如图所示，Beverly 目前最有可能的感觉是什么？（如果你认为他的感觉不明显，请选择"不能确定"；如果你不知道什么是适合的选项，选择"我不知道"）

- ○ 愤怒
- ○ 不舒服
- ○ 快乐
- ○ 紧张
- ○ 爱
- ○ 担心
- ○ 不能确定 / 以上皆不是
- ○ 我不知道

135. 请设想一下，这对男女正在相亲，他们已经度过了一段美好的时间，但是现在 Beverly 觉得 Samuel 有点太强势，发展速度有点太快了。了解这点后，看下她的表情，最有可能是以下哪种情绪表现呢？

- ○ 受宠若惊
- ○ 厌恶

311

○ 不舒服

○ 难为情不信任

○ 不能确定 / 以上皆不是

○ 我不知道

136. Samuel 则不这么认为。他觉得自己看到了一些信号，所以才会有所表示，好让她知道自己对她感兴趣。当她拒绝了他，他很可能会有哪些情绪表现呢？

○ 不好意思

○ 羞愧

○ 开心

○ 沮丧

○ 惊讶

○ 我不知道

137. 如果把嫉妒比作一种味道的话，那么可能是

○ 辣

○ 涩

○ 苦

○ 甜

○ 咸

○ 我不知道

138. 如果愤怒的感觉可以被描述为一个结构，它可能会是

○ 柔滑的

○ 崎岖不平的

○ 尖尖的

○ 锯齿状的

○ 钝的

○ 我不知道

139. 如果有人感到悲伤，这下面的活动哪些可能缓解他 / 她呢？

○ 听音乐

○ 节日装饰房间

○　为一个身体不好的朋友而振作

○　某人打电话给他们送祝福（如生日、在旅行前等）

○　我不知道

140. 如果有人感到愤怒，这下面的活动哪些可能缓解他 / 她呢？

○　读一本书

○　开车

○　控制害怕的孩子

○　锻炼

○　我不知道

141. 绝望可能会掺杂以下哪两种情绪？

○　愤怒和痛苦

○　失望和兴奋

○　失望和悲伤

○　怨恨和悲伤

○　我不知道

142. 报复可能会结合以下哪两种情绪？

○　内疚和焦虑

○　愤怒和痛苦

○　不满和嫉妒

○　悲伤和怨恨

○　我不知道

143. 想一下快乐的感觉，以下哪种情绪不会出现在里面？

○　狂喜

○　很高兴

○　焦虑

○　无忧无虑

○　我不知道

144. 想一下嫉妒的感觉，以下哪种情绪不会出现在里面？

○　不满

　　○　恶意

　　○　愤怒

　　○　苦

　　○　我不知道

　　结论：这是一个比较流行的也比较科学的网络情商测试。这里没有罗列它的评分标准。目的不是为了测验，而是未来了解情商测试的内容。

附录二 中医体质分类与判定自测表

（中华中医药学会标准）

1. 判定方法

回答《中医体质分类与判定表》中的全部问题，每一问题按 5 级评分，计算原始分及转化分，依标准判定体质类型。

原始分 = 各个条目的分会相加。

转化分数 = ［（原始分 – 条目数）/（条目数 ×4）］×100

2. 判定标准

平和质为正常体质，其他 8 种体质为偏颇体质。判定标准如下。

体质类　型	条件	判定结果
平和质	转化分 ≥ 60 分 其他 8 种体质转化分均 < 30 分	是
	转化分 ≥ 60 分 其他 8 种体质转化分均 < 40 分	基本是
	不满足上述条件者	否
偏颇体质	转化分 ≥ 40 分	是
	转化分 30 ～ 39 分	倾向是
	转化分 < 30 分	否

3. 示例

示例 1：某人各体质类型转化分为：平和质 75 分、气虚质 56 分、阳虚质 27 分、阴虚质 25 分、痰湿质 12 分、湿热质 15 分、血瘀质 20 分、气郁质 18 分、特禀质 10 分。根据判定标准，虽然平和质转化分 ≥ 60 分，但其他 8 种体质转化分并未全部 < 40 分，其中气虚质转化分 ≥ 40 分，故此人不能判定为平

和质，应判定为是气虚质。

示例2：某人各体质类型转化分为：平和质75分、气虚质16分、阳虚质27分、阴虚质25分、痰湿质32分、湿热质25分、血瘀质10分、气郁质18分、特禀质10分。根据判定标准，平质转化分≧60分，同时，痰湿质转化分在30～39分，可判定为痰湿质倾向，故此人最终体质判定结果基本是平和质，有痰湿质倾向。

4.表格

阳虚质

请根据近一年的体验和感觉，回答以下问题	没有（根本不）	很少（有一点）	有时（有些）	经常（相当）	总是（非常）
（1）您手脚发凉吗	1	2	3	4	5
（2）您胃脘部、背部或腰膝部怕冷吗	1	2	3	4	5
（3）您感到怕冷、衣服比别人穿得多吗	1	2	3	4	5
（4）您比一般人更怕寒冷（冬天的寒冷，夏天的冷空调、电扇等）	1	2	3	4	5
（5）您比别人容易患感冒吗	1	2	3	4	5
（6）您吃（喝）凉的东西会感到不舒服或者怕吃（喝）凉东西吗	1	2	3	4	5
（7）你受凉或吃（喝）凉的东西后，容易腹泻（拉肚子）吗	1	2	3	4	5
判断结果：□是　□倾向是　□否					

阴虚质

请根据近一年的体验和感觉，回答以下问题	没有（根本不）	很少（有一点）	有时（有些）	经常（相当）	总是（非常）
（1）您感到手脚心发热吗	1	2	3	4	5
（2）您感觉身体、脸上发热吗	1	2	3	4	5
判断结果：□是　□倾向是　□否					

请根据近一年的体验和感觉，回答以下问题	没有（根本不）	很少（有一点）	有时（有些）	经常（相当）	总是（非常）
（3）您皮肤或口唇干吗	1	2	3	4	5
（4）您口唇的颜色比一般人红吗	1	2	3	4	5
（5）您容易便秘或大便干燥吗	1	2	3	4	5
（6）您面部两颧潮红或偏红吗	1	2	3	4	5
（7）您感到眼睛干涩吗	1	2	3	4	5
（8）您活动量稍大就容易出虚汗吗	1	2	3	4	5

判断结果：□是　□倾向是　□否

气虚质

请根据近一年的体验和感觉，回答以下问题	没有（根本不）	很少（有一点）	有时（有些）	经常（相当）	总是（非常）
（1）您容易疲乏吗	1	2	3	4	5
（2）您容易气短（呼吸短促，接不上气）吗	1	2	3	4	5
（3）您容易心慌吗	1	2	3	4	5
（4）您容易头晕或站起时晕眩吗	1	2	3	4	5
（5）您比别人容易患感冒吗	1	2	3	4	5
（6）您喜欢安静、懒得说话吗	1	2	3	4	5
（7）您说话声音无力吗	1	2	3	4	5
（8）您活动量稍大就容易出虚汗吗	1	2	3	4	5

判断结果：□是　□倾向是　□否

痰湿质

请根据近一年的体验和感觉，回答以下问题	没有（根本不）	很少（有一点）	有时（有些）	经常（相当）	总是（非常）
（1）您感到胸闷或腹部胀满吗	1	2	3	4	5
（2）您感到身体沉重不轻松或不爽快吗	1	2	3	4	5
（3）您腹部肥满松软吗	1	2	3	4	5
（4）您有额部油脂分泌多的现象吗	1	2	3	4	5
（5）您上眼睑比别人肿（仍轻微隆起的现象）吗	1	2	3	4	5
（6）您嘴里有黏黏的感觉吗	1	2	3	4	5
（7）您平时痰多，特别是咽喉部总感到有痰堵着吗	1	2	3	4	5
（8）您舌苔厚腻或有舌苔厚厚的感觉吗	1	2	3	4	5

判断结果：□是　□倾向是　□否

湿热质

请根据近一年的体验和感觉，回答以下问题	没有（根本不）	很少（有一点）	有时（有些）	经常（相当）	总是（非常）
（1）您面部或鼻部有油腻感或者油亮发光吗	1	2	3	4	5
（2）你容易生痤疮或疮疖吗	1	2	3	4	5
（3）您感到口苦或嘴里有异味吗	1	2	3	4	5
（4）您大便黏滞不爽、有解不尽的感觉吗	1	2	3	4	5
（5）您小便时尿道有发热感、尿色浓（深）吗	1	2	3	4	5
（6）您带下色黄（白带颜色发黄）吗？（限女性）	1	2	3	4	5
（7）您的阴囊部位潮湿吗？（限男性）	1	2	3	4	5

判断结果：□是　□倾向是　□否

血瘀质

请根据近一年的体验和感觉，回答以下问题	没有（根本不）	很少（有一点）	有时（有些）	经常（相当）	总是（非常）
（1）您的皮肤在不知不觉中会出现青紫瘀斑（皮下出血）吗	1	2	3	4	5
（2）您两颧部有细微红丝吗	1	2	3	4	5
（3）您身体上有哪里疼痛吗	1	2	3	4	5
（4）您面色晦暗或容易出现褐斑吗	1	2	3	4	5
（5）您容易有黑眼圈吗	1	2	3	4	5
（6）您容易忘事（健忘）吗	1	2	3	4	5
（7）您口唇颜色偏暗吗	1	2	3	4	5

判断结果：□是　□倾向是　□否

特禀质

请根据近一年的体验和感觉，回答以下问题	没有（根本不）	很少（有一点）	有时（有些）	经常（相当）	总是（非常）
（1）您没有感冒时也会打喷嚏吗	1	2	3	4	5
（2）您没有感冒时也会鼻塞、流鼻涕吗	1	2	3	4	5
（3）您有因季节变化、温度变化或异味等原因而咳喘的现象吗	1	2	3	4	5
（4）您容易过敏（对药物、食物、气味、花粉或在季节交替、气候变化时）吗	1	2	3	4	5
（5）您的皮肤容易起荨麻疹（风团、风疹块、风疙瘩）吗	1	2	3	4	5
（6）您的因过敏出现过紫癜（紫红色瘀点、瘀斑）吗	1	2	3	4	5
（7）您的皮肤一抓就红，并出现抓痕吗	1	2	3	4	5

判断结果：□是　□倾向是　□否

气郁质

请根据近一年的体验和感觉，回答以下问题	没有（根本不）	很少（有一点）	有时（有些）	经常（相当）	总是（非常）
（1）您感到闷闷不乐吗？	1	2	3	4	5
（2）您容易精神紧张、焦虑不安吗？	1	2	3	4	5
（3）您多愁善感、感情脆弱吗？	1	2	3	4	5
（4）您容易感到害怕或受到惊吓吗？	1	2	3	4	5
（5）您胁肋部或乳房腹痛吗？	1	2	3	4	5
（6）您无缘无故叹气吗？	1	2	3	4	5
（7）您咽喉部有异物感，且吐之不出、咽之不下吗？	1	2	3	4	5

判断结果：□是　□倾向是　□否

平和质

请根据近一年的体验和感觉，回答以下问题	没有（根本不）	很少（有一点）	有时（有些）	经常（相当）	总是（非常）
（1）您精力充沛吗	1	2	3	4	5
（2）您容易疲乏吗 *	1	2	3	4	5
（3）您说话声音无力吗 *	1	2	3	4	5
（4）您感到闷闷不乐吗 *	1	2	3	4	5
（5）您比一般人耐受不了寒冷（冬天的寒冷，夏天的冷空调、电扇）吗 *	1	2	3	4	5
（6）您能适应外界自然和社会环境的变化吗	1	2	3	4	5
（7）您容易失眠吗 *	1	2	3	4	5
（8）您容易忘事（健忘）吗 *	1	2	3	4	5

判断结果：□是　□倾向是　□否

（注：标有 * 的条目需先逆向计分，即：1→5，2→4，3→3，4→2，5→1，再用公式转化分。）

附录三　厚黑学新解

　　南宋年间，广东嘉应州长乐县崛起一个李姓人家，父亲李子敏和儿子李上达创家立业，家道逐渐兴旺，子孙繁衍，就成了一个有名的氏族。后来代代相传，传到第十代上，有位名叫李润唐的，于清代雍正三年，携眷到四川，先住隆昌萧家桥，后迁富顺自流井，遂在那里落籍。四川自明末张献忠大屠杀以后，地广人稀，湖广一带的人民都纷纷迁来居住，这个李姓人家的迁居，当亦不外此种原因。自李润唐入川以来，家道又慢慢兴旺，子孙繁衍，又传到第八代出了一颗思想界的彗星，读书穷理，好立异说，那便是"面厚心黑"的李宗吾氏。自民国以来，他已成四川的名人了。

　　李先生求之四书五经、诸子百家、二十四史，以为古之为英雄豪杰者必有不传之秘。一日偶然想起三国时几个人物，不觉恍然大悟曰：得之矣，得之矣，古之为英雄豪杰者，不过面厚心黑而已。三国英雄，首推曹操，他的特长全在心黑：他杀吕伯奢，杀孔融，杀杨修，杀董承，又杀皇后、皇子，悍然不顾。他明目张胆地说："宁我负人，毋人负我。"心子之黑真是达于极点了。有了这样本事，当然称为一世之雄了。其次要算刘备，他的特长全在于脸皮厚：他依曹操，依吕布，依刘表，依孙权，依袁绍，东窜西走，寄人篱下，恬不为耻。而且生平善哭，写三国演义的人更把他写得惟妙惟肖，遇到不能解决的事情对人痛哭一场，立即转败为功，所以俗语有云："刘备的江山，是哭出来的。"这也是一个有本事的英雄。他和曹操可称双绝，当书著他们煮酒论英雄的时候，一个心子最黑，一个脸皮最厚，一堂晤对，你无奈我何，我无奈你何，环顾袁本初诸人，卑鄙不足道，所以曹操说："天下英雄，唯使君与操耳。"

　　汉高祖刘邦天资既高，学历又深，把流俗所传君臣、父子、兄弟、夫妇、朋友五伦一一打破，又把礼义廉耻扫除净尽，所以能够平荡群雄，统一海内，一直经过了四百余年，他那厚黑的余气，方才消灭，汉家的系统于是乎才断绝了。楚汉的时候，有一个人脸皮最厚，心不黑，终归失败，此人为谁？就是人人知道的韩信。胯下之辱，他能够忍受，厚的程度，不在刘邦之下。无奈对于黑字，欠了研究。他为齐王时，如果能听蒯通的话当然贵不可言，他偏偏系念刘邦解衣推食的恩惠，冒冒昧昧地说："衣人之衣者，怀人之忧；食人之食者，死人之事。"后来长乐钟室，身首异处，夷及九族，真是咎由自取。他讥诮项羽是妇人之仁，可见心子不黑做事还要失败的，这个大原则他本来也是知道的，但他自己也在这里失败，这也怪韩信不得。

总之，由三代以至于今，王侯将相，豪杰圣贤，不可胜数，苟其事之有成，无一不出于此；书册俱在，事实难诬，读者倘能本我指示的途径，自去搜寻，自然左右逢源，头头是道。

厚黑学由李宗吾先生创立于1911年，对后世影响颇深。许多现代人忙碌得不能读完此书，只是断章取义，认为厚黑学的意思就是脸皮要厚、心肠要黑。其实不然，李先生在书中解释厚黑学之名的目的是吸引人的眼球——越是偏而怪的东西越是受人欢迎。厚黑学的宗旨，李先生经过多年的研究认为："用厚黑以图谋一己之私利，越厚黑，人格越卑污；用厚黑以图谋众人之公利，越厚黑，人格越高尚。"而且提出人应该厚道、厚接人气才是厚的宗旨，人应该大黑不黑才是黑的宗旨。所以，我要继承李先生的遗志，新的厚黑学应该为人厚道、心肠应该大黑不黑，其境界就是爱"我"然后爱人，"老吾老，以及人之老，幼吾幼，以及人之幼"，最后达到真心"博爱"的境界！

李先生厚黑学的依据来自心理学的研究。从现代心理学的角度来看，心理病人是脸皮不够厚的一个极端。他们凡事追求完美，目不容一尘，齿不空一齐，心理不成熟，错就错在他们用自己的标准去要求别人。他们自认为是民族英雄，而且善于敢作敢为，面对不执行他的（自认为是社会的）道德标准的人即"见义勇为"，结果就是碰得头破血流。可是他们却十分执着，勇往直前，他们不在乎苦了自己，牺牲自己，勇于做"人民的英雄"，敢于和"坏人坏事"做斗争，屡战屡败，最后形成一种逃避人群交往的"别里科夫"形象，形成了天下皆黑我独自的看破红尘的遁世风格。因此也应了一句古话：水至清则无鱼，人至善则无朋。所以，心理病人的主要病因就是对人不够憨厚，自己不"黑"，也不允许别人黑。

如今厚黑教主李先生驾崩已经一个甲子。我和李先生冥冥之中有某些缘分，我生来父母便取名为福顺；李先生出生在富顺，写《厚黑学》之时曾为富顺中学的校长。李先生曾经做《心理力学》，我现在也在做《心理力学》。《厚黑学》出版也有80多年，我希望能够使厚黑学继往开来。李先生曾经说，国人的徒弟是一代不如一代。儒教是孔子发明的，孔子登峰造极了，颜、曾、思、孟去学孔子，他们的学问就比孔子低一层；周、程、朱、张去学颜、曾、思、孟，学问又低一层；后来学周、程、朱、张的更低一层，愈趋愈下，其原因就是教主的本领太大了。而西洋的科学则不然，发明的时候很粗浅，越研究越精深。发明蒸汽机的人，只悟得气冲壶盖之理；发明电气的人，只悟得死蛙运动之理。后人继续研究下去，造出种种的机械，有种种的用途，这是发明蒸汽机、电气的人所万万没预料的。可见西洋科学是后人胜过前人，学生胜过先生。李先生自认为"厚黑学"与西洋科学相类，他谦虚地说他只能讲点气冲壶盖、死蛙运动，中间许多道理还望后人研究。他认为他的本领当然比学生小，遇着他们，当然失败，将来他们传授些学生出来，他们自己又被学生打败。一辈胜过一辈，厚黑学自然就昌明了！

无奈李先生一直没有洋学生，因此，厚黑学一直也没有人能够超过他的成绩。李先生曾经提及有人问他："你既自称厚黑教主，当然无所不通，无所不晓。据你说，你不懂外国文，有人劝你看西洋心理学译本，你也不看，像你这样的孤陋寡闻，怎么够得上称教主？"他说道："我试问，你们的孔夫子不唯西洋译本未读过，连西洋这个名词都未听过，怎样会称至圣先师？你进文庙去把他的牌位打来烧了，我这厚黑教主的名称立即登报取消。我再问：西洋希腊三哲不唯连他们西洋大哲学家康德诸人的书一本未读过，并且恐怕现在英法德美诸国的字一个也认不得，怎么会称西洋圣人？更奇者，释迦佛，中国字、西洋字一个都认不得，中国人的姓名、西洋人的姓名一个都不知道，他之孤陋寡闻万倍于我这个厚黑教主，居然成为五洲万国第一个大圣人，这又是什么道理？吁，诸君休矣！道不同不相为谋，我正在划出厚黑区域，建立厚黑哲学，我行我素，固不暇同诸君哓哓置辩也。"但是不论怎么说，李先生对于自己没有西洋的功底还是心有遗憾的，更是希望能有个懂西洋文化，尤其是心理学的人来传承他的衣钵。我希望我能够重振厚黑教，把它发扬光大。

我研究心理学已经有 20 多年，周游欧洲、日本、美国，遍寻李先生所遗憾的外国心理学的知识，专门潜心修炼于世界知名的有着 700 多年历史的牛津大学心理学系。目前学成归来，发现也正如李先生所说，中国的文明有 5000 多年的历史，而国外的文明也只有 2000 多年的历史，只是停留在春秋战国的水平。国外的现代科技水平很高，可是人文水平、心理学的水平远远不及中国文化，以至于爱因斯坦感叹："有一个现象的明显程度已经让我毛骨悚然，这便是我们的人性已经远远落后我们的科学技术了。"

重振厚黑学的另外一个原因就是经过 20 多年的心理学的研究和探讨，我发现心理病人的一个最大特点就是脸皮太薄，心眼儿不黑。1991 年，我师从于改革开放以来第一批医学心理学的鼻祖、全国医学心理学的副主任委员、山东大学岳文浩教授，从事心理咨询和治疗工作。在实际工作中，不论是弗洛伊德的精神分析法，还是华生的行为主义的方法都很难治愈这些人的心理病证，顶多治疗其皮毛。认知学派的方法也不能改造心理疾病病人根深蒂固的从小形成甚至基因里面的这些问题。最后只好顺其自然，让他们随遇而安，使用森田疗法让其自生自灭。后来，我发现《黄帝内经》中调养气息的精神内守的效果要好得多。曾经有一个病人，生性懦弱，胆小怕事，却又做事情特认真。他用了人生的最初 20 年认真学习，伤了身体，得了心理疾病，后 20 年来治疗疾病。我对他遍用各种心理疗法，无奈却一直不能战胜疾病。在思考过程中，我发现这个人和所有心理病人一样，性格是十分可爱的。他们善于追求完美，做事情对事不对人，特别认真，一副"包公"再世的样子。和其他心理病人一样，这名患者从小也是父母的乖孩子、老师的乖学生、亲戚朋友和社会都夸奖的特别自律的好孩子。特别懂事的孩子长大之后反而成为心理病人，这是一种不成熟的表现？还是社会的原因？想来想去，原来主要原因是他们太"乖"、太听话！小的时候，他们的一举一动都做得特别好，能够得到父母和老师的公正评价。但是走入社会之后，复杂的社会不是象牙塔般单纯的学校。这些单纯的、幼稚心灵的"孩子"仍然用他们单一的"社会的我"的标准去行事，这也没有什么，错就错在他们使用同样的标准试图去约束别人。因此，正当我准备为"心理病人"翻案正名，写一本《完美的心理病人》的时候，发现了对心理学也感兴趣的厚黑学。我也如同李先生一样地兴奋：得之矣，得之矣，原来所谓的心理病人不过是面不厚、心不黑而已。

"心理病人"性格特点一：完美的人格特征。心理病人的性格特别完美，完美得没有一点瑕疵，对人也是眼睛里揉不进一粒沙子，完全一副包公的样子。他们特别聪明，智商很高，情商很低，做事情特别理智，一副铁面无私的样子。因为他们的不够灵活，所以情商看似很低。他们有的人性格十分软弱；有的人的性格硬的像石头，比如张飞、李逵的性格，他们有勇无谋。

石头性格的人不太在乎别人的态度，不在意别人的批评，能够经受得住风吹雨打，仍然能够平常对待。相反，部分性格软弱的人是扶不上墙的阿斗，这些人的性格敏感无常，看不得别人的一个冷眼、一个撇嘴，一个嗤之以鼻足以让其自信心受到伤害，甚至睚眦必报。典型的赤面恐怖的病人竟然因为怕别人说她脸红而不敢见人。李宗吾先生曾经谆谆教导：如果为人内向腼腆，不能忍受各种在处世交往中的屈辱，过于顾及自己的虚荣心，就不能与朋友和敌人相处，更不可能抓住机会显示自己，即使本身有出众的才智也会淹没在芸芸众生中，这是非常可惜的。虚荣心人皆有之，死要面子则是虚荣心的最具体表现。一个人不可能不要面子，但又不能死要面子。死要面子的人，往往会真正丢了面子。

"心理病人"性格特点二：强烈的自律性、他律性。他们非常自律，善于自我约束。记得有位病人的父母说：孩子生病了，自己特别难受却安慰父母说别难过。小小的孩子能够说出那样的话真让我们心痛。可是他们错误的地方就是变自律为他律，用自己的行为标准来约束他人，过于相信自己的能力，最后却螳臂当车，以卵击石。这些人因此表现出"不尊重人"的态度。实际上，他们不但不尊重人，也不尊重自己。在他们心中，人不重要，事情更重要！反过来，"人不为己，天诛地灭"的利己主义实际上不是不考虑别人，而是出发点不同。只考虑自己的事情，从另一个角度来说，就是不关系到你的事情就不要去操心（"It is not your business"）。这样的心理病人在老师眼中是好学生，可在同学眼中却未必是个好同学，因为他们具有强烈的自律性和他律，把同伴都当成了竞争对手，缺乏协作精神。他们具有柏杨《丑陋的中国人》的特点，即1个中国人是条龙，3个中国人是条虫。

因此，弗洛伊德曾经对心理病人的精神进行分析，发现他们的主要病因是内心的冲突。内心的冲突主要是原我、自我和超我之间的不一致引起，这不是精神分裂，是所有的人都会有的3个"我"。原我是本能的我，希望满足自己的愿望；超我是社会的我，希望满足社会的道德伦理；自我是个夹心饼、受气包，是现实的我，来满足原我和超我的需要。弗洛伊德认为压抑原我是心理疾病的主要原因。当时崇尚科学的美国人听后十分哗然，既然性压抑可以得病，为什么不性解放？最后，美国性解放20多年，耽误了一代人，心理病人却有增无减。弗洛伊德的确是发现了这些"我"之间的冲突，但是问题不是"原我"得不到满足，而是"超我"太强大。实际上心理病和性压抑一点关系都没有。只有李先生发现了他们的根本原因就是脸不够厚、心不够黑，即"超我"太强。

相反，人本主义学说的倡导者马斯洛提出了人的需要层次学说。他认为精神分析和行为主义都是基于心理病人的研究，那么他们的研究又是仅仅局限于个别的成功人士的基础上。因此，芸芸众生中，人的需要满足的表现也不一样。有的人表现为自我实现，但是未必低级需要就已经满足，这可能就是心理病人吧。所有的心理病人可能都是低级需要没有满足的人。越低的需要没有被满足，人的心理疾病就越是难以治愈。因此，心理病人不是没有达到自我实现的人，而是低级需要没有满足的人。

厚黑学修炼之功——从"我"出发。既然找到了原因，那么就有了心理治疗方法。李先生专门对人的"我"的心理进行研究。他援引孟子性善之说认为："小儿见母亲口中有糕饼，就取来放在自己口中。小儿在母亲怀中食乳食糕饼，见哥哥走近来，就用手推他打他。"这两种说法，岂不是极端相反吗？究竟人性的真相是怎样？细细观察，即知小儿一切动作都是以我为本位，各种现象都是从比较上生出来的。将母亲与自身比较，小儿更爱自身，故将母亲口中糕饼取出，放入自己口中。母亲是怀抱我、哺乳我的人，拿母亲与哥哥比较，母亲与我更接近，故更爱母亲。大点的时候，与哥哥朝夕一处玩耍，有时遇着邻人，觉得哥哥与我更接近，自然更爱哥哥。由此推之，走到异乡，就爱邻人；走到外省，就爱本省人；走到外国，就爱本国人。其间有一定之规律，其规律是"距我越近，爱情越笃，爱情与距离成反比例"，与牛顿万有引力定律是相像的。李先生把规律绘出来，第一圈是我，第2圈是亲，第3圈是兄，第4圈是邻人，第5圈是本省人，第6圈是本国人，第7圈是外国人。这个图是人心的现象，这很像讲堂上试验的磁场，距磁石越近的地方，铁屑越多，可见人的情感与磁力相像。研究即知，小儿抢母亲口中糕饼和孟子所说孩提爱亲原是一贯的事，俱是以"我"为出发点，性善说与厚黑学就可贯通为一。

总之，李先生认为，①遍世界寻不出"公"字。通常所谓"公"是画了范围的，范围内人谓之公，范围外人仍谓之私。②人心之私通于万有引力，私字除不掉，等于万有引力之除不掉，如果除掉了，就会无人类、无世界，无怪宋儒去私之说行之不通。李先生讨论人性善恶问题，曾绘出甲乙两图，说："心理的现象与磁场相像，与地心引力相像。"现在，我们讨论"私"字，绘出丙图，其现象仍与甲乙两图相合。所以我们提出"心理变化循力学公例而行"，想来不会错。

李先生认为，西欧学说，无论利己主义、利人主义均以"我"字为起点，即是以"身"字为起点。西人讲个人主义的，反对国家主义和社会主义；讲国家主义的，反对个人主义和社会主义；讲社会主义的，反对个人主义和国家主义。个人即所谓"我"，社会即所谓天下。西人之我也，国家也，天下也，三者看为不相容之物，存其一必去其二。而中国之学说则不然，把此三者融合为一。《礼记》曰："以天下为一家，以中国为一人。"此种学说，何等精粹。自西人眼光看来，世界处处冲突，此强权竞争、优胜劣败之说所由来也。《中庸》曰："万物并育而不相害，道并行而不相悖。"国人处处取平行线态度，绝无所谓冲突。所以要想世界太平，非一起走入中国主义这条路不可。

孟子学说以"我"字为出发点，所讲的爱亲敬兄和怵惕恻隐，内部都藏有一个"我"字。其曰："老吾老，以及人之老，幼吾幼，以及人之幼。"又曰："人人亲其亲，长其长，而天下平。"杨子为"我"是寻着了中心点，故孟子认为他的学说高出墨子之上。杨子学说中最精粹的是"智之所贵，存我为贵；力之所贱，侵物为贱"（《列子》）。他知道自己有一个我，把他存起；同时知道，他人也有一个我，不去侵犯他。这种学说真是精当极了，然而尚为孟子所斥，这是什么道理呢？因为儒家的学说是人己两利，杨子只做到利己而无损于人，失去"人""我"之关联。孔子以"仁"字为主，"仁"字从二人，是专在"人""我"间做工作，以我之所利普及于人人。所以，杨子学说亦为孟子所斥。人人各遂其私，可以说是私到极点，也即是公到极点。杨朱的学说即是基于此种学理生出来的。

总而言之，孟子全部学说乃是确定"我"字为中心点，扩而充之，层层放大，亲亲而仁民，仁民而爱物。他不主张除去利己之私，只主张我与人同遂其私：我有好货之私，则使居者有积仓，行者有裹粮；我有好色之私，则使内无怨女，外无旷夫。宋儒之学恰与之相反，不唯欲除去一己之私，且欲除去众人之私，无如人心之私，通于万有引力，欲去之而卒不可去，而天下从此纷纷矣。读孟子之书，蔼然如春风之生物；读宋儒之书，凛然如秋霜之杀物。

人心之私既不能除去，我们只好承认其私。把人类画为一大圈，使之各遂其私，人人能够生存，世界才能太平。我们人类当同心协力，把圈外之禽兽草木当作敌人，搜取他的宝物与人类平分，这才是公到极点，也可以说是私到极点。如其不然，徒向人类夺取财货，世界是永不得太平的。

读到这里，我不禁感慨，心理病人的确是达到了"忘我"的最高境界。他们特别自卑、特别看不起自我。如何知道他们看不起自己？这一点很难衡量，有一个最好的鉴别办法。根据李宗吾先生的学说，爱"我"的人也会爱其亲人，因此，不爱"我"的人首先不爱的就是他的亲人。因此，心理病人的最大特点是"六亲不认"，他们的人际关系首先体现在和他最亲近的人之间的关系。我曾经和学生讲授恋爱心理学，强调如果你想你的男女朋友以后对你怎么样，就看他现在对他的父母、兄弟姐妹怎么样，这一点是经过了验证的真理。《诗经》的第2句话"其为人也孝弟，而好犯上者，鲜矣；不好犯上，而好作乱者，未之有也。君子务本，本立而道生。孝弟也者，其为人之本与"？也就是说："孝顺父母，顺从兄长，而喜好触犯上层统治者，这样的人是很少见的。不喜好触犯上层统治者，而喜好造反的人是没有的。君子专心致力于根本的事务，根本建立了，治国、做人的原则也就有了。孝顺父母、顺从兄长，这就是仁的根本啊！"

心理病人忘我之后，无所适从，忘记了人生的真谛，不知道该追求什么，因而东施效颦，只是追风，看到别人追求什么就追求什么。为了这些虚名，他们可以"忘我"地工作，忘记了锻炼身体。有一个《非诚勿扰》的外国男嘉宾问为什么中国人不喜欢锻炼身体？国人的确是到了忘我地追求名利的地步。

因此，心理病人的最大特点是不在乎自己身体的需要，为了自己的虚荣的名利，忘记了身体的需要。这一点又和弗洛伊德的"原我"和"超我"联系上了，但是，弗洛伊德只看到了"原我"的性的要求，而没有看到其他方面。人作为一个完整机体，性只是其传宗接代的一部分。离开性，生物的人可以生存，但是离开食物、水和空气，人就不能生存。所以，身体健康才是人的第一需要，而不是性。恰恰就是这一点，心理病人最容易忽视，他们到底是心理疾病还是躯体疾病？《黄帝内经》就没有把二者分开。《黄帝内经》认为人的疾病多是外感六淫、内伤七情。这些人最大的特点就是忘我地学习、工作，而忽视了身体的最基本的需要。

我现在研究和人的注意力有关的肾上腺素，这种神经递质的一个最大特点就是让大脑、身体活动的部位更加活跃，静止的部位更加静止。因此，当现代人工作、学习的时候，注意力完全集中于身体之外的事，如宇宙之外的星辰、细小的看不见的原子、大脑中的神经元等，这些物质的东西还好，不会给人带来太多的情绪改变；最差的就是操心于人际关系的是是非非，今天赵家的狗瞪了我一眼，明天谁说了我的不是，当人操心于这些事情的时候，身体的其他部位就如同待命的臣子一般，一动不动。长此以往，功能越来越弱，身体自然也越来越弱。而这些人却善于拼命，肾上腺素分泌极多。虽然平时温柔得要命，性情上来，却有拼命三郎的脾气，因此对躯体功能的要求就更高。实际上，许多心理病人的确具有躯体衰弱的表现，社交场合体力不支，而这些人却又想完美地表现自己而去硬撑，提出身体不能承受的要求，最后出现的是身心疾病。所以，心理病人的简单原因是忽视身体的最为主要的需要——气。人可以两个星期不吃饭，可以 3 天不喝水，但是不可以 1 分钟不喘气。2012 年 8 月在洛杉矶举行的国际神经科学大会上，英国卡迪夫大学的一位教授介绍了他发表在《科学》杂志上的文章，内容为神经胶质细胞对呼吸的调节。在引言的时候，他说：人生病的原因是因为你忘记了呼吸。当时全场人都在笑，有谁忘记了呼吸？空气是身体的能量来源，没有人会忘记呼吸，可是的确有许多人长时间屏息工作，导致身体长时间处于缺氧的状态，因而处于容易疲劳的状态。实际上，只要经常深呼吸就可以使体力恢复。就单纯这一点，大多数人都没意识到。人就是一个气球，千万不要忘记了充气。总之，心理病人一定不要太"忘我"，不论何时何地时刻注意给身体充气。气是人的根本，整部《黄帝内经》就是一部气的著作。先人们已经感知到气是由血液携带的，因此，气和血是不可分的。希波克拉底是西方医学之父，从朴素唯物主义的角度提出了人类正如宇宙中的其他部分一样，是由土、气、水、火 4 种元素组成的，这 4 种元素和人体中的 4 种液体（黑胆汁、黄胆汁、血液和黏液）相对应。这 4 种液体处于平衡时，人就是健康的；失衡时，人就会得病。这种理论几乎一直延续到 19 世纪。

自我和忘我也是现代人本主义研究的主题。人本主义心理学号称第三思潮，他们把人的本性与价值提到心理学研究对象的首位。马斯洛提出人的需要层次论（need hierarchy theory），即自下而上的生理、安全、归属感和爱、尊重、认知、审美和自我实现的一般模式。马斯洛认为人类价值体系存在两类不同的需要：一类是沿生物谱系上升方向逐渐变弱的本能或冲动，称为低级需要和生理需要；一类是随生物进化而逐渐显现的潜能或需要，称为高级需要。人首先要满足低级需要，然后才有高级需要。正如马斯洛所说："一个人能够成为什么，他就必须成为什么，他必须忠于自己的本性。"但是高级需要是人生的根本目标。因此，自我实现论（self-actualization theory）是人本主义心理学个性发展理论的核心。马斯洛认为，自我实现是人的最高动机，它是以人的生理需要等基本需要为物质基础的。马斯洛的需要层次理论成为自我实现论的心理动力学基础。他还提出高峰体验（peak experience）的概念，它是人们进入自我实现和超越自我状态时感受到的一种非常豁达与极乐的瞬时体验。高峰体验是通向自我实现的重要途径。因此，人本主义以自我为出发点，从内向外，从低级需要到高级需要，通过对自我的超越，即超越自私，超越自我中心，从而达到忘我的境界。

人都有一个自我，我们常说"倾听内存冲动的声音"，其含义就是要让自我出来。然而，我们绝大多数人，特别是儿童和青年，不是倾听自己的声音，而是倾听父母的声音，倾听权力机构的声音，倾听老人的、权威的或者传统的声音。作为迈向自我实现的简单的第一步，闭一下眼睛，默不作声，这时他们就可以努力挡住外界的声音，朝内看，并听从自己身内"最高法庭"的判决。只有在此时，才可以最终说"我喜欢"或"我不喜欢"。发现自己是谁，是哪种人，喜欢什么，不喜欢什么，什么对自己有好处，什么对自己有坏处，自己要向何处去，自己的使命是什么，也就是向自己敞开自己，这一切意味着心理的暴露。只有达到真正自我的时候，这时候才会有真正的忘我。我们可以看到某些儿童般的天真的恢复，当他们一心一意地投入某一时刻、全神贯注地体验它时，脸上又现出了一些单纯、可爱的表情。表达这种体验的关键词语是"忘我"。自我实现的高峰体验就意味着充分忘我、集中全力、全神贯注地体验生活。在这种时刻，体验者完完全全成为一个人，这种时刻就是自我实现的时刻。

厚黑学修炼之功——从情绪控制出发。《黄帝内经》认为人的疾病多是外感六淫、内伤七情，情绪是躯体疾病的病因所在，心理疾病更是如此。因此，情绪心理学应该是心理学研究的主题，可是我们却一直忽略对情绪的研究，这是由于行为主义认为情绪这些内省的主观性太强的研究不科学。实际上，从十几世纪中期，达尔文发表了《物质起源》之后，他就着手研究人的情绪进化，并撰写了《人类和动物的情绪表现》一书。达尔文认为人的许多行为和姿势，包括许多面部表情和身体的运动，都是人的内部情绪状态的表现，因此，这些行为可以被称为是情绪表现（emotion expression）。他认为人的行为表现和其他动物应该有种族的类似性，人的行为如果被认为是低级动物行为在人身上的遗留反而更好理解。比如，当人们遇到特大的危险时会抓头发；特别愤怒时会暴露牙齿，这类似于犬类愤怒时暴露牙齿准备攻击。行为主义的条件反射研究中，尽管情绪无处不在，比如条件反射中的非条件刺激，但情绪却一直无法找到一席之地。十分遗憾的是行为主义学派却一直把情绪列为意识状态。只是从 20 世纪 80 年代以来，由于认知学派的发展，人们才重新对情绪产生了新的认识。

人类最主要的心理疾病是情绪疾病，几乎所有的身心疾病都起因于情绪。冯特说过，人从来就不会处于一种没有情绪的状态。Russell 认为几乎所有的心理学问题以及人类所遇到的主要问题都和情绪有关。尽管情绪对我们很重要，但情绪相关的研究却很缺乏，甚至对情绪的定义都未能达成一致。1985年，《美国历史综述》（American Historical Review）发表了 Peter Stearns 和 Carol Zisowitz Stearns 的文章，号召学者们对情绪进行新的研究，并创造新词 emotionology（情绪学）。该文章和他们随后的几篇文章对情绪的研究有很大的推动作用。

我把人比作一个气球，情绪对气影响最大。从西方心理学和神经生物学角度来说，西方心理学将人的基本情绪分为好多种，分析来分析去，我认为我们老祖宗在《黄帝内经》中的分析最为透彻，即喜、怒、哀、思、恐。中医之情绪的相生相克也是现代西方心理学所没有涉及的。把情志的相生相克发扬光大，这 5 种基本情绪都会影响人的气，情志变动影响气机。《素问·举痛论》云："百病生于气也。怒则气上，喜则气缓，悲则气消，恐则气下，思则气结，惊则气乱。"说明不同情志变化对人体气机活动的影响是不相同的，所以导致的症状亦各异。反之，内脏变化也可引起精神情志的变化，如《素问·宣明五气》中说："精气并于心则喜，并于肺则悲，并于肝则怒，并于脾则思，并于肾则恐，是谓五并，虚而相并者也。"《灵枢·本神》中又说："肝气虚则恐，实则怒。""心气虚则悲，实则笑不休。"所以，当患病后，不论急性病还是慢性病都可导致精神情志的变化，而情志变动反过来又可导致脏腑功能进一步紊乱。

我认为中医的气和肾上腺素有关，中医的穴位就是肾上腺素神经末梢集中的部位。我们现在正开展肾上腺素的许多实验。肾上腺素可以扩张血管，每当意念作用于某一部位的时候，这个部位的肾上腺素就会释放，导致血管扩张，血流加快；肾上腺素可以增加神经肌肉的紧张度，当用意念于某一部位的时候，肾上腺素使该部位肌肉紧张；肾上腺素可以增加心血管和呼吸的活动，使人调整呼吸。发怒就如同气球爆炸，想修复需要很长的时间。《老子》认为人之生也柔弱，其死也坚强。草木之生也柔脆，其死也枯槁。故坚强者死之徒，柔弱者生之徒。是以兵强则灭，木强则折。强大处下，柔弱处上。老子对社会与人生有着深刻的洞察，他认为世界上的东西凡是属于坚强者都是死的一类，凡是柔弱的都是生的一类。因此，老子认为人生在世不可逞强斗胜，而应柔顺谦虚，有良好的处世修养。这种思想来源于对自然和社会现象的观察和总结。这里，无论柔弱还是坚强，也无论"生之徒"还是"死之徒"都是事物变化发展的内在因素在发挥作用。这个结论还蕴含着坚强的东西已经失去了生机，柔弱的东西则充满着生机。老子在这一章里所表达的思想是极富智慧的，他以自然和社会现象形象地向人们提出奉告，希望人们不要处处显露突出，不要时时争强好胜。事实上，在现实生活当中，这样的例子不胜枚举。当然，这也符合老子一贯的思想主张。著名哈佛大学心理学教授、《分心不是我的错》的作者爱德华·哈洛韦尔认为恐惧是人最大的精神残疾。几乎所有的心理疾病都起于愤怒和恐惧。肾上腺素是愤怒和恐惧的激素。肾上腺素的作用是 fight or flight（怒或恐惧）。我要提出的观点是，愤怒和恐惧是一对孪生姐妹，两者相生相克，恐惧诱导愤怒，愤怒释放恐惧。因此，中医的情绪相生相克中怒能胜恐。我要用现代的神经科学解释，它们有各自的神经递质：多巴胺——喜（药物依赖），肾上腺素、去甲肾上腺素——怒和恐，哀——5-羟色胺（和抑郁症有关），思念——乙酰胆碱。中医还有关于"五志过极""以其胜治之"的情志治疗方法，即"恐胜喜""悲胜怒""怒胜思""喜胜忧""思胜恐"。愤怒和恐惧的关系还在于二者可以互相转换。恐惧是由于对事物的不确定性引起；而愤怒是当事物的结果确定之后对不确定性的原因责备引起的。因此，恐惧总是在愤怒之前，因此，有人认为恐惧引起愤怒，也有人提出愤怒是第2位的情绪，它来自于恐惧。如果细细想来，我们生活中所有的愤怒都可以找到之前的恐惧成分的。愤怒引起恐惧虽然没有人报道过，但也是可能的。比如，当几只狼围攻一头野牛，野牛开始逃跑（恐惧）；当野牛没有地方跑时，就会掉头自卫变为攻击（愤怒），或者当野牛遇到更多的伙伴，几头野牛就会掉头与狼对峙。由于愤怒和恐惧的生理和行为反应类似，因此，愤怒和恐惧是很容易转换的。就如同翻一下硬币，或转一下头，就可以从打转换为逃。因此，愤怒和恐惧是一把剑的双刃（double edges of the same sword），目的就是把自己和危险的不喜欢的事物分开。

厚黑学修炼之功——从人际关系出发。李先生提出厚黑学修炼共分3步功夫，第一步是"厚如城墙，黑如煤炭"。起初的脸皮，好像一张纸，由分而寸，由尺而丈，就厚如城墙了。最初心的颜色作乳白状，由乳色而炭色、而青蓝色，再进而就黑如煤炭了。到了这个境界，只能算初步功夫。因为城墙虽厚，轰以大炮，还是有攻破的可能；煤炭虽黑，但颜色讨厌，众人都不愿挨近它。所以只算是初步的功夫。

第2步是"厚而硬，黑而亮"。深于厚学的人，任你如何攻打，他一点不动，刘备就是这类人，连曹操都拿他没办法。深于黑学的人，如退光漆招牌，越是黑，买主越多，曹操就是这类人，他是著名的黑心子，然而中原名流倾心归服，真可谓"心子漆黑，招牌透亮"。能够到第2步，固然同第一步有天渊之别，但还露了迹象，有形有色，所以曹操的本事，我们一眼就看出来了。

第3步是"厚而无形，黑而无色"。至厚至黑，天上后世皆以为不厚不黑，这个境界，很不容易达到，只好在古之大圣大贤中去寻求。有人问："这种学问哪有这样精深？"我说："儒家的中庸，要讲到'无声无臭'方能终止；学佛的人，要讲到'菩提无树，明镜非台'才算正果；何况厚黑学是千古不传之秘，当然要做到'无形无色'才算止境。"

心理病人的最大特点就是"忘我"，一切行为标准都是为了社会道德，那么就要修炼厚黑术。厚黑学的最高境界就是为了"我"而忘我。我们从小就培养忘我的境界，这种为了忘我而忘我是虚荣的，只有为了自我而忘我的人才是真实的。每当采访一个人的英雄事迹的时候，我们国人善于把他描绘成高不可攀、不食人间烟火的英雄，他的话语就是：为了国家和集体的利益不受损害。而西方人就比较现实，我问一个外国朋友，公园失火你去不去救火？他说，当然去救火，因为我以后就没有办法去玩了呀。实际上，外国人的"人不为己天诛地灭"和我们的爱国主义教育有异曲同归的效果。

人际心理修炼——处事老练。看了克林顿《我的生活》，感受最深的就是他的人脉建立。好的人脉不仅可以使人走向成功，而且会影响人的心理健康。不要使自己与别人的关系经常处于紧张状态。威尔·罗杰曾经这样讲过："我至今没有遇到一个我不喜欢的人。因为每见到一个人，我总是设法赶走使自己产生厌恶心态的情绪，寻找他身上让人喜欢的部分。"要努力地寻找他人身上的优点，从宽容他人中获利的并非别人而是你自己。这时，你会发觉你很幸福，更喜欢自己，更深深地享受人际关系和谐带来的欢乐。相反，如果你没有宽容的胸怀，不满、空虚、凄惨就会趁机而入最终侵蚀到你的肉体和心。

"金无足赤，人无完人"。"人非圣贤，孰能无过"！宋代文士袁采说过："圣贤犹不能无过，况人非圣贤，安得每事尽善？"朋友与朋友在日常的交往中不可避免地要出现或大或小的失误，这时不要动不动就横加指责，大声呵斥，甚至恨不得将他置于走投无路的境地，而是要做到"乐道人之善"，多看到朋友的长处。

美国总统林肯以伟大的业绩和完美的人格获得了人们衷心的敬仰，他的许多事迹世代被人们传诵。但他在成长道路上也曾因为爱得罪人而经历了不少的坎坷。林肯年轻时，住在印第安纳州的一个小镇上，不仅专找别人的缺点，也爱写信嘲弄别人，且故意丢弃在路旁，让人拾起来看，这使得厌恶他的人越来越多。后来，他到春田市当了律师，仍然不时在报上发表文章为难他的反对者。

有一回做得太过分了，把自己逼入困境。1942年秋天，林肯嘲笑一位虚荣心很强又自大好斗的爱尔兰籍政治家杰姆士·休斯。他匿名写的讽刺文章在春田市报纸上公开以后，市民们引为笑谈，惹得一向好强的休斯大发雷霆，打听出作者的姓名后，立刻骑马赶到林肯的住处，要求决斗。林肯虽然不赞成，却也无法拒绝。身高手长的林肯选择了骑马用剑，请求陆军学校毕业的学生教授他剑法，以应付密西西比河沙滩的决斗。后来在双方监护人的排解下，决斗风波才告平息。这件事给林肯一个很深的教训，他认识到批评别人、斥责别人甚至诽谤别人的事是最愚蠢的人才会做的，而一个具有优秀品质并能克己的人常常是扬弃恶意而使用爱心的人。林肯从此改变了自己对人刻薄的做法，以博大的胸怀赢得了民心，林肯的教训及成功是值得我们仔细体味的。

人际心理修炼二——忍字当头。《呻吟语》中说："目不容一尘，齿不空一齐，非我固有也。如何灵台内许多荆棒却自容得？"这话很有道理，对朋友和周围的人也应这样。要想这样，我们应怎样要求自己呢？

人与人交往必须先过一道关，什么关呢？忍耐关。忍什么？一是忍气，二是忍辱。气指气愤，辱指屈辱。气愤来自于生活中的不公，屈辱产生于人格上的贬低。忍气是为了求安，凡事要想得开，看得远，正如俗话所言："忍得一时之气，免得百日之忧。"中国人讲究处世要能够忍气吞声，做人要学会忍辱负重。在中国人眼里，忍耐是一种成熟的涵养，更是一种以屈求伸的深谋远虑。

老子曰："大直若屈，大智若拙，大辩若讷。"因此，身处逆境之时，应通晓时事，沉着待机，这才是智者的做法。"伏久者飞必高，开先者谢独早"。只有长久潜伏下来，才能成就大事，才能不鸣则已，一鸣惊人。如果迫不及待地感情用事，只能坠入万劫不复的深渊之中。懂得了这个道理，也就通晓了忍的功效。杜牧之《题乌江庙诗》对此很有见解，"胜负兵家不所期，包羞忍辱是男儿。江东子弟多豪俊，卷土重来未可知"。因此，大智者应知为何而忍，只要抱定这种信念，忍而后发，卷土重来未尝不可。

中国有句俗话："大丈夫能屈能伸。"讲的便是大将韩信胯下受辱的故事。小不忍则乱大谋，为人切忌心高气傲。正是韩信巨大的忍耐力，才使其功成名就。《朝天忏》称："人之所以富贵为世所尊重都是从忍辱中得到的。"无论是民族还是个人，生存的时间越长，忍耐的功夫就越深（这可能也是我们感到的国人和美国人的做事风格的不同吧）。要成就一番事业，谁都难免经受一段忍辱负重的曲折历程。因此，忍辱几乎是有所作为的必然代价，能不能忍受则是伟人与凡人之间的区别。韩信受辱胯下，张良纳履桥端，皆英雄人物忍辱轶事。屈辱能令人发愤、催人奋进，是一种无形而巨大的向上动力。汉史学家司马迁说："文王拘而演《周易》；屈原放逐，乃赋《离骚》；仲尼厄而作《春秋》；左丘失明，厥有《国语》；孙子膑脚，《兵法》修列；不韦迁蜀，世传《吕览》；韩非囚秦，作《说难》《孤愤》；《诗》三百篇，大底圣贤发愤之所为作也。""小不忍则乱大谋。"司马迁也是因宫刑而后著《史记》。忍耐既可明哲保身，又能以屈求伸，因此凡是胸怀大志的人都应该学会忍耐，忍耐，再忍耐。

能不能忍受也是常人和心理病人之间的区别。"面子"所带来的虚荣心腐蚀了人的正常心理，破坏了人的健康情绪，成为中国人性格中的一个毒瘤。虚荣心会使人变得怪僻而孤独。例如有一位在某研究所工作的科研人员，技术与学识上也许并不太差，但由于自尊心过强，所以，尽管年逾不惑，却仍然和同志们难以和睦相处。原因是他不管是在学术问题的讨论上，还是在工作方案的安排上，甚至就连日常琐事的看法和处理上，只要别人意见与自己不合，他就觉得面子受了损害，一点儿也不能容忍，立时发作起来，非要别人按自己的想法去办不可，否则，就会不依不饶，甚至恶语相加。因为他觉得自己永远高人一筹，意见必然正确无误，别人只有跟着走的份儿，否则就是以邪压正，同时，也是不给自己面子。正因为他的这种毛病，所以凡与他相处稍久的人，无不敬而远之，避之犹如瘟疫。试想，一般人在这种环境下，如何能够忍耐，可他自己却安之若素。

忍可以促使一个人的身心成熟，以便大展宏图。许真君曾说："忍难忍事，顺自强。"昔日韩信受"胯下之辱"的时候显示了巨大的忍耐力，尔后才官拜淮阴侯。司马迁受宫刑后，以超乎常人的忍耐力压制住不幸的苦痛，终于完成了旷世之作《史记》。

"吃亏人常在，能忍者自安"是提倡忍耐的至理箴言。忍耐是人类适应自然选择和社会竞争的一种方式。大凡世上的无谓争端多起于芥末小事，一时不能忍，铸成大祸，不仅伤人，而且害己，此乃匹夫之勇。凡事能忍者，不是英雄，至少也是达士；而凡事不能忍者纵然有点儿愚勇，终归城府太浅。人有时大愚，小气不愿咽，大祸接踵来。人应该为自己的快乐而活着，切莫因别人的失礼而生气。谁都不愿被别人所左右，如动辄生怒，恰恰自陷于受别人左右的陷阱，不仅左右你的面部表情，而且左右了你的心理情绪。这样你最易被人玩弄于股掌之上，"激将法"正是如此。忍耐并非懦弱，而是于从容之中冷嘲或蔑视对方。唐代高僧寒山问拾得和尚："今有人侮我，冷笑我，藐视我，毁我伤我，嫌恶恨我，诡谲欺我，则奈何？"拾得答曰"子但忍受之，依他让他，敬他避他，苦苦耐他，装聋作哑，漠然置之，冷眼观之，看他如何结局？"这种大智大勇的生活艺术，用老子的"不争而善胜，不言而善应"这句话来评论恰如其分。

忍耐作为处世艺术，具体运用的方式一般有两种：一种是压抑，另一种是遗忘。心理健康的人能够比较自如地调节内在的心理防御机制，将生活中不快的负面事件及其引起的不良情绪或压抑到意识之下，或遗忘于意识之外。压抑与遗忘比较，遗忘更洒脱彻底。被迫的忍耐无疑有强行压抑的痛苦。人世间确有许多事是忍无可忍，连素来温厚的孔老夫子也曾尝"是可忍，孰不可忍"的苦味。是否可忍的关键并非在事情的本身，而在于你自己视它为多少分量。如果对生活中的睚眦怨气时时铭心刻骨，耿耿于怀，那么忍耐这一关是难得跨过去了。反之，对芥末小事皆能视而不见，过后即忘，则能"淡泊以明志，宁静以致远"。中国人以坚毅、忍耐著称于世，崇奉"忍耐"是一种自我人格成熟完臻的体现。

人际心理修炼三——善良可以救命。李先生曾经引用这样一个故事让人要善良。东汉时期，有一位名叫荀巨伯的人，一日得急信，说一位朋友得了重病。朋友远在千里之外，荀巨伯去看他时，赶了好几天的路程。可是到了朋友所住的郡地时，却发现这里被胡人包围了，他只得潜入城里去看望朋友。朋友看到荀巨伯时非常高兴，但又忧虑地说："谢谢你在这个时候还来看望我。现在城已被胡人包围了，看样子是守不住了。我是一个快死的人，城破不破，对我来说已无所谓了，可你没有必要留在这里，趁现在能想办法，你赶快走吧！"荀巨伯听后责备朋友说："你这是说的什么话！朋友有福同享，有难同当，现在大难临头，你却要我扔下你不管，自己去逃命，我怎么能做这样不仁不义的事情呢？"胡人攻破城后，闯进朋友的院落，见到安坐的荀巨伯，大发威风说："我们大军所到之处，所向披靡，你是何人，竟敢不望风而逃，难道想阻挡大军不成？"荀巨伯说："你们误会了，我并不是这城里的人，到这里只是来看望一位住在这里的朋友。现在我的朋友病得很严重，危在旦夕，我不能因为你们来，就丢下朋友不管。你们如果要杀的话，就杀我吧！不要杀死我这位已痛苦不堪、无法自救的朋友。"胡人听了这样的话非常惊奇，半晌无语。过了好大一会儿，有一位头领看了看手中的大刀，说道："看来，我们是一群根本不懂得道义的人了。我们怎么能在这个崇尚道义的国家里胡闯乱荡，为所欲为呢！走吧！"胡人竟因此而收兵，一郡得以保全。

中国人民公安大学的李玫瑾教授专门研究犯罪心理学，她在《铿锵三人行》节目中说道：善良可以救命。例举黄勇杀人案（2001年9月～2003年11月发生在河南省平舆县一起恶性连环杀人案件）。2001年，黄勇将轧面条机机架改装成杀人机械，取名为"智能木马"。2001年9月～2003年11月，黄勇先后从网吧、录像厅、游戏厅等娱乐场所，以资助上学、提高学习成绩、外出游玩和介绍工作为诱饵将青少年骗到自己家中，以其要想实现自己的愿望就必须经过"智能木马"测试为由，将其绑在木马上，或先把其用酒灌醉，然后用布条勒死。至案发时，黄勇总计杀死无辜青少年17人，轻伤1人。这个轻伤的小朋友就特别善良，他当时说：我有父母，还有一个残疾的大爸爸（大伯），如果你的父母知道你被杀，他们也会难过的。小朋友竟然把黄勇给说哭了。因此，人要善良，宽恕自己、朋友和家人。老子在《道德经》中说道：善者，吾善之；不善者，吾亦善之，德善。信者，吾信之；不信者，吾亦信之，德信。也就是说：对于善良的人，我善待于他；对于不善良的人，我也善待他，这样就可以得到善良了，从而使人人向善。对于守信的人，我信任他；对不守信的人，我也信任他，这样可以得到诚信了，从而使人人守信。在"79章"老子说：天道无亲，常与善人。

《菜根谭》中说："不责人小过，不发人隐私，不念人旧恶！三者可以养德，亦可以远害。"李先生最后说他宣传厚黑学的目的就是："用厚黑以为善。"李先生经过多年的厚黑研究总结到："用厚黑以图谋一己之私利，越厚黑，人格越卑污；用厚黑以图谋众人之公利，越厚黑，人格越高尚。"就成败言之，我们可下一公例曰："用厚黑以图谋一己私利，越厚黑越失败；用厚黑以图谋众人之公利，越厚黑越成功。"最后，发现人应该厚道、厚接人气才是厚的宗旨，发现人应该大黑不黑才是黑的宗旨。所以，我要继往开来李先生的遗志，新的厚黑学应该为人厚道、心肠应该大黑不黑，其境界就是：爱"我"然后爱人，"老吾老，以及人之老，幼吾幼，以及人之幼"，最后达到真心"博爱"的境界！

王福顺

2015 年 5 月 25 日 于美国纽约

附录四 《装在套子里的人》之心理学赏析

在前面我们提到可以根据人的基本情绪对人进行分类可能更科学。也就是，人可以分为 5 种不同情绪特质的人：喜悦的人（弥勒佛），易怒的人（张飞），容易哀怨的人（林黛玉），善于恐怖的人（别里科夫），善于思考的人（爱因斯坦）。5 种情绪分别对应于酸甜苦辣咸 5 种味觉：思念的人醋意很浓，怒火的人比较火辣，喜悦的人非常甜蜜（sweet），哀怨的人比较凄苦。恐惧的情绪是人体一种本能的保护情绪，使机体免受伤害，如同盐，是人体所不能缺乏的一种情绪；但是过度恐怖就是一种疾病。别里科夫是恐怖病人的一个典型代表，契诃夫对他惟妙惟肖的描写表现了一个恐怖类型人的一种逃避的心理：企图把自己装在套子里面。为了同世人隔绝，不至于收到外界的影响，他总想给自己包上一层外壳，给自己制造一个所谓的安全的套子。他的脸好像装在套子里，因为他的脸是藏在竖起的衣领里面，戴着黑眼镜，耳朵里塞上棉花，坐出租马车的时候也要车夫把车篷支起来。契诃夫在 1892 年完成的小说《恐惧》是对别里科夫的绝好诠释。该文的核心意义归结为最后一句话：虽然我们埋葬了别里科夫，可是这种装在套子里的人，却还有许多，将来也还不知道有多少呢！当然，契诃夫把它归结为社会的原因，这里我们说个人的个性也是一个方面的原因。

附：《装在套子里的人》

在米罗诺西茨村边，在村长普罗科菲的堆房里，误了归时的猎人们正安顿下来过夜。他们只有二人：兽医伊凡·伊凡内奇和中学教员布尔金。伊凡·伊凡内奇有个相当古怪的复姓：奇木沙—喜马拉雅斯基，这个姓跟他很不相称，所以省城里的人通常只叫他的名字和父称。他住在城郊的养马场，现在出来打猎是想呼吸点新鲜空气。中学教员布尔金每年夏天都在 Π 姓伯爵家里做客，所以在这一带早已不算外人了。

暂时没有睡觉。伊凡·伊凡内奇，一个又高又瘦的老头，留着长长的胡子，坐在门外月光下吸着烟斗，布尔金躺在里面的干草上，在黑暗中看不见他。他们天南海北地闲聊着。顺便提起村长的老婆玛芙拉，说这女人身体结实，人也不蠢，就是一辈子没有走出自己的村子，从来没有见过城市，没有见过铁路，最近十年间更是成天守着炉灶，只有到夜里才出来走动走动。

"这有什么奇怪的！"布尔金说，"有些人生性孤僻，他们像寄居蟹或蜗牛那样，总想缩进自己的壳里，这种人世上还不少哩。也许这是一种返祖现象，即返回太古时代，那时候人的祖先还不成其为群居的动物，而是独自居住在自己的洞穴里；也许这仅仅是人的性格的一种变异——谁知道呢。我不是搞自然科学的，这类问题不关我的事。我只是想说，像玛芙拉这类人，并不是罕见的现象。哦，不必去远处找，两个月前，我们城里死了一个人，他姓别利科夫，希腊语教员，我的同事。您一定听说过他。他与众不同的是：他只要出门，哪怕天气很好，也总要穿上套鞋，带着雨伞，而且一定穿上暖和的棉大衣。他的伞装在套子里，怀表装在灰色的鹿皮套子里，有时他掏出小折刀削铅笔，那把刀也装在一个小套子里。就是他的脸似乎也装在套子里，因为他总是把脸藏在竖起的衣领里。他戴墨镜，穿绒衣，耳朵里塞着棉花，每当他坐上出租马车，一定吩咐车夫支起车篷。总而言之，这个人永远有一种难以克制的愿望——把自己包在壳里，给自己做一个所谓的套子，使他可以与世隔绝，不受外界的影响。现实生活令他懊丧、害怕，弄得他终日惶惶不安。也许是为自己的胆怯、为自己对现实的厌恶辩护吧，他总是赞扬过去，赞扬不曾有过的东西。就连他所教的古代语言，实际上也相当于他的套鞋和雨伞，他可以躲在里面逃避现实"。

"'啊，古希腊语是多么响亮动听，多么美妙！'他说时露出甜美愉快的表情。仿佛为了证实自己的话，他眯细眼睛，竖起一个手指头，念道：'安特罗波斯！'"

"别利科夫把自己的思想也竭力藏进套子里。对他来说，只有那些刊登各种禁令的官方文告和报纸文章才是明白无误的。既然规定晚9点后中学生不得外出，或者报上有篇文章提出禁止性爱，那么他认为这很清楚，很明确，既然禁止了，那就够了。至于文告里批准、允许干什么事，他总觉得其中带有可疑的成分，带有某种言犹未尽，令人不安的因素。每当城里批准成立戏剧小组，或者阅览室，或者茶馆时，他总是摇着头小声说：'这个嘛，当然也对，这都很好，但愿不要惹出什么事端！'"

"任何违犯、偏离、背弃所谓规章的行为，虽说跟他毫不相干，也总让他忧心忡忡。比如说有个同事做祷告时迟到了，或者听说中学生调皮捣乱了，或者有人看到女学监很晚还和军官在一起，他就会非常激动，总是说：但愿不要惹出什么事端。在教务会议上，他那种顾虑重重、疑神疑鬼的作风和一套纯粹套子式的论调，把我们压得透不过气来。他说什么某男子中学、女子中学的年轻人行为不轨，教室里乱哄哄的——唉，千万别传到当局那里，哎呀，千万不要惹出什么事端！又说，如果把2年级的彼得罗夫、4年级的叶戈罗夫开除出校，那么情况就会好转。后来怎么样呢？他不住地唉声叹气，老是发牢骚，苍白的小脸上架一副墨镜——您知道，那张小尖脸跟黄鼠狼的一样——他就这样逼迫我们，我们只好让步，把彼得罗夫和叶戈罗夫的操行分数压下去，关他们的禁闭，最后把他们开除了事。他有一个古怪的习惯——到同事家串门。他到一个教员家里，坐下后一言不发，像是在监视什么。就这样不声不响坐上个把钟头就走了。他把这叫作'和同事保持良好关系'。显然，他上同事家闷坐并不轻松，可他照样挨家挨户串门，只因为他认为这是尽到同事应尽的义务。我们这些教员都怕他。连校长也怕他三分。您想想看，我们这些教员都是些有头脑、极正派的人，受过屠格涅夫和谢德林的良好教育，可是我们的学校却让这个任何时候都穿着套鞋、带着雨伞的小人把持了整整15年！何止一所中学呢？全城都捏在他的掌心里！我们的太太小姐们到星期六不敢安排家庭演出，害怕让他知道；神职人员在他面前不好意思吃荤和打牌。在别利科夫这类人的影响下，最近十到十五年间，我们全城的人都变得谨小慎微，事事都怕。怕大声说话，怕写信，怕交朋友，怕读书，怕周济穷人，怕教人识字……"

伊凡·伊凡内奇想说点什么，嗽了嗽喉咙，但他先抽起烟斗来，看了看月亮，然后才一字一顿地说："是的，我们都是有头脑的正派人，我们读屠格涅夫和谢德林的作品，以及巴克莱等人的著作，可是我们又常常屈服于某种压力，一再忍让……问题就在这儿。"

"别利科夫跟我住在同一幢房里，"布尔金接着说，"同一层楼，门对门，我们经常见面，所以了解他的家庭生活。在家里也是那一套：睡衣，睡帽，护窗板，门闩，无数清规戒律，还有那句口头禅：'哎呀，千万不要惹出什么事端！'斋期吃素不利健康，可是又不能吃荤，因为怕人说别利科夫不守斋戒。于是他就吃牛油煎鲈鱼——这当然不是素食，可也不是斋期禁止的食品。他不用女仆，害怕别人背后说他的坏话。他雇了个厨子阿法纳西，老头子60岁上下，成天醉醺醺的，还有点痴呆。他当过勤务兵，好歹能弄几个菜。这个阿法纳西经常站在房门口，交叉抱着胳膊，老是叹一口长气，嘟哝那么一句话：'如今他们这种人多得很呢！'"

"别利科夫的卧室小得像口箱子，床上挂着帐子。睡觉的时候，他总用被子蒙着头。房间里又热又闷，风敲打着关着的门，炉子里像有人呜呜地哭，厨房里传来声声叹息，不祥的叹息……"

"他躺在被子里恐怖至极。他生怕会出什么事情，生怕阿法纳西会宰了他，生怕窃贼溜进家来，这之后就通宵做着噩梦。到早晨我们一道去学校的时候，他无精打采，脸色苍白。看得出来，他要进去的这所学校很多的学生令他全身心感到恐慌和厌恶，而他这个生性孤僻的人觉得与我同行也很别扭。"

"'我们班上总是闹哄哄的，'他说，似乎想解释一下为什么他心情沉重，'真不像话！'可是这个希腊语教员，这个套中人，您能想象吗，差一点还结婚了呢！"

伊凡·伊凡内奇很快回头瞧瞧堆房，说："您开玩笑！"

"没错，他差一点结婚了，尽管这是多么令人奇怪。我们学校新调来了一位史地课教员，叫米哈伊尔·萨维奇·柯瓦连科，小俄罗斯人。他不是一个人来的，还带着姐姐瓦莲卡。他年轻，高个子，肤色黝黑，一双大手，看模样就知道他说话声音低沉，果真没错，他的声音像从木桶里发出来的：卜，卜，卜……他姐姐年纪已经不轻，30岁上下，个子高挑，身材匀称，黑黑的眉毛，红红的脸蛋——一句话，不是姑娘，而是果冻，她那样活跃，吵吵嚷嚷，不停地哼着小俄罗斯的抒情歌曲，高声大笑，动不动就发出一连串响亮的笑声：哈，哈，哈！我们初次正经结识科瓦连科姐弟，我记得是在校长的命名日宴会上。在一群神态严肃、闷闷不乐、把参加校长命名日宴会也当作例行公事的教员中间，我们忽地看到，一位新的阿佛洛狄忒从大海的泡沫中诞生了：她双手叉腰走来走去，又笑又唱，翩翩起舞……她动情地唱起一首《风飘飘》，随后又唱一支抒情歌曲，接着再唱一曲，我们大家都让她迷住了——所有的人，甚至包括别利科夫。他在她身旁坐下，甜蜜地微笑着，说：'小俄罗斯语柔和，动听，使人联想到古希腊语。'"

"这番奉承使她感到得意，于是她用令人信服的语气动情地告诉他，说他们在加佳奇县有一处田庄，现在妈妈还住在那里。那里有那么好的梨，那么好的甜瓜，那么好的'卡巴克'！小俄罗斯人把南瓜叫'卡巴克'，把酒馆叫'申克'。他们做的西红柿加紫甜菜浓汤'可美味啦，可美味啦，简直好吃得——要命！'"

"我们听着，听着，忽然大家不约而同冒出一个念头，'把他们撮合成一对，那才好哩'，校长太太悄悄对我说。"

"我们大家不知怎么都记起来，我们的别利科夫还没有结婚。我们这时都感到奇怪，对他的终身大事我们竟一直没有注意，完全给忽略了。他对女人一般持什么态度？他准备怎么解决这个重大问题？以前我们对此完全不感兴趣，也许我们甚至不能设想，这个任何时候都穿着套鞋、挂着帐子的人还能爱上什么人。"

"'他早过了40，她也30多了……'校长太太说出自己的想法，'我觉得她是愿意嫁给他的。'"

"在我们想，人们出于无聊，什么事干不出来呢？干了无数不必要的蠢事！这是因为，必要的事却没人去做。哦，就拿这件事来说吧，既然我们很难设想别利科夫会结婚，我们又为什么突然之间头脑发热要给他做媒呢？校长太太、督学太太以及全体教员太太全都兴致勃勃，甚至连模样都变好看了，仿佛一下子找到了生活的目标。校长太太订了一个剧院包厢，我们一看——她的包厢里坐着瓦莲卡，拿着这么小的一把扇子，眉开眼笑，喜气洋洋。身旁坐着别利科夫，瘦小，佝偻，倒像是让人用钳子夹到这里来的。我有时在家里请朋友聚会，太太们便要我一定邀上别利科夫和瓦莲卡。总而言之，机器开动起来了。原来瓦莲卡本人也不反对出嫁。她跟弟弟生活在一起不大愉快，大家只知道，他们成天争吵不休，还互相对骂。我来跟您说一段插曲：柯瓦连科在街上走着，一个壮实的大高个子，穿着绣花衬衫，一绺头发从制帽里耷拉到额头上。他一手抱着一包书，一手拿一根多疖的粗手杖。她姐姐跟在后面，也拿着书。"

"'你啊，米哈伊里克，这本书就没有读过！'她大声嚷道，'我对你说，我可以起誓，你根本没有读过这本书！'"

"'可我要告诉你，我读过！'柯瓦连科也大声嚷道，还用手杖敲得人行道咚咚响。"

"'哎呀，我的天哪，明契克！你干吗发脾气，要知道我们的谈话带原则性。"

"'可我要告诉你：我读过这本书！'他嚷得更响了。"

"在家里，即使有外人在场，他们也照样争吵不休。这种生活多半让她厌倦了，她一心想有个自己的窝，再说也该考虑到年龄了。现在已经不是挑挑拣拣的时候，嫁谁都可以，哪怕希腊语教员也凑合。可也是，我们这儿的大多数小姐只要能嫁出去就行，嫁给谁是无所谓的。不管怎么说，瓦莲卡开始对我们的别利科夫表露出明显的好感。"

"那么，别利科夫呢，他也去柯瓦连科家，就像上我们家一样。他到他家，坐下来就一言不发。他默默坐着，瓦莲卡就为他唱《风飘飘》，或者用那双乌黑的眼睛若有所思地望着他，或者突然发出一串朗朗大笑：'哈哈哈！'"

"在恋爱问题上，特别是在婚姻问题上，撮合起着很大的作用。于是全体同事和太太们都去劝说别利科夫，说他应当结婚了，说他的生活中没有别的欠缺，只差结婚了。我们大家向他表示祝贺，一本正经地重复着那些老生常谈，比如说婚姻是终身大事等，又说瓦莲卡相貌不错，招人喜欢，是五品文官的女儿，又有田庄，最主要的，她是头一个待他这么温存又真心诚意的女人。结果说得他晕头转向，他认定自己当真该结婚了。"

"这下该有人夺走他的套鞋和雨伞了。"伊凡·伊凡内奇说。

"您要知道，这是不可能的。虽然他把瓦莲卡的相片放在自己桌子上，还老来找我谈论瓦莲卡，谈论家庭生活，也说婚姻是人生大事，虽然他也常去柯瓦连科家，但他的生活方式却丝毫没有改变。甚至相反，结婚的决定使他像得了一场大病：他消瘦了，脸色煞白，似乎更深地藏进自己的套子里去了。"

"'瓦尔瓦拉·萨维什娜我是中意的，'他说道，勉强地淡淡一笑，'我也知道，每个人都该结婚的，但是……这一切，您知道吗，来得有点突然……需要考虑考虑。'"

"'这有什么好考虑的？'我对他说，'您结婚就是了。'"

"'不，结婚是一件大事，首先应当掂量一下将要承担的义务和责任……免得日后惹出什么麻烦。这件事弄得我不得安宁，现在天天夜里都睡不着觉。老实说吧，我心里害怕：他们姐弟俩的思想方法有点古怪，他们的言谈，您知道吗，也有点古怪。她的性格太活泼。真要结了婚，恐怕日后会遇上什么麻烦。'"

"就这样他一直没有求婚，老是拖着，这使校长太太和我们那里所有太太们大为恼火。他反反复复掂量着面临的义务和责任，与此同时几乎每天都跟瓦莲卡一道散步，也许他认为处在他的地位必须这样做。他还常来我家谈论家庭生活，若不是后来出了一件荒唐的事，很可能他最终会去求婚的，那样的话，一门不必要的、愚蠢的婚姻就完成了在我们这里，由于无聊，由于无事可做，这样的婚姻可以说成千上万。这里须要说明一下，瓦莲卡的弟弟柯瓦连科从认识别利科夫的第一天起就痛恨他，不能容忍他。"

"'我不明白'他耸耸肩膀对我们说，'不明白你们怎么能容忍这个爱告密的家伙，这个卑鄙的小人。哎呀，先生们，你们怎么能在这儿生活！你们这里的空气污浊，能把人活活憋死。难道你们是教育家、师长？不，你们是一群官吏，你们这里不是科学的殿堂，而是城市警察局，有一股酸臭味，跟警察亭子里一样。不，诸位同事，我再跟你们待上一阵，不久就回到自己的田庄去。我宁愿在那里捉捉虾，教小俄罗斯的孩子们读书认字。我一定要走，你们跟你们的犹太就留在这里吧，叫他见鬼去！'"

"有时他哈哈大笑，笑得流出眼泪来，笑声时而低沉，时而尖细。他双手一摊，问我：'他干什么来我家坐着？他要什么？坐在那里东张西望的！'"

"他甚至给别利科夫起了个绰号叫'毒蜘蛛'。自然，我们当着他的面从来不提他的姐姐要嫁给'毒蜘蛛'的事。有一天，校长太太暗示他，说如果把他的姐姐嫁给像别利科夫这样一个稳重的、受人尊敬的人倒是不错的。他皱起眉头，埋怨道：'这不关我的事。她哪怕嫁一条毒蛇也由她去，我可不爱管别人的闲事。'

现在您听我说下去。有个好恶作剧的人画了一幅漫画：别利科夫穿着套鞋，卷起裤腿，打着雨伞在走路，身边的瓦莲卡挽着他的胳臂，下面的题词是：'堕入情网的安特罗波斯'。那副神态，您知道吗，简直惟妙惟肖。这位画家想必画了不止一夜，因为全体男中女中的教员、中等师范学校的教员和全体文官居然人手一张。别利科夫也收到一份。漫画使他的心情极其沉重。"

"我们一道走出家门——这一天刚好是 5 月 1 日，星期天，我们全体师生约好在校门口集合，然后一道步行去城外树林里郊游。我们一道走出家门，他的脸色铁青，比乌云还要阴沉。

'天底下竟有这样坏、这样恶毒的人！'他说时嘴唇在发抖。

我甚至可怜起他来了。我们走着，突然，您能想象吗，柯瓦连科骑着自行车赶上来了，后面跟着瓦莲卡，也骑着自行车。她满脸通红，很累的样子，但兴高采烈，快活得很。"

"'我们先走啦！'她大声嚷道，'天气多好啊，多好啊，简直好得要命！'"

"他们走远了，不见了。我的别利科夫脸色由青变白，像是吓呆了。他站住，望着我……"

"'请问，这是怎么回事？'他问，'还是我的眼睛看错了？中学教员和女人都能骑自行车，这成何体统？'"

"'这有什么不成体统的？'我说，'愿意骑就由他们骑好了。'"

"'那怎么行呢？'他喊起来，对我的平静感到吃惊，'您这是什么话？！'"

"他像受到致命的一击，不愿再往前走，转身独自回家去了。"

"第2天，他老是神经质地搓着手，不住地打战，看脸色他像是病了。没上完课就走了，这在他还是平生第一次。也没有吃午饭。傍晚，他穿上暖和的衣服，尽管这时已经是夏天了，步履蹒跚地朝柯瓦连科家走去。瓦莲卡不在家，他只碰到了她的弟弟。"

"'请坐吧，'柯瓦连科皱起眉头，冷冷地说。他午睡后刚醒，睡眼惺忪，心情极坏。"

"别利科夫默默坐了十来分钟才开口说：

'我到府上来，是想解解胸中的烦闷。现在我的心情非常非常沉重。有人恶意诽谤，把我和另一位你我都亲近的女士画成一幅可笑的漫画。我认为有责任向您保证，这事与我毫不相干……我并没有给人任何口实，可以招致这种嘲笑，恰恰相反，我的言行举止表明我是一个极其正派的人。'"

"柯瓦连科坐在那里生闷气，一言不发。别利科夫等了片刻，然后忧心忡忡地小声说：

'我对您还有一言相告。我已任教多年，您只是刚开始工作，因此，作为一个年长的同事，我认为有责任向您提出忠告。您骑自行车，可是这种玩闹对身为青年的师表来说，是有伤大雅的！'"

"'那为什么？'柯瓦连科粗声粗气地问。"

"'这难道还须要解释吗，米哈伊尔·萨维奇，难道这还不明白吗？如果教员骑自行车，那么学生们该做什么呢？恐怕他们只好用头走路了！既然这事未经正式批准，那就不能做。昨天我吓了一大跳！我一看到您的姐姐，我的眼前就发黑。一个女人或姑娘骑自行车——这太可怕了！'"

"'您本人到底有什么事？'"

"'我只有一件事——对您提出忠告，米哈伊尔·萨维奇。您还年轻，前程远大，所以您的举止行为要非常非常小心谨慎，可是您太随便了，哎呀，太随便了！您经常穿着绣花衬衫出门，上街时老拿着什么书，现在还骑自行车。您和您姐姐骑自行车的事会传到校长那里，再传到督学那里……那会有什么好结果？'"

"'我和我姐姐骑自行车的事，跟谁都没有关系！'柯瓦连科说时涨红了脸，'谁来干涉我个人的和家庭的私事，我就叫他——滚蛋！'"

"别利科夫脸色煞白，站起身来。

'既然您用这种口气跟我讲话，那我就无话可说了，'他说，'我请您注意，往后在我的面前千万别这样谈论上司。对当局您应当尊敬才是。'"

"'怎么，难道我刚才说了当局的坏话了吗？'柯瓦连科责问，愤恨地瞧着他，'劳驾了，请别来打扰我。我是一个正直的人，跟您这样的先生根本就不想交谈。我不喜欢告密分子。'"

"别利科夫神经紧张地忙乱起来，很快穿上衣服，一脸惊骇的神色。他这是平生第一回听见这么粗鲁的话。"

"'您尽可以随便说去，'他说着从前室走到楼梯口，'只是我得警告您：我们刚才的谈话也许有人听见了，为了避免别人歪曲谈话的内容，惹出什么事端，我必须把这次谈话内容的要点向校长报告。我有责任这样做。'"

"'告密吗？走吧，告密去吧！'"

"柯瓦连科从后面一把揪住他的领子，只一推，别利科夫就滚下楼去，套鞋碰着楼梯啪啪地响。楼梯又高又陡，他滚到楼下却平安无事，他站起来，摸摸鼻子，看眼镜摔破了没有？正当他从楼梯上滚下来的时候，瓦连卡和两位太太刚好走进来；她们站在下面看着——对别利科夫来说这比什么都可怕。看来，他宁可摔断脖子，摔断两条腿，也不愿成为别人的笑柄：这下全城的人都知道了，还会传到校长和督学那里——哎呀，千万别惹出麻烦来！——有人会画一幅新的漫画，这事闹到后来校方会勒令他退职……"

"他爬起来后，瓦连卡才认出他来。她瞧着他那可笑的脸，皱巴巴的大衣和套鞋，不明白是怎么回事，还以为他是自己不小心摔下来的。她忍不住放声大笑起来，笑声响彻全楼：'哈哈哈！'"

"这一连串清脆响亮的'哈哈哈'断送了一切：断送了别利科夫的婚事和他的尘世生活。他已经听不见瓦莲卡说的话，也看不见眼前的一切。他回到家里，首先收走桌上瓦莲卡的相片，然后在床上躺下，从此再也没有起来。"

"3天后，阿法纳西来找我，问要不要去请医生，因为他家老爷'出事'了。我去看望别利科夫。他躺在帐子里，蒙着被子，一声不响。问他什么，除了'是''不是'外，什么话也没有。他躺在床上，阿法纳西在一旁转来转去。他脸色阴沉，紧皱眉头，不住地唉声叹气。他浑身酒气，那气味跟小酒馆里的一样。"

"1个月后别利科夫去世了。我们大家，也就是男中、女中和师范专科学校的人都去为他送葬。当时，他躺在棺木里，面容温和、愉快，甚至有几分喜色，仿佛很高兴他终于被装进套子，从此再也不必出来了。是的，他实现了他的理想！连老天爷也表示对他的敬意，下葬的那一天，天色阴沉，下着细雨，我们大家都穿着套鞋，打着雨伞。瓦莲卡也来参加了他的葬礼，当棺木下了墓穴时，她大声哭了一阵。我发现小俄罗斯女人不是哭就是笑，介于二者之间的情绪是没有的。"

"老实说，埋葬别利科夫这样的人是一件令人高兴的事。从墓地回来的路上，我们都是一副端庄持重、愁眉不展的面容，谁也不愿意流露出这份喜悦的心情——它很像我们在很久很久以前还在童年时代体验过的一种感情：等大人们出了家门，我们就在花园里跑来跑去，玩上一两个钟头，享受一番充分自由的欢乐。啊，自由呀自由！哪怕有它的半点迹象，哪怕有它的一丝希望，它也会给我们的心灵插上翅膀。难道不是这样吗？"

"我们从墓地回来，感到心情愉快。可是，不到一个星期，生活又回到了原来的样子，依旧那样严酷，令人厌倦，毫无理性。这是一种虽没有明令禁止、但也没有充分开戒的生活。情况不见好转。的确，我们埋葬了别利科夫，可是还有多少这类套中人留在世上，而且将来还会有多少套中人啊！"

"问题就在这儿，"伊凡·伊凡内奇说着，点起了烟斗。

"将来还会有多少套中人啊！"布尔金重复道。中学教员走出板棚。这人身材不高，很胖，秃顶，留着几乎齐腰的大胡子。两条狗也跟了出来。

"好月色，好月色！"他说着，抬头望着天空。已是午夜。向右边望去，可以看到整个村子，一条长街伸向远处，足有四五俄里。万物都进入寂静而深沉的梦乡，没有一丝动静，没有一丝声息，甚至叫人难以置信，大自然竟能这般沉寂。在这月色溶溶的深夜里，望着那宽阔的街道、街道两侧的农舍、草垛和睡去的杨柳，内心会感到分外平静。摆脱了一切辛劳、忧虑和不幸，隐藏在朦胧夜色的庇护下，村子在安然歇息，显得那么温柔、凄清、美丽。似乎天上的繁星都亲切地、深情地望着它，似乎在这片土地上邪恶已不复存在，一切都十分美好。向左边望去，村子尽头处便是田野。田野一望无际，一直延伸到远方的地平线。沐浴在月光中的这片广阔土地，同样没有动静，没有声音。

"问题就在这儿，"伊凡·伊凡内奇重复道，"我们住在空气污浊、拥挤不堪的城市里，写些没用的公文，玩'文特'牌戏——难道这不是套子？至于我们在游手好闲的懒汉、图谋私利的讼棍和愚蠢无聊的女人们中间消磨了我们的一生，说着并听着各种各样的废话——难道这不是套子？哦，如果您愿意的话，我现在就给您讲一个很有教益的故事。"

"不用了，该睡觉了，"布尔金说，"明天再讲吧。"两人回到板棚里，在干草上躺下。他们盖上被子，正要蒙眬入睡，忽然听到轻轻的脚步声：吧嗒，吧嗒……有人在堆房附近走动：走了一会儿，站住了，不多久又吧嗒吧嗒走起来……狗唔唔地叫起来。

"这是玛芙拉在走动"布尔金说。脚步声听不见了。

"看别人作假，听别人说谎，"伊凡·伊凡内奇翻了一个身说，"如若你容忍这种虚伪，别人就管你叫傻瓜。你只好忍气吞声，任人侮辱，不敢公开声称你站在正直自由的人们一边，你只好说谎，赔笑，凡此种种只是为了混口饭吃，有个温暖的小窝，捞个分文不值的一官半职！不，再也不能这样生活下去了！"

"哦，您这是另一个话题了，伊凡·伊凡内奇，"教员说，"我们睡觉吧。"10分钟后，布尔金已经睡着了。伊凡·伊凡内奇却还在不断地翻身叹气。后来他索性爬起来，走到外面，在门口坐下，点起了烟斗。

附录五　五态人格测验表（成人）

1. 本测验根据中医理论编制而成，目的是了解人的人格与健康的关系，共103题。
2. 请您仔细阅读题目，若符合您自身情况，在"是"对应的框内划"√"；若不符合则在"否"对应的框内划"√"。有的题目包含多个内容，全部符合您的情况时才能答"是"，若只有部分符合只能答"否"。
3. 请您凭第一感觉尽快、如实地回答，不需费时间考虑，尽量不要涂改。

序号	项目	是	否
1	凡是我认为正确的事情，我都要坚持		
2	我对日常生活中感兴趣的事太多了		
3	别人对我特别好时，我常疑心他们另有目的		
4	好像我周围的人都不怎么了解我		
5	不管别人对我有什么看法，我都不在乎		
6	我与周围的人都合得来		
7	我说话、做事很有分寸		
8	我遇事镇静，不容易激动		
9	我时常感到悲观失望		
10	我读报纸时，对我所关心的事情看得详细，有的却只看标题		
11	在排队的时候，有人插队，我就向他提意见，不惜与他争吵一番		
12	我喜欢人多热闹的场合		
13	我认为对任何人都不要太相信比较安全		
14	我喜欢独自一人		
15	我自信心很强		
16	我经常是愉快的，很少忧虑		

17	我说话做事，不快不慢，从容不迫		
18	我不爱流露我的情感		
19	我优柔寡断，不能当机立断，所以把许多机会都丢掉了		
20	有时我办事为达到目的，也找关系，但次数不多		
21	我的朋友们说我是个急性子		
22	我对任何事情都抱乐观态度，对困难并不忧心忡忡		
23	我性情不急躁，也不疲沓		
24	当我要发火的时候，我总尽力克制下来		
25	我缺乏自信心		
26	我认为毫不动摇地维护自己的观点是必要的		
27	对不同种类的游戏和娱乐，我都喜欢		
28	我认为对人不能过于热情		
29	我不愿意同别人讲话，即使他先开口，我也只应付一下		
30	有时我也说一两句谎话		
31	我不轻率做决定，一旦做出决定后，也不轻易更改		
32	我的爱好很广，但我并不长期坚持某一项目		
33	我处理问题必定反复考虑其正反两方面		
34	我的态度从容，举止安详		.
35	就是在人多热闹的场合，我也感到孤独或者提不起兴趣		
36	照我的意见做的事，即使失败了，我也并不追悔		
37	在公共场所，我不怕陌生人，常跟生人交谈		
38	我不愿针对别人的行为表示强烈的反对或同意		
39	我不喜欢交际，总避开人多的地方		
40	我认为一个人应具有不屈不挠的精神		
41	我容易对一个事情做出决定		
42	我很拘谨，我认为对事、对人都不能随随便便		

43	我常感到自己什么都不行		
44	太忙时，我就有些急躁		
45	我要做的事，不管遇到什么困难，也要争取完成		
46	有人夸奖我时，我就感到洋洋得意		
47	我不容易生气		
48	我性情温和，不愿与人争吵，也不与人深交		
49	我常担心会发生不幸事件		
50	我爱打抱不平		
51	我活泼热情，主动交朋友		
52	我觉得做事要有耐心，急也无用		
53	我常常多愁善感，忧虑重重		
54	要说服我改变主意是不容易的		
55	有人挑剔我工作中的毛病时，我就不积极了		
56	我对我的朋友和同事并不都是一样喜欢，对有的人好些，对有的人差些		
57	我脚踏实地做事，但主动性不够		
58	我的情绪时常波动		
59	我总是昂首（头）挺胸		
60	在沉闷的场合，我能给大家添些生气，使气氛活跃起来		
61	我处理问题不偏不倚，所以很少出错误		
62	我的朋友们说我办事稳健、谨慎		
63	我没有什么爱好，兴趣很窄		
64	有人挑剔我的工作时，我必定与他争论一番		
65	我常争取机会到外地参观访问		
66	我说话做事不求快，慢腾腾，有条有理		
67	我有时无缘无故地感到不安		
68	压是压不服我的，口服都不容易，更不用说心服		

69	我说话时常指手画脚		
70	出风头的事，我不想干		
71	我宁愿一个人在家里也不想出去访朋会友		
72	我认为每个人多少都有点私心，我自己也不例外		
73	我想做的事，说干就干，恨不能立即做成		
74	人少时我就感到寂寞		
75	我常悠闲自得		
76	我不容易改变观点，但我却不为此与人争辩		
77	我容易疲倦，且无精打采		
78	我不怕打击		
79	我认为不需要谨小慎微，不要过于注意小节		
80	我对人处事都比较有节制		
81	我对什么事都无所谓		
82	别人说我开朗随和		
83	我从不冒险		
84	人家说我对人冷淡，缺乏热情		
85	我对人对事既热情又冷静		
86	朋友们说我办事有魄力，敢顶撞		
87	我不拘谨，往往有些粗心		
88	我的举止言行都很稳重		
89	我不想大有作为而愿得过且过		
90	我有时完不成当天的工作而拖到第 2 天		
91	我处理事情快、果断，但不老练		
92	我对人总是有礼貌而谦让的		
93	我宁愿依靠他人而不愿自立门面		
94	我的态度往往是和悦而严肃的		

95	假如人们说我主观，我不以为然		
96	我对事物的反应很快，从这件事一下就联系到别的事情上了		
97	我觉得察言观色而后行事，是必要的		
98	我时常生闷气		
99	无论是高兴或不高兴的事，我都坦然处之		
100	我自信我的理想若能实现，就可以做出成绩		
101	我喜欢说笑话和谈论有趣的事		
102	我认为一个人一辈子很难一点儿违心的事都不做		
103	我常沉思默想，有时想得脱离现实		

附录六　五五体质检测表

1. 本测验依据中医八纲辨证编制而成，用于了解人的基础体质类型，共28题。

2. 请根据您"长期的身体状况的感受"进行回答。

3. 回答问题前，请仔细阅读问题，对其充分理解后再作答。答题时，请在符合您情况的标号处划"√"。有些问题可以多项选择，无法回答的问题可以空着不答。

1. 容易生病，常常这里、那里不舒服：是（1）　否（2）

2. 我生病后，恢复：容易（1）　不容易（2）　一般（3）

3. 我比别人怕冷：是（1）　否（2）

　　a. 时间在：早晨（3）　上午（4）　中午（5）　下午（6）　黄昏（7）

　　　　上半夜（8）　午夜（9）　下半夜（10）　不一定（11）

　　b. 部位在：头（12）　躯干（13）　四肢（14）　手脚（15）　全身（16）

　　　　不一定（17）

4. 我比别人怕热：是（1）　否（2）

　　a. 时间在：早晨（3）　上午（4）　中午（5）　下午（6）　黄昏（7）

　　　　上半夜（8）　午夜（9）　下半夜（10）　不一定（11）

　　b. 部位在：头（12）　躯干（13）　四肢（14）　手脚（15）　全身（16）

　　　　不一定（17）

　　c. 我有潮热（一阵阵地、有规律地发热）：是（18）　否（19）

　　　　出现时间在：黄昏（20）　午后（21）　不定时（22）

　　　　出现部位在：全身（23）　手脚心（24）　面部（25）

5. 冬天我也常吃冷食，如酸奶、冷饮等：是（1）　否（2）

6. 夏天我也不敢吃冷食，如酸奶、冷饮等：是（1）　否（2）

7. 我出汗：

　　a. 量：多（1）少（2）　一般（3）

　　b. 时间在：早晨（4）　上午（5）　中午（6）　下午（7）　黄昏（8）

　　　　　上半夜（9）　午夜（10）　下半夜（11）　不一定（12）

　　c. 部位在：头（13）　躯干（14）　四肢（15）　手脚（16）　全身（17）

　　　　　不一定（18）

8. 我脸色经常是：红润（1）　黄（2）　苍白（3）　发绀（青紫色）

　　　　　（4）青黄（5）　黑（6）　不一定（7）

9. 我的脸色不论是什么颜色，都是：发亮的（1）　灰暗的（2）　一般（3）

10. 我的头发

　　a. 质：有光泽（1）干枯（2）易断（3）易落（4）易长（5）少年白（6）

　　b. 量：多（7）少（8）　一般（9）

11. 我的嘴唇常发绀（青紫色）：是（1）　否（2）

12. 我的指甲常发绀（青紫色）：是（1）　否（2）

13. 我的精神：饱满（1）振作不起来（2）　一般（3）

14. 我的体力：充沛，不感疲倦（1）　不足，不能持久（2）　疲倦时也能

　　　　　坚持（3）　一般（4）

15. 我经常：腰酸腿软（1）　头昏（2）　眩晕（3）　眼花（4）　没有不舒

　　　　　服的感觉（5）

16. 我常感身体：沉重，活动不便（1）　轻便，活动灵敏（2）　一般（3）

17. 我说话的声音总是：气足而洪亮（1）　气不足而低微（2）　一般（3）

18. 我的身体：a. 不吃什么营养食物与补品也长胖（1）

　　　　　b. 吃什么营养食物与补品也不长胖（2）

　　　　　c. 不吃什么营养食物与补品就不长胖，吃就长胖（3）

19. 我饮水：

　　a. 量：多（1）少（2）　一般（3）

b. 温度：喜热饮（4）　喜冷饮（5）　都可以（6）

20. 我经常口、唇、舌：发干（1）　湿润（2）　口水多（3）　一般（4）

21. 我的睡眠情况：良好（1）　常失眠（2）　一般（3）

a. 失眠多少：偶尔（4）　经常（5）

b. 失眠时间：上半夜（6）　下半夜（7）　中间醒后（8）

c. 服药情况：不服药自动调整过来（9）　有时服少量的药（10）

药量小了不管事（11）　离不开药（12）

22. 我的舌头：

a. 经常是：淡红（1）　深红（2）　暗红（3）　湿润的（4）　干燥的（5）

不一定（6）

b. 舌质经常是：细嫩（1）　粗糙（2）　起刺（3）　不一定（4）

23. 我的舌苔经常是：薄白（1）　白厚（2）　白腻（3）　白糙（4）

薄黄（5）　黄厚（6）　黄腻（7）　黄糙（8）

灰黑（9）　黑（10）　中心黑（11）　不一定（12）

未注意（13）

24. 我的脉搏：有力（1）　微弱（2）　快（3）　慢（4）　一般（5）

未注意（6）

25. 我的大便经常：成形（1）　秘结（2）　软便（3）　稀溏（4）

干而次数多（5）　成形而次数不多（6）

26. 我的小便：多而清亮（1）　少而黄（2）　少而深黄（3）　多而黄（4）

少而清亮（5）　随饮水量改变（6）　饮水多而尿不多（7）

27. 我的性欲：亢进（1）　衰退（2）　一般（3）　性功能障碍（4）

28. 我的月经（女性回答）：

a. 量、质：多（1）　有块（2）　少（3）　一般（4）

b. 周　期：正常（5）　提前（6）　延后（7）　不定期（15）

c. 颜　色：淡（8）　红（9）　暗红（10）　黑（11）

d. 10 岁前来经（12）　提前绝经（13）　延后绝经（14）

附录七 中医生活方式调查表

1. 本测验依据中医养生理论编制而成，适用于 18～65 岁成年人，共 70 题。
2. 请根据您近一年内的通常状况，在相应的框处划 "√"。

序号	项目	完全符合	基本符合	略有符合	极不符合
饮食有节					
1	我每日用餐的次数是固定的				
2	我不能按时进餐				
3	我每餐进食量是比较固定的				
4	我吃大量的零食				
5	我处于节食状态				
6	我感到口渴了才喝水				
7	我经常过量饮酒				
谨和五味					
8	我常吃大量的甜食				
9	我的口味偏咸				
10	我离不开辛辣食物				
11	我常吃大量的酸味食物				
12	我常吃大量的苦味食物				
13	我会根据地域、季节等因素选择适宜的食物				
14	我会根据自己的身体状况选择适宜的食物				
五谷为养					

续表

15	我不吃或只吃少量的主食				
16	我饮食注重粗粮和细粮搭配				
17	我每日食用豆类或豆制品				
18	我每日食用奶类或奶制品				
19	我从不吃肉类食物				
20	我吃适量的鱼、禽、蛋、肉（生重每天125～200g）				
21	我食用的蔬菜和水果种类比较丰富				
22	我吃足量的新鲜蔬菜和水果（生重每天500～700g）				
23	我经常吃少量的干果				
24	我经常吃少量的坚果				
起居有常					
25	我晚间上床睡觉的时间比较固定				
26	我上床睡觉的时间在24：00以后				
27	我早晨起床的时刻比较固定				
28	我每日睡眠的总量比较固定				
29	我常因白天睡得过多而晚上睡不着				
30	我有固定的时间从事体育锻炼				
不妄作劳					
31	我的脑力消耗较大（以自身承受力为标准）				
32	我的体力消耗较大（以自身承受力为标准）				
33	我的性生活比较频繁（以自身承受力为标准）				
34	我经常持续重复同样的动作（用鼠标、不停行走等）				
35	我经常持续保持同一姿势（坐、立、蹲、躺等）				

36	我经常持续大量用眼（看电脑、看电视、看书等）				
37	我经常持续大声说话（讲课等）				
适嗜欲于俗					
38	我的理想生活与现实生活差距不断扩大				
39	我可以接受社会上某些风气或不公平的事				
40	我无法接受自己家庭的某些状况（人际、经济等）				
41	我无法接受自身的某些情况（外貌、人际、经济、环境等）				
42	我愿意通过改变自己来适应环境（包括社会和自然环境）				
43	我常根据现实状况，调节自己的处事方式				
志闲少欲					
44	我常常感到心理不平衡				
45	我常常羡慕别人				
46	我有改变现状的强烈愿望				
47	我常常制定一些较难达到的目标				
48	我甘愿作一个平庸的人				
恬愉为务					
49	我常担心、忧虑可能发生的事情				
50	我一遇到事情就会感到忧愁				
51	无论遇到好事还是坏事，我都会尽量控制自己的情绪				
52	我常在事后感到后悔				
53	我常在事后感到自责				
54	我不善于寻找和发现生活中的乐趣				

续表

55	我尽量避免情绪受外界环境的不良影响				
56	当自己有不良情绪时，我总是想办法来调节				
57	我经常参加一些娱乐休闲活动				
58	我常把不高兴的事情闷在心里				
外以避邪					
59	我从不吸烟				
60	我很注重食品和药品的安全性				
61	我不太注意个人卫生				
62	我会尽量避免使自己处于有害因素的环境中				
63	我通常不做有危险的活动				
64	我非常关注流行病的预防措施				
65	我会根据天气的变化来预防疾病				
和于术数					
66	我掌握一些基本的医学常识				
67	我知道如何进行饮食调节				
68	我知道如何根据自身状况进行体育锻炼				
69	我知道如何进行适宜的保健				
70	我知道如何进行心理自我调节				

主要参考文献

［1］杜文东.中医心理学［M］.北京：中国医药科技出版社，2005.

［2］高觉敷.西方近代心理学史［M］.北京：人民教育出版社，2004.

［3］孟昭兰.情绪心理学［M］.北京：北京大学出版社，2005.

［4］王米渠，黄信勇.中医心理学计量与比较研究［M］.上海：上海中医学院出版社，1993.

［5］王米渠.中医心理学［M］.天津：天津科学技术出版社，1985.

［6］王福顺，吴海英.医学心理学［M］.南京：江苏人民出版社，2014.

［7］陈涤平.情志养生［M］.北京：人民卫生出版社，1999.

［8］吕直.读中医情志疾病研究［J］.中医药学刊，2004，22（9）：1601.

［9］金光亮.情志源流与概念探讨［J］.北京中医药大学学报，2007，30（8）：514.

［10］孟万金.中国传统文化里的心理卫生思想探析［J］.心理科学，2001，24（5）：633.

［11］梁承谋.七情说与现代情绪心理学［J］.南京师大学报（社科版），1996，（4）：64-67.

［12］罗志敏，何进.更年期妇女的情志养生法［J］.中国医药学报，1995，10（4）：52-53.

［13］董喜敏.精神内守 病安从来——谈《内经》与情志养生［J］.河南中医药学刊，2001，16（1）：3.

［14］窦学俊.中医情志养生刍议［J］.亚太传统医药，2011，7（9）：11.

［15］周瑞芳，林毅，等.林毅教授情志养生思想初探［J］.湖南中医杂志，2012，28（4）：142-143.

［16］聂道芳.五行理论与情绪养生［J］.中国疗养医学，2012，21（1）：37-38.

［17］李董男.中国传统情志养生道法［J］.中医杂志，2013，54（4）：357-360.

［18］肖蒲鲜.中医的情绪养生［J］.暨南大学学报（医学版），1999，20（6）：126-127.

［19］杨树英.中医情志养生与老年抑郁症的防治［J］.中国当代医药，2011，18（1）：96-97.

［20］张若梅.浅谈中医情志养生［J］.中医药文化，2009，（5）：45-46.

［21］李光英，赵为民.浅谈情志养生［J］.中国中医药现代远程教育，2010，8（3）：3-4.

［22］杨扶国，齐南.中医藏象与临床［M］.北京：中医古籍出版社，2001.

［23］闵范忠，何清平.新编中医心理学［M］.南宁：广西民族出版社，1991.

［24］李俊川.情志医学［M］.北京：中医古籍出版社，1994.

［25］（德）埃克哈特.托利.当下的力量［M］.北京：中信出版社，2007.

［26］郭德俊，刘海燕，王振宏.情绪心理学［M］.北京：开明出版社，2012.

［27］何欲民.中医心理学临床研究［M］.北京：人民卫生出版社，2010.

［28］胡霜，杨振宁，张伯华.中医心理学［M］.济南：山东人民出版社，2012.

［29］彭聃龄.普通心理学（修订版）［M］.北京：北京师范大学出版社，2001.

［30］乔建中，饶虹.情绪研究：理论与方法［M］.南京：南京师范大学出版社，2003.

［31］隋南.生理心理学［M］.北京：中国人民大学出版社，2010.

［32］王琦.黄帝内经专题研究［M］.济南：山东科技出版社，1985.

［33］王洪图.黄帝内经素问白话解［M］.北京：人民卫生出版社，2004.

［34］谢华.黄帝内经白话释译［M］.北京：中国古籍出版社，2000.

［35］中华中医药学会.中医体质分类与判定［M］.北京：中国中医药出版社，2009.

［36］匡调元.论情绪与体质［J］.中医药文化，2012，（3）：8-11.

［37］王旭东，李永安，赖月珍.中医养生康复学（英汉对照）［M］.上海：上海中医药大学出版社，2003.

［38］Frijda NH. The emotions［M］. New York：Cambridge University Press，1986.

［39］林嬿钊，卢传坚，丁邦晗，等.当代名老中医的情志养生经验调查［J］.辽宁中医杂志，2011，38（8）:1491-1494.

［40］吴丽丽，孙文，刘铜华.浅谈中医情志养生［J］.中国中医药现代远程教育，2012，10（15）：139-140.

［41］John A. Schindler. How to Live 365 Days a Year［M］. Prentice-Hall，Inc.，Englewood Cliffs，New Jersey，4-17.

［42］张光霁.中医病因探要［M］上海：上海科学技术出版社，2002.

［43］于艳红，乔明琦.情志致病方式与伤脏规律研究［J］.山东中医药大学学报，2011，35（1）：8-10.

［44］刘更生.医案医话医论名著集成［M］.北京：华夏出版社，1997.

［45］张景岳.景岳全书［M］.太原：山西科学技术出版社，2006.

［46］洛和生，罗鼎辉.免疫中药学［M］.北京：北京医科大学联合出版社，1999.

［47］（美）James W. Kalat，Michelle N. Shiota. 情绪［M］.周仁来，译.北京：轻工业出版社，
　　　2009.

［48］（美）Richard J. Gerrig，Philip G.Zimbardo. 心理学与生活（第16版）（中文版）［M］.
　　　王垒，王甦，译.北京：人民邮电出版社，2004.

［49］（新西兰）斯托曼.情绪心理学：从日常生活到理论［M］.王力，译.北京：中国轻工
　　　业出版社，2006.

［50］（美）艾森克，基恩.认知心理学［M］.高定国，译.上海：华东师范大学出版社，
　　　2004.

［51］（美）弗拉维尔，米勒.认知发展［M］.邓赐平，刘明，等，译.上海：华东师范大学
　　　出版社，2002.

［52］李纹校注.黄帝内经［M］.沈阳：辽宁民族出版社，1999.

［53］烟建华.医道求真——《黄帝内经》学术体系研究［M］.北京：人民军医出版社，
　　　2007.

［54］印会河.中医基础理论［M］.上海：上海科学技术出版社，1984.

［55］朱莹.实验心理学［M］.北京：北京大学出版社，2005.

［56］（美）乔·卡巴金.正念［M］.雷叔云，译.海口：海南出版社，2009.

［57］Kabat Zinn J.An Out patient Program in Behavioral Medicine for Chronic Pain Patients Based
　　　on the Practice of Mindfulness Meditation–Theoretical Consideration and Prelimi– nary–
　　　Results［J］.General Hospital Psychiatry，1982，4（1）：33–47.

［58］（美）Ronald D. Siegel. 正念之道：每天解脱一点点［M］.李迎潮，李孟潮，译.北京：
　　　中国轻工业出版社，2011.

［59］Shapiro.SL，Carlson.LE，et a1.Mechanism of mindfulness［J］.Journal of clinical
　　　psychology，2006，62（3）：373–386.

［60］Davidson，R. J.，et al. Alterations in brain and immune function produced by mindfulness meditation［J］. Psychosomatic Medicine，2003，65：564-570.

［61］汪芬，黄宇霞.正念的心理和脑机制［J］.心理科学进展，2011，19（11）：1635-1644.

［62］曾祥龙，刘翔平，于是.接纳与承诺疗法的理论背景、实证研究与未来发展［J］.心理科学进展，2011，19（7）：1020-1026.

［63］于璐，熊韦锐.正念疗法的兴起、发展与前景［J］.哲学研究，2011，12：47-48.

［64］Farb，N.A.S.，Segal，Z.，et al. Attending to the present: mindfulness meditation reveals distinct neural modes of selfreference［J］. Social，Cognitive & Affective Neuroscience，2007，（2）：313-322.